V&R

Jahrbuch der Deutschen Gesellschaft für Systemaufstellungen

Im Namen der Deutschen Gesellschaft für Systemaufstellungen gGmbH
herausgegeben von Peter Bourquin und Kirsten Nazarkiewicz

DGfS gGmbH, von-Beckerath-Platz 7, 47799 Krefeld
www.systemaufstellung.com

Peter Bourquin/Kirsten Nazarkiewicz (Hg.)

# Trauma und Begegnung

## Praxis der Systemaufstellung

Mit Illustrationen von Alexandra Huber

Vandenhoeck & Ruprecht

Mit 27 Abbildungen

Bibliografische Information der Deutschen Nationalbibliothek

Die Deutsche Nationalbibliothek verzeichnet diese Publikation in der Deutschen Nationalbibliografie; detaillierte bibliografische Daten sind im Internet über http://dnb.d-nb.de abrufbar.

ISBN 978-3-525-40512-3

Weitere Ausgaben und Online-Angebote sind erhältlich unter: www.v-r.de

Umschlagabbildung: © Alexandra Huber, ohne Titel, Mischtechnik auf Papier, 2003, 15 × 15 cm, in Privatbesitz



Satz: SchwabScantechnik, Göttingen
Druck und Bindung: ⊕ Hubert & Co. GmbH & Co. KG BuchPartner, Robert-Bosch-Breite 6, D-37079 Göttingen

Gedruckt auf alterungsbeständigem Papier.

# Inhalt

## III Kombination mit anderen Methoden



## IV Prävention von Re- und Sekundärtraumatisierungen



## V Spirituelle Umwege, Irrwege und Auswege

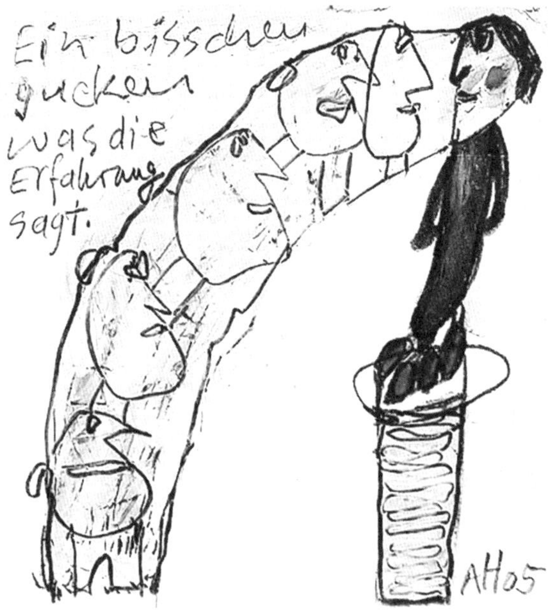
Ein bisschen
gucken
was die
Erfahrung
sagt.
AH05

Kirsten Nazarkiewicz und Peter Bourquin

# Einführende Worte

Es gibt einen gewissen Modeeffekt, was Trauma angeht. Das Gleiche geschah mit Konzepten der Psychoanalyse, der Genetik oder der Quantenphysik, mit Begriffen wie Resilienz oder Mindfulness. Es geschieht in aller Regel, wenn ein Begriff einen komplexen Zusammenhang greifbar zum Ausdruck bringt: Alle Welt macht sich dieses Wort zu eigen und verwässert seine Bedeutung. Plötzlich ist »Trauma« in aller Munde, was zu einem inflationären Gebrauch und damit auch zur Bagatellisierung von Trauma führen kann. Doch zugleich ist die weit verbreitete Verwendung Ausdruck dessen, dass ein neues Verständnis hilfreich, nützlich und zeitgemäß ist. Endlich lässt sich etwas benennen und erklären, was zuvor keinen Namen hatte und dabei zugleich für die tiefsten seelischen Wunden im Menschen verantwortlich ist. Aufgrund dieser Benennung zeigten sich zudem Wege auf, wie eine erfolgreiche Behandlung ausschauen kann.

Grundsätzlich lassen sich drei Dimensionen von Trauma unterscheiden, obgleich sie oftmals miteinander verwoben sind: Zum einen kann man von einem persönlich erlebten Trauma sprechen. Zum anderen bezeichnet das familiäre oder transgenerationale Trauma das Phänomen, dass überwältigende Ereignisse, welche andere Mitglieder einer Familie zum damaligen Zeitpunkt nicht verarbeiten konnten, Folgen hat, die immer noch spürbar sind: Das Unverarbeitete bleibt als Echo wirksam. Weitergehend und umfassender beschreibt der Begriff »soziales Trauma« zugleich eine überpersönliche Dimension, da größere Gruppen oder eine ganze Gesellschaft traumatische Geschehnisse erleiden können, und das soziale Trauma somit ein kollektives Schicksal darstellt.

Eine Eigenheit von Trauma ist, dass es vermieden oder gar verneint wird. Das gilt sowohl auf persönlicher als auch auf familiärer und gesellschaftlicher Ebene, wie die oftmals fehlende Auseinandersetzung mit transgenerationalen und sozialen Traumata zeigt: Es ist schwer, dem Schmerz zu begegnen und ihm sprichwörtlich ins Auge zu schauen.

‹ Alexandra Huber, »Ein bisschen gucken, was die Erfahrung sagt«, Zeichnung, 2005, 15 × 15 cm.

So entstand erst seit den 1970er Jahren, und zwar vor allem in den USA aufgrund zahlreicher überbordender Erfahrungen der die heimkehrenden traumatisierten Kriegsverteranen des Vietnamkrieges behandelnden Fachkräfte, allmählich eine eigenständige Richtung innerhalb der Psychologie, die sich der Behandlung von Trauma widmet. Wir halten die Entstehung der Traumatherapie zusammen mit der Neuropsychologie, die sich seit den 1990er Jahren aufgrund eines immer umfassenderen Verständnisses der Funktionsweise unseres Gehirns entwickelt, für die zwei wesentlichen Entwicklungen und Bereicherungen der vergangenen Jahrzehnte auf dem Gebiet der Psychotherapie. Beide Bereiche, die zudem in einen fruchtbaren Austausch miteinander getreten sind, haben neue und wirksame Wege zur Heilung menschlichen Leidens möglich gemacht. In den letzten Jahrzehnten wurden spezielle Techniken zur Behandlung und Integration von Trauma entwickelt, die den Körper als primären Behandlungsweg nutzen oder den psycho-neurologischen Ansatz fokussieren.

Doch was ist eigentlich ein persönliches Trauma? Bereits als Folge der beiden Weltkriege des vergangenen Jahrhunderts entstand aufgrund der praktischen Arbeit mancher Ärzte, Psychiater und Psychologen ein erstes Verständnis von Trauma, das jedoch rasch wieder in der Versenkung verschwand. Beispielsweise formulierte der französische Psychologe und Neurologe Pierre Janet schon im Jahr 1919 eine Definition des Traumas, die auch heute nach einem Jahrhundert immer noch gültig scheint:

> »Es ist das Ergebnis des Ausgesetztseins an ein unvermeidliches stressiges Geschehen, das die Mechanismen der Person übersteigt, damit umzugehen. Wenn die Menschen sich zu sehr von ihren Emotionen überwältigt fühlen, können sich die Erinnerungen nicht in neutrale narrative Erfahrungen verwandeln. Der Schrecken verwandelt sich in eine Phobie bezüglich der Erinnerung, was die Integrierung des traumatischen Geschehens verhindert und die traumatischen Erinnerungen fragmentiert, welche so vom normalen Bewusstsein ferngehalten werden und in visuellen Wahrnehmungen, somatischen Befürchtungen und verhältnismäßigem Wiederausagieren organisiert bleiben« (Janet, 1884/1990, S. 156 f.).

Dieses Zitat entspricht im Wesentlichen der aktuellen Definition nach DSM-5, in dem das Phänomen »Trauma« zum ersten Mal 1980 Eingang fand. Dort spricht man abhängig von den Folgeerscheinungen in der betroffenen Person vom posttraumatischen Stress-Syndrom, das charakterisiert ist durch:

1. spontan auftretende, überwältigende Erinnerungen, in Form von Flashbacks, Albträumen oder Gedankenkreisen um das Geschehene;

2. das bewusste und unbewusste Vermeiden von Dingen, Situationen, Themen und sogar Gefühlen, die an das Trauma erinnern und die quälenden Erinnerungen hervorrufen könnten;
3. körperliche Übererregung wie starke Ängste, Beklemmung, Hypervigilanz und Schreckhaftigkeit zusammen mit weiteren körperlichen Symptomen.

Man spricht entweder von posttraumatischem Stress, wenn die Lebensqualität ausreichend erhalten bleibt und das alltägliche Leben noch stattfinden kann, oder aber von der posttraumatischen Belastungsstörung, wenn die Symptome alle Bereiche des täglichen Lebens der Betroffenen beeinträchtigen und es schwer wird, das emotionale Gleichgewicht gegenüber einem stark abwertenden Eigenbild und einer Flut überwältigender Erinnerungen aufrechtzuerhalten. Die Diagnosekriterien der Internationalen Klassifikation psychischer Störungen unterscheiden sich kaum vom DSM-5. In der ICD-10 sind für die posttraumatische Belastungsstörung außerdem das nicht seltene Auftreten von Angst und Depression sowie Suizidgedanken als Symptom aufgenommen.

Der amerikanische Psychiater Bessel van der Kolk geht noch einen Schritt weiter und sagt dazu:

> »Viele meiner Kollegen denken, dass die Flashbacks, das Niveau der Erregung und das Vermeiden die Essenz dessen ausmachen, was traumatisierten Personen passiert. Ich glaube, sie verstehen das Thema nicht richtig, denn für die Mehrzahl der Personen verwandelt sich ihr Trauma in einen Lebensstil« (2015, S. 221).

Ob jemand traumatisiert ist oder nicht, definiert sich also über die Folgeerscheinungen in seinem gegenwärtigen Leben und nicht über die Ereignisse als solche.

Der Einsatz von Aufstellungsarbeit im Kontext von Traumata ist keineswegs selbstverständlich und bedarf der Erläuterung. Es existieren aus manchen Perspektiven starke Vorbehalte gegenüber ihrer Nutzung bei Traumatisierungen, insbesondere in Bezug auf spezielle Praktiken (Haas, 2013). Sorgfältig eingesetzt und eingebettet, stellt die Aufstellungsarbeit jedoch eine wichtige Be- und Verarbeitungsressource dar (Drexler, 2013). Sie ist in erster Linie geeignet, die Dynamiken zu verstehen, die sich in den Beziehungen zwischen Personen zeigen, vor allem innerhalb der Familie. Darüber hinaus ist sie in der Lage, die Wechselwirkung zwischen Elementen eines jeglichen Systems – auch der innerpsychischen Anteile einer Person – deutlich zu machen. Über die Sichtbarmachung in Aufstellungen können Anstöße im Rahmen von Behandlungs- und Heilungsprozessen bzw. Impulse für Entwicklungen gegeben werden. In diesem Sinne kann man Aufstellungsarbeit als eine der hilfreichen ergänzenden Methoden sehen.

Da die Aufstellungsarbeit bislang kein psychotherapeutisches Verfahren ist, das den Klienten über einen längeren Zeitraum hinweg begleitet, sondern eine therapeutische Methode für einmalige oder gelegentliche Interventionen, kann sie zwar zum Heilungsprozess von persönlichen Trauma beitragen, hat jedoch nicht den Anspruch, die therapeutische Behandlung allein zu schaffen. Eine nachhaltige Verbesserung oder Heilung gelingt nur im Kontext einer kontinuierlichen Unterstützung von Therapeuten mit umfänglichen Erfahrungen und Wissensbeständen. Es bedarf spezieller Kenntnisse, unter anderem in Psychotraumatologie, sowie einer eigenen Methodologie der Behandlung, um traumatisierten Menschen wirksam und nachhaltig helfen zu können, sowie zahlreicher Qualitäten in der Aufstellungsleitung (siehe dazu Nazarkiewicz u. Kuschik, 2015). Diese genannten Faktoren sind notwendig, um einerseits die Retraumatisierung des Klienten zu vermeiden, die sogar und gerade dann geschehen kann, wenn Aufsteller in gutgemeinter Absicht ihre üblichen Vorgehensweisen anwenden, und andererseits einen Beitrag dazu leisten zu können, dass die Wunde der betreffenden Person sich allmählich schließen kann.

Vom Beitrag der Systemaufstellung zur Traumatherapie handelt dieses Buch. Es ist als Lesebuch gedacht, die Beiträge sind voneinander unabhängig und in sich abgeschlossen. In dem ersten Teil wird das Verständnis verschiedener Arten von persönlichem Trauma ausgelotet. Der zweite Teil illustriert traumaspezifische Vorgehensweisen in Aufstellungen, um eine heilsame Erfahrung zu ermöglichen. Der dritte Teil zeigt mögliche Kombinationen der Systemaufstellungen mit anderen therapeutischen Methoden auf. Der vierte Teil handelt von der Prävention von Sekundärtraumatisierungen, vor allem durch den Therapeuten selbst. Und der fünfte Teil reflektiert die spirituelle Dimension von Trauma mit ihren Irrwegen und Auswegen.

Wir haben den Buchtitel »Trauma und Begegnung« gewählt, da er ein mehrschichtiges Beziehungsgeflecht spiegelt, das sich in den Inhalten der Kapitel wiederfindet: Zum einen geht es um die Begegnung der betroffenen Person mit sich selbst und ihrem Trauma und dessen Anteilen, dann um die Begegnung zwischen Klienten und Therapeuten und schließlich um die Begegnung der Therapeuten mit sich selbst, mit ihren je eigenen Geschichten und nicht zuletzt mit dem Schmerz der Welt. Der amerikanische Kindertraumatologe Bruce D. Perry drückt es in folgenden Worten aus:

> »Ein Trauma und seine Reaktion darauf lassen sich außerhalb des Kontextes menschlicher Beziehungen nicht verstehen. Ob Menschen ein Erdbeben

überlebt haben oder wiederholte Male sexuell missbraucht worden sind, das Wichtigste ist, wie sich diese Erfahrungen auf ihre Beziehungen auswirken – zu den Menschen, die sie lieben, zu sich selbst und der Welt. [...] Infolgedessen geht es bei der Heilung von einem Trauma und von Vernachlässigung ebenfalls um Beziehungen – um das Wiederherstellen von Vertrauen, das Wiedererlangen von Zuversicht, die Rückkehr zu einem Gefühl von Sicherheit und die Wiederverbindung mit der Liebe« (Perry u. Szalavitz, 2014, S. 290).

Dieses Lesebuch ist dem persönlichen Trauma im Kontext der Aufstellungsarbeit gewidmet. Im kommenden Jahr wird ein Folgeband mit dem Titel »Einflüsse der Welt – individuelles Schicksal im kollektiven Kontext« erscheinen, der sich der transgenerationalen und sozialen Dimension von Trauma im Rahmen der Aufstellungsarbeit widmen wird. Er wird die Erfahrungen von Einzelnen mit gesellschaftlichen Umbrüchen, Migration, verschiedenen Kulturen, Krieg und Naturkatastrophen thematisieren. Wir hoffen, mit diesen beiden Sammelbänden alle drei sich ergänzenden und gegenseitig beeinflussenden Dimensionen von Trauma im Kontext der Aufstellungsarbeit anschaulich machen zu können.

## Literatur

Drexler, K. (2013). Transgenerational weitergegebene Traumata der Bearbeitung zugänglich machen. Zeitschrift für Psychotraumatologie, Psychotherapiewissenschaft, Psychologische Medizin, 11 (1), 65–74.

Haas, W. (2013). Editorial. Zeitschrift für Psychotraumatologie, Psychotherapiewissenschaft, Psychologische Medizin, 11 (1), 5–9.

Janet, P. (1884), Histoire d'une idé fixe. Revue Philosophique, 7, 121–163. In P. Janet (1990), Nervroses et ideas fixes. Vol. 1 (pp. 156f.). Reprint: Societe Pierre Janet. Paris: Felix Alcan.

Nazarkiewicz, K., Kuschik, K. (2015). Einführung: Qualität hat Methode. In K. Nazarkiewicz, K. Kuschik (Hrsg.), Handbuch Qualität in der Aufstellungsleitung (S. 11–57). Göttingen: Vandenhoeck & Ruprecht.

Perry, B. D., Szalavitz, M. (2014). Der Junge, der wie ein Hund gehalten wurde: was traumatisierte Kinder uns über Leid, Liebe und Heilung lehren können; aus der Praxis eines Kinderpsychiaters (6. Aufl.). München: Kösel.

van der Kolk, B. (2015). El cuerpo lleva la cuenta: Cerebro, mente y cuerpo en la superación del trauma. Barcelona: Elephteria.

# I Arten von Traumata

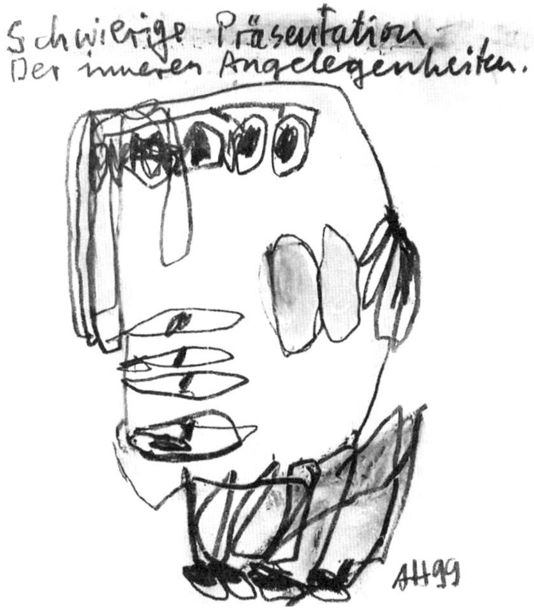
Schwierige Präsentation
Der inneren Angelegenheiten.
AH99

Freda Eidmann

# Komplexe Traumafolgestörungen und Aufstellungsarbeit

Bei den Recherchen und Interviews zu meinem Buch über Aufstellungsarbeit und Trauma (Eidmann, 2009) begegnete mir bei etlichen Interviewpartnerinnen aus dem Feld der Traumatherapie großes Misstrauen gegenüber der Aufstellungsarbeit. Das ging so weit, dass Luise Reddemann mir die Nutzung des Interviews mit ihr gänzlich untersagte: Es sei in keinem Fall gesichert, dass eine Klientin mit einer komplexen Traumafolgestörung im Aufstellungsprozess die für sie so notwendige Kontrolle behalten könne, im Gegenteil, sie sei völlig abhängig von der Leiterin und deren Entscheidungen und habe kein Mitspracherecht. Deshalb sei die Methode kontraindiziert (persönliche Mitteilung, 2008, NIK Bremen).

In den Jahren seit dieser Aussage hat sich im Aufstellerfeld neben der Energetischen »Klopf«-Psychotherapie nach Fred Gallo (EP) das Somatic Experiencing (SE) nach Peter Levine als die Methode etabliert, die als traumatherapeutische Ausbildung wohl am häufigsten angeboten wird und auf die sich Aufsteller und Aufstellerinnen in Veröffentlichungen am meisten beziehen. Offenbar lässt sich dieser Ansatz gut in die Aufstellungsarbeit integrieren. Aber auch hier gibt es Bedenken in Bezug auf komplexe Traumfolgestörungen, zum Beispiel von Ulrike Reddemann. Sie ist davon überzeugt, dass SE zwar ein hilfreiches Verfahren für Monotraumata, aber keines für Menschen mit komplexen Traumafolgestörungen sei: Die Fokussierung des körperlichen Erlebens sei kontraindiziert, da sie bei körperlichen Traumatisierungen in hohem Maße Auslösereize und damit unkontrolliert Traumamaterial und traumabezogene Zustände reaktivieren könne. Der Fokus auf die Körperwahrnehmungen erweise sich für viele komplex traumatisierte Menschen als nicht zugänglich, da er oft spontan mit auf körperlichem Erleben basierenden Traumatisierungen assoziiert werde und dadurch zu dissoziativen Zuständen führen könne (persönliche Mitteilung, 10.11.2011, Bad Herrenalb).

‹ Alexandra Huber, »schwierige Präsentation der inneren Angelegenheiten«, Zeichnung, 1999, 15 × 15 cm.

In der Zwischenzeit fand das Konzept der Integrativen Systemaufstellungen (ISA) als einziges szenisches Aufstellungsverfahren Aufnahme in den Katalog kombinierter traumatherapeutischer Behandlungsmethoden in einem Kompendium zu Komplextrauma (Sack, Sachsse u. Schellong, 2013, S. 277, 279; allerdings leider unvollständig, da ausschließlich als konfrontierendes Verfahren dargestellt, ohne Berücksichtigung weiterer Potenziale wie Ressourcengenerierung, jedoch mit dem den Hinweis auf die Mängel durch nicht-qualifizierte Anbieter). Seitdem habe ich meine Kenntnisse über komplexe Traumafolgestörungen erweitert und in der Praxis der ISA umgesetzt. Dieser Aufsatz gibt einen Überblick über den aktuellen Erkenntnisstand.

## Was ist eine komplexe Traumafolgestörung (kTFS)?

Der Begriff »komplexe posttraumatische Belastungsstörung« (kPTBS) wurde ursprünglich 1992 von Judith Herman geprägt und beschreibt die Folgen von wiederholtem, langanhaltendem und chronischem traumatischem Stress, die sich vor allem in Störungen der Affektregulation, einem negativen Selbstkonzept und Beziehungsstörungen zeigen. Herman betonte damit den Unterschied zu dem Störungstyp von Traumafolgen, dem ein einmaliges Trauma (Monotrauma) zugrunde liegt. In jüngeren Veröffentlichungen zum Thema wird neben der aktuellen Bezeichnung »komplexe Traumafolgestörung« eine differenziertere Unterscheidung von Traumatypen nach diagnostischen Kriterien vorgeschlagen, die sich entlang eines Stresskontinuums, das die Art und Anzahl der auslösenden Ereignisse beinhaltet, orientieren (unter anderem Schellong, 2013, S. 45 ff.). Die bisherigen Kategorien Monotrauma und Komplextrauma bzw. einfache und komplexe PTBS werden um Symptome früher Entwicklungs- und Bindungsstörungen sowie chronischer Störungen sowohl der Affektregulation als auch der Somatisierung und um dissoziative Phänomene erweitert. Wechselwirkungen zwischen mehreren Störungsbildern und einer Traumatisierung (Komorbiditäten) können einbezogen und gezielte Behandlungsmöglichkeiten präziser ausgerichtet werden. Das neue Modell umfasst vier Traumatypen, die aufeinander aufbauen und jeweils über zusätzlich zur Symptom-Grundtrias der Posttraumatischen Belastungsstörung diagnostizierte Störungen definiert werden:

Typ I: Meist nur ein traumatisches Erlebnis mit der Folge einer (partiellen) PTBS-Trias: Wiedererleben (Intrusionen), Vermeiden (Konstriktion/Numbing), Übererregung (Hyperarousal) *ohne weitere Störungen.*

Typ II: Mehrfache oder lang anhaltende Traumata führen zu (partieller) PTBS-Trias *plus* traumakompensatorischer Symptomatik, das heißt zu mindestens einer weiteren Störung (Angst, Depression, Suchterkrankung), die häufig vor der Traumatisierung schon wirksam war.

Typ III: (Partielle) PTBS *plus* Bindungs-/Beziehungsstörungen durch sequentielle und chronische Traumatisierung; persönlichkeitsprägende Symptomatik wie Borderline-Symptome, Internalisierung, negative, sozialphobische, dissoziative Symptomatik, somatoforme Körperbeschwerden sowie schwere emotionale Instabilität. Hier wird der Tatsache Rechnung getragen, dass traumatischer Stress in Kindheit und Jugend die Hauptursachen für psychische und psychosomatische Erkrankungen sind (vgl. Sack, 2016, S. 5).

Typ IV: Die für I-III geltenden Kriterien *plus* überwiegend dissoziative Symptomatik, Störungen der Identitätswahrnehmung wie Identitätsunsicherheit, Teilidentitätsstörungen, Identitätswechsel (in kindliche oder emotional belastende »Zustände« rutschen), Amnesien im Alltag.

In der Einteilung in die vier Traumatypen werden neben dem Monotrauma (Typ I) also vor allem die bisher unter Komplextrauma subsummierten Traumata und Folgestörungen sorgfältig ausdifferenziert und unter Einbeziehung weiterer damit einhergehender Störungsbilder, die bislang als von der PTBS getrennt definiert wurden, nach Quantität und Qualität gestaffelt (Zeitpunkt in der Entwicklung, Dauer, Schweregrad). Ergänzt werden die Beschreibungen der verschiedenen Traumagrade durch Hinweise zu Diagnoseverfahren sowie Empfehlungen zu spezifischen Behandlungsschwerpunkten- und verfahren (Schellong, 2013, S. 50).

Aktuelle Therapiekonzepte (vgl. die Qualitätskriterien der Deutschsprachigen Gesellschaft für Psychotraumatologie) enthalten – methodenübergreifend und integrativ – folgende Elemente:

- *kognitive und verhaltenstherapeutische Techniken* wie Psychoedukation, Symptommanagement, Bearbeitung traumaassoziierter emotionaler Reaktionen und dysfunktionaler Kognitionen, Training sozialer und antidissoziativer Fähigkeiten;
- eine *traumaspezifische Stabilisierung* durch hypnotherapeutische Techniken und Imagination, siehe zum Beispiel Sicherer Ort, Innere Helfer, Tresor- oder Baumübung etc. sowie durch eine Förderung der Ressourcenaktivierung, Affektregulation, Mentalisierung und Gegenwartsorientierung;
- *spezielle Methoden der Traumabearbeitung:*
  - die *Definition* und *Hierarchisierung von Zielen,*
  - die *Desensibilisierung* mit dem Ziel, intrusive Bilder, Geräusche und Gefühle zu aktivieren und parallel und gesteuert die kognitiv-reflektie-

renden Ich-Anteile aktiviert zu lassen – in der *Traumasynthese* sollen an die Stelle unkontrollierter Intrusionen und Flashbacks gesteuerte Erinnerungen, an die Stelle fragmentierter Erinnerungen *ein ganzheitlich geschlossenes Narrativ des Geschehens* treten, dies geschieht zum Beispiel durch EMDR oder andere Formen kognitiver Umstrukturierung,
  - die *Exposition* in sensu (imaginiert, z. B. mit Beobachter- und Bildschirmtechnik, EMDR) und in vitu (real, wird jedoch selten angewendet) – eine Traumaexposition war dann erfolgreich, wenn die Traumatisierte das Ereignis erinnern kann, aber nicht muss, ohne dabei und davon Symptome zu bekommen,
  - die *Behandlung dissoziativer Symptome* durch Förderung der Binnenkommunikation, Reduktion dissoziativer Bewältigungsmuster im Alltag durch Erarbeitung von Alternativen und durch die Stärkung der Steuerungsfähigkeit;
- *psychodynamische Techniken* zur Förderung der Selbstfürsorge, des Selbstbezugs, der Nachversorgung verletzter und vernachlässigter Selbstanteile, der interpersonellen Bindungs- und Beziehungsfähigkeit, der Autonomie, der Nähe-Distanz-Regulation, des Wachstums und der Reifung.

Äußere Sicherheit, optimale soziale Unterstützung und Verbundenheit mit Natur gelten als hilfreiche Rahmenbedingungen.

## Besonderheiten der konfrontativen Behandlung bei Klientinnen mit komplexen dissoziativen Störungen

Grundsätzlich besteht ein erhöhtes Risiko einer Destabilisierung durch das *Durchbrechen der Erinnerungsbarrieren* während der Konfrontation, insbesondere wenn sie unkontrolliert, ohne langfristige therapeutische Einbindung und ohne parallel aktivierten Zugang zu Ressourcenzuständen stattfindet.

Zu beachten ist außerdem, dass bei Dissoziation während der Konfrontation nachweislich auch die *Fähigkeit zum Lernen* eingeschränkt ist, so dass davon auszugehen ist, dass die Klientin während eines dissoziativen Zustandes nicht von therapeutischen Interventionen profitieren kann und der Prozess unterbrochen werden muss, bis die Klientin wieder ganz bewusst ansprechbar ist.

Die *Fähigkeit zur Selbstfürsorge* ist ein entscheidender Gradmesser dafür, ob der Zeitpunkt für die Durchführung konfrontativer Arbeit angebracht ist. Es sollte in besonderem Maße darauf geachtet werden, dass in jeder Aufstellung *Erfahrungen von Bewältigung* gemacht werden können (Sachsse u. Sack, 2012, S. 35).

Komplexe PTBS-typisches Vermeidungsverhalten bezüglich innerer Wahrnehmungen führt dazu, dass bedrohliche Emotionen von der Klientin abgespalten und von der Therapeutin nicht wahrgenommen werden, so dass sich aus der *Gegenübertragung* keine verlässlichen Informationen für die Steuerung der Therapie ableiten lassen. Weiterhin kann es auf der Ebene der *therapeutischen Beziehung* zu Komplikationen kommen, wenn pathogene Kindheitsmuster entsprechend dem Bindungsmuster Typ D (desorganisierte Bindung) regressive States mobilisieren oder wenn traumatische Erfahrungen getriggert werden. In Langzeit(-Einzel-)therapien besteht die Gefahr langfristiger Abhängigkeitsverhältnisse mit konfusen, widersprüchlichen Beziehungsmustern. Oft hängt das mit der eingeschränkten Mentalisierungs-Fähigkeit komplex traumatisierter Menschen zusammen, die es ihnen schwer macht, sich in andere Menschen einzufühlen und eine realistische Idee darüber zu entwickeln, was im Gegenüber vor sich geht (S. 74). Hier ist ein *mentalisierungsförderndes therapeutisches Verhalten* durch Etablierung der Metaebene notwendig.

## Aktuelle Entwicklungen in der Traumatherapie – was ist neu?

### Desensibilisierung, Stabilisierung und Konfrontation

Eine der Hauptfolgen des Traumaerlebens im klinischen Sinn der PTBS ist die Sensibilisierung des Stressverarbeitungssystems, die sich in verschiedenen Symptomen mit unangemessenen und übermäßigen Reaktionen auf gegenwärtige Stresssituationen zeigt (vegetative Übererregung, Dissoziation, Suchtdruck, Schneidedruck, Suizidalität; Sachsse u. Sack, 2012, S. 26). Ein Großteil der Behandlung von Traumafolgestörungen liegt demzufolge in der Desensibilisierung dieses Verarbeitungssystems. Neueren Untersuchungen zufolge (S. 27) ist die Kombination von Ressourcenarbeit und Exposition mit dem Ziel der Desensibilisierung die wirksamste Methode in der psychotherapeutischen Bearbeitung komplexer Traumafolgestörungen. Traumaexpositionsmethoden sollen die erlebte Intrusion und das kognitive Wachbewusstsein *gleichzeitig oder im raschen Wechsel* aktivieren – auf der Basis vorhandener aktivierter oder in der Therapie generierter Ressourcen. Wo vormals die Phasenorientierung mit dem Primat einer langen Stabilisierung vor jeglicher Exposition betont wurde, wird heute also eine Verzahnung von Traumafokussierung und Ressourcenorientierung angestrebt: Eine einseitig stabilisierende Behandlung, wie sie lange

Zeit insbesondere in der Psychodynamisch Imaginative Trauma Therapie (PITT) nach Luise Reddemann propagiert wurde, könne auf der einen Seite Vermeidungsverhalten fördern und die Selbstwahrnehmung als Opfer, das besonderen Schutz braucht, verstärken, die konfrontative Behandlung könne auf der anderen Seite zu einem angstbesetzten Ziel werden, das (wenn überhaupt) erst nach langer Vorbereitung erreichbar wird, wodurch psychisches Leiden verlängert werden könne. Stabilisierung findet also nach neuesten Erkenntnissen nicht vor, sondern im Laufe der Konfrontation mit traumabezogenen Phänomenen statt. Dabei bedeutet Stabilisieren Förderung der Alltagsfunktionalität und Ressourcenaktivierung die Aktivierung von Veränderungspotenzialen (Sachsse u. Sack, 2012, S. 30). Und so gilt jetzt: *Stabilisierung durch Konfrontation und Konfrontation durch Stabilisierung.*

Die Konfrontation (S. 36) mit Traumainhalten und Traumafolgesymptomen mit dem Ziel einer zunehmenden Distanzierung soll jedoch *schonend* gestaltet werden und so eine Reduzierung des Vermeidungsverhaltens bewirken und zum Erhalt bzw. der Rückgewinnung von Lebensqualität und zur Stabilisierung beitragen. Mit der Stabilisierung verbundene Erfahrungen von Wirksamkeit können zur Erweiterung von Ressourcen führen, die wiederum die Basis dafür darstellen, sich der Konfrontation mit weiteren Fragmenten der traumatischen Erinnerungen zu stellen. So entwickelt sich nach und nach ein stabilisierender Kreislauf. *Schonende Konfrontation* bedeutet in diesem Zusammenhang auch, dass die bekannten Desensibilisierungs- und Konfrontationstechniken wie EMDR oder Bildschirm-/Beobachtertechnik vor der Bearbeitung traumatischer Erfahrungen zunächst auf die Alltagssymptomatik und die gegenwärtige innere Not der Klientin und somit *an der Gegenwart orientiert* werden, eine Umkehr der klassischen Reihenfolge der zu konfrontierenden Ereignisse.

Ziel ist die *Traumasynthese,* die zu einem gestalthaft ganzheitlichen Erleben und Ertragen von Wort, Bild, Affekt und Körpersensation führt, sowie die *Traumaintegration,* in der die fragmentarischen Informationen des impliziten Gedächtnisses in das verbale, explizite Gedächtnis und Wachbewusstsein integriert werden (S. 26). »Aus unerträglichen und unkontrollierten Intrusionen und Flashbacks sollen erträgliche und kontrollierbare Erinnerungen werden« (S. 26), so dass für die Klientin die Veränderung des traumatischen Narrativs möglich wird. Dem traumatischen Kontrollverlust mit dem Erleben maximaler Hilflosigkeit und existenzieller Bedrohung in einem Zustand des Ausgeliefertseins steht die salutogenetische Vorstellung von Gesundheit und Stabilität mit einem Grundgefühl von Überschaubarkeit, Handhabbarkeit und Sinnhaftigkeit des eigenen Lebens gegenüber (S. 30).

## Konsolidierung der Erinnerung

In der neuronalen Verarbeitung von Erinnerung stellen Träume und traumverwandte Prozesse wie Tagtraumtechniken (z. B. Kathatym-Imaginative Psychotherapie) wichtige Bausteine des traumatischen Verarbeitungsprozesses dar. Der Zugang zu (traumatischen) Erinnerungen ist die Voraussetzung für ihre therapeutische Verarbeitung. Damit eine Erinnerung jedoch zugänglich bleibt, muss sie beispielsweise im Traumschlaf wiederholt aktiviert und dann wieder zellulär abgespeichert (konsolidiert) werden. Während der Aktivierung befindet sich die Erinnerung jedoch in einem labilen Zustand, das heißt, dass Störungen im Prozess der Konsolidierung zu einem Verlust der Erinnerung führen können. Gleichermaßen gilt aber auch, dass Erinnerungen in der labilen Phase potenziell verändert bzw. neuronal neu vernetzt werden können (Nader, 2003, zit. nach Sack, 2016, S. 25). Unterstützung des Heilungsprozess heißt demnach, die organischen Impulse des neuronalen und psychischen Systems neben der Arbeit mit Träumen auch durch hypnotherapeutische und imaginative Interventionen oder Tagtraumtechniken mit allen Sinnesmodalitäten zu unterstützen. Aufstellungsarbeit weist viele Merkmale strukturierter imaginativer Arbeit auf und ist somit für diesen Unterstützungsprozess in besonderem Maße geeignet – sofern mit der Kehrseite der Labilisierung, der Störbarkeit, behutsam umgegangen wird.

## Psychosoziale Komponenten der Traumaverarbeitung

Wo der Fokus der klassischen PTBS-Definition bisher zentral auf dem Individuum, dessen Symptomatik und Bewältigungsstrategien lag, hat sich nun der Blickwinkel erweitert: Familiären Prädispositionen und transgenerationalen Traumatisierungen, aber auch dem sozialen Kontext der Traumabewältigung werden eine wesentlich größere Bedeutung beigemessen. So wird zum Verständnis einer kTFS zusätzlich zur Vulnerabilität des Individuums die »Verstärkung bereitliegender familiendynamischer Probleme« (Sachsse u. Sack, 2012, S. 28) einbezogen. Traumaverarbeitung wird als psychosoziales Ereignis verstanden, zu dessen Verarbeitung soziale Sicherheit, Solidarität und Diskurs wichtige Faktoren darstellen (S. 87). Das bedeutet für soziale und therapeutische Unterstützungssysteme in der Begegnung mit Traumaklientinnen (vgl. S. 87):

- Intrusionen zulassen,
- immer wieder über das traumatische Ereignis reden lassen, aber nicht ausfragen oder »ausquetschen«,

- das Gesagte mit ungeteilter Loyalität akzeptieren: »Du hast recht, das war Unrecht, dich trifft keine Schuld, das hast du nicht verdient« – mögliche Kritik kommt zu einem späteren Zeitpunkt,
- gleichzeitig beruhigen: »Es ist vorbei«, »Jetzt bist du sicher«, »Alles wird wieder gut«,
- Sicherheit für einen sicheren Schlaf geben,
- das Verträumen zulassen und bei Albträumen beruhigen.

Auf dem Hintergrund neuerer Forschungsergebnisse aus der Epigenetik, in denen nachgewiesen wird, dass durch Traumatisierungen erworbene Schädigungen in die nächste Generation vererbt werden, werden dringend gesellschaftliche Konsequenzen wie Prävention und frühe Hilfen gefordert (S. 56).

### Körperorientierung und Verständnis somatischer Symptome

Bei »somatoforme[n] Intrusionen [… können] körperorientierte Interventionen […] sehr hilfreich sein, z. B. durch Aktivierung von Körperressourcen als ›Gegenmittel‹ und Möglichkeiten zur Selbsthilfe« (Sachsse u. Sack, 2012, S. 5). Hiermit soll das Aufgeben von Vermeidungsverhalten bezogen auf den eigenen Körper unterstützt werden, damit die Klientinnen wieder einen funktionalen Umgang mit ihrem Körper entwickeln können. Die Behandlung unterscheidet sich nicht von der anderer impliziter traumatischer Erinnerungen und soll »die Verarbeitung und Integration maladaptiver somatosensorischer Informationen« fördern, um eine »Aktualisierung, Neubewertung und Verknüpfung mit funktionalen Informationen« (S. 58) zu ermöglichen.

Auch bei der Behandlung körperlicher Erkrankungen wird empfohlen, die erhöhte Stressvulnerabilität bei traumatisierten Patientinnen zu berücksichtigen (S. 59).

## Was folgt daraus für die Arbeit mit Aufstellungen?

Die aufgezählten Spezifika bei komplexer PTBS sowie die Veränderungen in den Konzepten zur Traumatherapie beinhalten sowohl Bestätigungen der Traumakompatibilität von Aufstellungsarbeit als auch wichtige Hinweise zu ihrer Modifizierung. Aufstellungsarbeit ist in vielen Aspekten ein konfrontatives Verfahren und muss dementsprechend achtsam und schonend eingesetzt werden. Grundsätzlich ist eine aufmerksame und differenzierende Betrachtungsweise der Geschichte und Symptomatik unserer Klientinnen angebracht, auf deren Basis wir unterscheiden können, welche Aspekte der Aufstellungsarbeit für Menschen mit komplexen Traumafolgestörungen hilfreich sind, wann und wie sie entweder »traumakompatibel« modifiziert und auf die Bedürfnisse der Klientinnen abgestimmt werden müssen oder wo Aufstellungsarbeit komplett kontraindiziert ist.

## Bestandsaufnahme: Traumatherapeutische Potenziale von Aufstellungsarbeit im »Standardsetting«

Ich habe an anderen Stellen bereits die Potenziale der Aufstellungsarbeit in der Traumatherapie nachgewiesen (Eidmann, 2009, 2012; Eidmann u. Hüther, 2008) und fasse hier die Ergebnisse nur zusammen.

Aufstellungsarbeit erlaubt wie alle szenischen Verfahren durch die Veranschaulichung und ganzheitliche Wahrnehmung die *Steuerung von Distanzierung und Annäherung*. Im Kontext von komplexen PTBS ist in der Regel die Möglichkeit der Distanzierung durch *Externalisierung* relevant. Denn hier können das Trauma und die von seinen Folgen betroffenen Selbstanteile von Klientin, Gruppe und Therapeutin als ein drittes Objekt im Außen betrachtet werden. In dieser Weise können Aufstellungen auch im Sinne von *Beobachter- oder Bildschirmtechnik* und somit auch zur *Desensibilisierung* genutzt werden.

Aufstellungsarbeit kann *Psychoedukation* veranschaulichen. Darüber hinaus können auch spontane Aufstellungen der Interaktionen eines Binnensystems als Illustration traumabedingter Prozesse betrachtet werden, die zum kognitiven Verständnis der Klientin für ihre Symptomatik beitragen. Ähnlicher Erkenntnisgewinn entsteht auch bei der Betrachtung traumabedingter Beziehungsorganisationen von Familiensystemen und deren sozialer und politischer Eingebundenheit, wie die Arbeit mit Stellvertretern sie ermöglicht.

Hier liegt darüber hinaus eine Erweiterung der klassischen Traumatherapieverfahren vor: Oft wird dort nämlich das Individuum isoliert betrachtet und lediglich sein Binnensystem fokussiert. Dissoziation bestimmter Sensibilitäten, Vermeidung und Abspaltung können aber oft erst im Zusammenhang des *Bezugssystems Familie oder des gesellschaftlichen Kontextes* als Begrenzungen familiärer wie individueller Verarbeitungsmöglichkeiten verständlich werden. Ohne die Berücksichtigung der hier herrschenden Bedingungen besteht die Gefahr der Destabilisierung, wenn die traumatherapeutische Arbeit zu einem (Loyalitäts-)Konflikt mit den Regeln des Bezugssystems führt.

Aufstellungsarbeit in der Gruppe bewegt sich in einem Zwischenstatus zwischen Imagination und Realität – und stellt damit einen *Übergangsraum* dar, wie Winnicott ihn definiert. In diesem geschützten Raum können durch Aufstellungen innere Bilder mit der Realität abgeglichen werden und als Probehandeln und Probeerleben mit den Charakteristika des Spiels Veränderungen in der Außenwelt vorbereiten.

Da in der Aufstellungsarbeit *Elemente hypnotherapeutischer Arbeitsweisen* wie etwa hypnotherapeutische Induktionen und verschiedene Grade kollektiver oder individueller Trancezustände zum Tragen kommen, kann sie zu den hypnotherapeutischen Verfahren gerechnet werden: Die Veräußerlichung innerer Bilder über die Positionen der Systemmitglieder oder -anteile zueinander und die Tatsache, dass Aufstellende und Aufgestellte sich gleichermaßen so verhalten, als handle es sich um die realen Personen oder Anteile, erfüllen die Bedingungen einer kollektiven Trance, wie sie in der hypnotherapeutischen Arbeit bewusst induziert wird. Hinsichtlich der Nachhaltigkeit und Zugänglichkeit alternativer Bilder und »Überschreibungen« traumabedingter neuronaler Prozesse kann das Aufstellungsverfahren rein imaginative Techniken wie Ego-State-Therapie oder Bildschirmtechnik häufig übertreffen und bietet deshalb eine gute Ergänzung dieser Methoden. Therapeutisch wirksam sind dabei die Qualität der direkten kinästhetischen, auditiven und visuellen Wahrnehmung und die indirekten Rückmeldungen der Stellvertreter – insofern handelt es sich auch um eine *Tagtraumtechnik mit allen Sinnesmodalitäten.* Ein Äquivalent zur *Symbolkonfrontation* in kathatym-imaginativen Verfahren stellt die Konfrontation mit abstrakten Elementen im Sinne von Symbolen in der Methode der Strukturaufstellungen (SySt) dar, die dadurch als besonders schonendes Aufstellungsverfahren bei kTFS gilt. Häufig lassen sich dabei mehrschichtige Dynamiken erkennen, so dass beispielsweise die in der Aufstellung repräsentierten Elemente eines Innensystems oder eines inneren Teams in ihren Interaktionen zugleich familiäre oder soziale Beziehungen widerspiegeln. Diese *Mehrdeutigkeit* ist in hypnosystemischen Verfahren erwünscht, da sie der Klientin erlaubt, Deutungs- und Verständnisebenen dem eigenen Verarbeitungsvermögen entsprechend zu wählen.

Aufstellungen zur *Ressourcenaktivierung* in Analogie zur *Imaginationsarbeit* wie zum Beispiel die Aufstellungstechnik »Sicherer Ort« wurden ebenfalls schon an anderer Stelle beschrieben (Weismüller-Hensel, 2011).

Gemeinsamer Nenner aller Aufstellungsverfahren ist das Ziel der Wiederanbindung sowohl fragmentierter und dissoziierter Anteile des Binnensystems als auch die Wiederanbindung der Klientin an die heilsamen Bindungsaspekte ihres äußeren Bezugssystems. Parallel wird die Distanzierung, Trennung oder Transformation von destruktiven Anteilen oder belastenden Verstrickungen gefördert. Es wird also das Prinzip der Re-Assoziation von dysfunktional Dissoziiertem parallel zur Dissoziation von dysfunktional Assoziiertem umgesetzt und so eine *Vervollständigung des Lebensnarrativs* auf der persönlichen und/oder der familiär-transgenerationalen Ebene ermöglicht.

Aufstellungsarbeit findet klassisch im Gruppensetting statt und kann damit von vielen heilenden *Wirkmechanismen therapeutischer Gruppenprozesse* profitieren, wie etwa von der *Förderung der Beziehungsfähigkeit und der Fähigkeit zu interpersoneller Kompetenz.* Das Gruppensetting ist außerdem ein wirksamer Schutz vor zu viel dyadischer Nähe und der damit einhergehenden Gefahr einer pathologischen Übertragungsbeziehung zur Therapeutin. Wichtigster Wirkfaktor ist bei komplex Traumatisierten die *soziale Unterstützung* in der Gruppe durch wissende und wohlwollende Zeugenschaft als Gegenmodell zu den oft überforderten sozialen Unterstützungssystemen der Ursprungsfamilie. Traumaverarbeitung findet so als *psychosoziales Ereignis* statt, bei der soziale Unterstützung, Sicherheit und eine solidarische Form der Öffentlichkeit durch Zeugenschaft erlebt werden können. Klientinnen erfahren, dass sie mit ihrem traumatischen Erleben und den daraus resultierenden Symptomen nicht alleinstehen. Durch den hohen Grad an Mitschwingen und Mitgefühl mit der im Fokus stehenden Klientin wird die Isolation aufgehoben und die Scham reduziert. Ein Großteil der anwesenden Gruppe wird durch Übernahme von Repräsentantenfunktionen aktiv in die Dynamik der Klientin einbezogen und hat so tragenden Anteil an ihrem Leid, aber auch an ihren Entwicklungsmöglichkeiten. Eine häufige Nebenwirkung von Aufstellungsgruppen ist deshalb eine Reduzierung sozialer Ausgrenzung. Typisch für Aufstellungsgruppen sind eine nachrangige Fokussierung der Gruppendynamik und eine mit dieser verbundene Abmilderung von destruktiven Übertragungsprozessen. Das entscheidende Potenzial für die traumatherapeutische Nutzung von Aufstellungen im Gruppensetting ist das aufstellungsspezifische Phänomen der aktiven wie passiven repräsentierenden Wahrnehmung. Die oft unerklärlich scheinende Stimmigkeit der psycho-physiologischen Wahrnehmung und deren Validierung durch die Protagonistin bieten Gruppenteilnehmerinnen die Möglichkeit zur Stärkung des Vertrauens in die eigene Wahrnehmung, ein Gefühl der individuellen Authentizität sowie eine heilsame Erfahrung von tiefer Verbundenheit mit anderen. Für Traumaklientinnen kann damit eine Form der Wiederanbindung und basalen Erfahrung von Zugehörigkeit an die Gemeinschaft einhergehen. Das in dieser interagierenden Authentizität der einzelnen repräsentierenden Wahrnehmungen entstehende übersummative Produkt einer »transverbalen Sprache« (vgl. Varga von Kibéd u. Sparrer, 2004) stellt auch für die Arbeit mit kTFS einen wirksamen therapeutischen Faktor dar und ist in dieser Form spezifisch für Aufstellungsgruppen.

## »Traumakompatible« Modifikationen und Ergänzungen für die Arbeit mit komplexen Traumafolgestörungen

Meiner Erfahrung nach begegnen wir in kurztherapeutischen Aufstellungsgruppen neben Klientinnen mit Traumafolgestörung des Typs I in der Regel am ehesten solchen des Typs II und III. Menschen mit einer Störung des Typs IV haben es häufig schwer, geregelt für ihren Lebensunterhalt zu sorgen, somit ist ihnen therapeutische Hilfe in der Regel nur im Rahmen des Krankenkassen-Versorgungssystems zugänglich. Dennoch haben wir immer wieder Teilnehmerinnen, bei denen zum Beispiel eine dissoziative Symptomatik deutlich zu erkennen ist. Aufstellerinnen müssen wissen, dass wir es bei kTFS mit einem nachhaltig sensibilisierten Stressverarbeitungssystem zu tun haben, das anders auf Reize reagiert als das Stressverarbeitungssystem bei Menschen mit »normal neurotischen« oder Monotraumaerfahrungen. Deshalb sind grundsätzlich in der Arbeit mit kTFS eine seriöse psychotherapeutische Ausbildung plus eine aktuelle traumaspezifische Fortbildung unerlässlich. Sollte das nicht der Fall sein, tut die Aufstellungsleiterin gut daran, bei der Wahrnehmung von Symptomen einer TFS ihre Grenzen kenntlich zu machen und die Klientin an eine entsprechend qualifizierte Behandlerin zu verweisen. Das folgende Fallbeispiel bezieht sich in diesem Zusammenhang auf die Frage: Wem gehört die Aufstellung?

Eine Aufstellungskollegin macht sich vom einem Ende des deutschsprachigen Raumes auf den Weg zu einer als Traumaexpertin bekannten Aufstellungskollegin am anderen Ende, um ihre langanhaltenden traumatischen Lebenserfahrungen mittels einer Aufstellung zu bearbeiten. Ihre Hoffnung auf einen neuen Zugangsweg und Erleichterung ihrer eigenen Traumafolgesymptomatik wird jedoch enttäuscht: Im Laufe des Aufstellungsverlaufes geraten sie und die Aufstellungsleiterin in einen Disput, wessen Vorstellungen für den Prozess der Aufstellung die maßgeblichen sind: ihre als Klientin oder die der Leiterin. Schließlich bricht die Leiterin den Prozess mit der Schuldzuweisung ab, die Klientin sei nicht kooperativ und wolle zu sehr ihre eigenen Vorstellungen durchsetzen.

Die Episode im Fallbeispiel beschreibt einen Kardinalfehler in der Traumatherapie, zu dem das Aufstellungssetting ganz besonders Aufstellerinnen *ohne* spezifische und gründliche traumatherapeutische Ausbildung verleiten kann – sei es aus alter Hellinger'scher Tradition oder aus Gründen der eigenen Überforderung (oder beidem). Das Ergebnis ist ein Machtkampf, der mit einer Reviktimisierung der Klientin, also der Wiederholung ihrer Erfahrung von Ohnmacht und Kontrollverlust endet. Details über den Kontext sind mir nicht bekannt, aber Situationen wie diese werden mir immer wieder geschildert, und auch ich habe sie in der Arbeit von Kollegen und Kolleginnen selbst erlebt. Ich möchte das Beispiel, das dafür steht, was Aufstellerinnen *nicht* tun sollten, dazu nutzen, um weitere wichtige Aspekte bei der Arbeit mit komplexen Traumfolgestörungen zu illustrieren:

Wenn wir uns auf die zu den Traumatypen genannten Empfehlungen für die jeweils spezifische Behandlung beziehen, dann könnten – und müssten – wir bewusst eine *Diagnose* stellen und entsprechend des Traumtyps differenzieren können. Da wir im Rahmen eines ein- bis mehrtägigen Gruppenworkshops jedoch keinesfalls gründlich diagnostizieren können, sollte auf jeden Fall ein Vorgespräch zur Abklärung potenzieller Traumatisierungen stattfinden. Um mit achtsamer Wahrnehmung Symptome zu erkennen, die zur Hypothese einer bisher nicht berichteten TFS führen, braucht es fundierte Kenntnisse über Traumafolgestörungen und eine *therapeutische Haltung*, die von vornherein das Vorhandensein solcher Störungen einschließt. Diese Haltung ist gekennzeichnet durch eine Form der Kooperation mit der Klientin, die das Wissen um und die Entscheidung von Tempo und Schwerpunkt für ihr Anliegen und damit die Kontrolle bei ihr selbst belässt, und zwar zunächst ganz bewusst mit Fokus auf dem individuellen Binnensystem statt auf äußeren Bezugssystemen. Die Funktion der Aufstellungsleiterin ist hier besonders die einer Ermöglicherin und Rahmenhalterin. Sie sorgt für Containing, Konstruktivität und Transparenz ihres therapeutischen Handelns, kooperiert mit der Klientin auf Augenhöhe und gibt Deutungen nicht vor, sondern bietet sie als Hypothesen oder alternative Wahlmöglichkeiten an. Im Sinne des Prinzips der »informierten Abstimmung« und im Hinblick auf die angestrebte Wiederbemächtigung werden im Aufstellungsprozess Kontrolle und Regie mit der Klientin abgestimmt. Vereinbart werden bei Bedarf Schutzmaßnahmen sowie Grenzen, Ziele und Dosierung, um einer Überforderung oder Überflutung vorzubeugen. Dazu gehört die Möglichkeit verdeckter und abstrakter Aufstellungen, mit denen zum einen symbolische und unpersönliche Repräsentanten, zum anderen schambesetzte Themen auch unbenannt im Gruppenrahmen inszeniert werden können. Aufstellungen abstrakter Elemente bieten die Möglichkeit der indirekten Annäherung, bei der es gegebenenfalls zur Konfrontation mit Traumamaterial kommt. So könnten beispielsweise nach einer vereinbarten *Zielehierarchie* in einer ersten Annäherung »das Verletzende« und »das Heilende« aufgestellt und somit der Gleichzeitigkeit von Konfrontation mit Trauma und von Stützung durch Ressource entsprochen werden, so dass ein schonender Prozess möglich ist.

*Psychoedukation* ist eine der wichtigsten Interventionen, um bei unseren Klientinnen ein erstes Verständnis für ihre Symptomatik zu gewinnen, und damit die Voraussetzung dafür, dass sie unsere Ideen zur Gestaltung der Aufstellung nachvollziehen können. Auch hier kann Aufstellungsarbeit helfen: Gelegentlich stelle ich in Therapiegruppen das Dissoziationskontinuum (vgl. Phillips u. Frederick, 2007/2015) als Strukturaufstellung dar, um den Begriff und den Prozess der Dissoziation verstehbar zu machen. Dabei stelle ich selbst Teilnehmerinnen als Stellvertretungen für abstrakte Selbst-Zustände oder -Anteile bzw. für Stressoren mit steigendem Bedrohungsgrad auf. Es ist dabei notwendig, diese Form der Aufstellung abstrakt und mit generalisierten Symbolen durchzuführen, keinesfalls als Aufstellung für eine spezifische Person. Die Stellvertreterinnen müssen dementsprechend instruiert werden, dass es nicht um eine möglichst facettenreiche Rückmeldung, sondern um die Darstellung eines allgemeinen Modells geht.

Aufstellungsarbeit bewegt sich zwischen den Polen Intensivierung und Distanzierung: Sie intensiviert im emotional-szenischen Aspekt und distanziert im räumlichen Aspekt. Deshalb ist im Sinne traumatherapeutischer Ziele eine genaue Differenzierung notwendig, was intensiviert und was distanziert werden soll. Als therapeutische Leitlinie gilt hier: die *Intensivierung von Ressourcen* durch Wahrnehmung mit allen Sinnesmodalitäten und die *Distanzierung von Belastendem* durch Nutzung der Möglichkeit der räumlichen Entfernung. Dabei können bereits Rahmenbedingungen symbolisch für inhaltliche Arbeit genutzt werden, wie folgendes Fallbeispiel verdeutlicht:

Schon in der Vorstellungsrunde einer Wochenendgruppe will die Klientin sich zurückziehen, erwägt den Abbruch, weil ihr die Geschichten der anderen zu viel seien. Auch ihre eigene, therapeutisch schon mehrfach bearbeitete, kann sie nicht erzählen, sie sei nur hier, um zu überprüfen, ob sie »ihr Trauma an ihre Kinder weitergegeben habe, weil beide übergewichtig sind.« Als ich ihr die Möglichkeit zur Distanzierung anbiete, indem ich ihr unterbreite, dass sie sich jederzeit in die Sitz- und Liegeecke, den Wintergarten oder den Garten zurückziehen könne, entspannt sie sich und kann weiter in der Runde bleiben.

*Desensibilisierung* kann stattfinden, wenn die Möglichkeit gegeben ist, dass mit ausreichender Distanz die kognitiv-reflektierenden Ich-Anteile aktiviert bleiben können, während intrusive Bilder, Geräusche und Gefühle in der Gruppen- oder Stellvertreterinneninteraktion aktiviert werden.

## Setting und Methodik – Einbindung in Langzeitsetting und Methodenvielfalt

Die Arbeit in ein- bis mehrtägigen Aufstellungsgruppen stellt eine extreme Form der Kurzzeittherapie dar, deren Rahmen nicht ausreichend Zeit für gründliche Diagnostik und Traumabearbeitung bietet. Für die Arbeit mit kTFS sollte das klassische Aufstellungssetting deshalb durch Einzelsitzungen und durch ein schrittweises Durcharbeiten in Langzeitprozessen ergänzt oder auch ersetzt werden. Einzel- und Gruppensetting werden in Abstimmung mit der Klientin nach Bedarf auch kombiniert.

Ich möchte hier noch einmal auf die optimale Förderung von *Mentalisierung* durch Gruppenprozesse verweisen. Dabei unterstützt das spezielle Aufstellungssetting eine strukturierte Einfühlung und begünstigt die Entwicklung einer Vorstellung davon, was in anderen Menschen vor sich geht. Übertragungen werden so kanalisiert und überprüfbar. Die Therapeutin kann zur Etablierung einer reflexiven Metaebene beitragen, indem sie mit der Klientin vereinbart, dass es immer wieder Unterbrechungen der Aufstellung mit einer Reflexion im Metaraum geben wird, bei der sowohl das Geschehen in der Aufstellung als auch die gegenwärtigen Empfindungen darüber und damit verbundenes vergangenes Geschehen besprochen werden. Dabei ist die Klientin in einer aktiven Beobachterrolle, die es ihr ermöglicht, in Kooperation mit der Therapeutin als Erwachsene und/oder in der Elternposition mit dem Blick auf die dritte Position eines verletzten jüngeren Anteils das frühere Geschehen aus der Gegenwart heraus einzuordnen und dysfunktionale Kognitionen zu korrigieren. Es ist also notwendig, immer wieder miteinander zu sprechen und dabei kognitive Prozesse zu fokussieren. Manchmal nimmt dadurch *der verbale Austausch im Metaraum* ebenso viel oder mehr Zeit ein als das Aufstellungsgeschehen. In meinen Langzeitgruppen sind Gesprächsphasen mittlerweile fest installiert, sie werden häufig zur gemeinsamen Reflexion von Aufstellungsprozessen genutzt.

Mit dem Angebot einer verbalen Reflexion im Metaraum kann Aufstellungsarbeit auch zur *Desensibilisierung* beitragen. Die gemeinsame, distanzierte Betrachtung des Aufstellungsprozesses mit den Möglichkeiten der Kontrolle durch die Klientin und der sprachlichen Reflexion miteinander kann die Angst vor der Angst und das innere und äußere Vermeidungsverhalten verringern und die Integration in das verbale, deklarative Wachbewusstsein unterstützen. Derart gestaltet kann Aufstellungsarbeit bei Einbeziehung der Ressourcen des Individuums und seines Bezugssystems im Rahmen des haltgebenden Übergangsraums der Gruppe als eine *erweiterte Form der imaginativen Traumaexposition* eingesetzt werden – sofern die Therapeutin sich dabei aktiv zur Vermeidung von Ohnmacht und Kontrollverlust und für einen Zuwachs an Kontrolle sowie an Wiederbemächtigung und für den Aufbau selbstfürsorglicher Verhaltensweisen seitens der Klientin einbringt.

Aufstellungen im Kontext von kTFS beziehen sich nach Sack (2013) häufiger auf die *Förderung von Alltagsressourcen* als auf die Aufarbeitung zurückliegender traumatischer Ereignisse in der Geschichte des Individuums und seines Bezugssystems. Hohe Affektamplituden und spektakuläre Katharsis sind zu vermeiden, auch wenn die Arbeit dadurch »langweiliger« wird. Es sind die kleinen Lösungen in der Gegenwart, die bei der Bewältigung des Alltags im Jetzt helfen und zudem als Modell für den Umgang mit vergangenen Traumatisierungen fungieren können.

## Intuition und Gegenübertragung

Kurz nach Absolvierung meiner ersten traumatherapeutischen Fortbildungsmodule meldet sich eine Klientin mit der Frage, ob ich mich mit Traumatherapie auskenne – was ich forsch bejahe. Daraufhin nimmt sie an einer Wochenendgruppe teil, um ihre Erfahrungen mit langanhaltender sexueller Gewalt in der Kindheit zu bearbeiten. Auf ihren ausdrücklichen Wunsch stellen wir Mitglieder aus ihrer Ursprungsfamilie auf, unter anderem den Täter, und es kommt zu einer Konfrontation im Rahmen der Stellvertretung. Während der gesamten verbalen und nonverbalen Arbeit gelingt es mir nicht, die Klientin als authentisch wahrzunehmen, so dass es mir schwerfällt, mich in ihre Geschichte einzufühlen – vielmehr fühle ich mich ständig manipuliert und missverstanden, versuche aber, ihren recht festgelegten Vorstellungen zu entsprechen. Die Klientin ist trotz all meiner Bemühungen sehr unzufrieden mit der Aufstellung, weil ihrer Ansicht nach nicht die richtigen Personen stellvertreten würden, und so endet die Arbeit mit heftigen Vorwürfen ihrerseits und einem Gemisch aus Versagensgefühlen und Ärger meinerseits.

In der Ausbildungssupervision bringe ich die Situation des vorangestellten Fallbeispiels ein und erfahre, dass das Fehlen einer klaren Übertragungswahrnehmung auf das Vorliegen einer dissoziativen Störung hinweisen kann – die Funktion der *Dissoziation* ist ja, dass zum Schutz vor Überflutung mit traumabezogenen Emotionen immer nur ein Fragment der Person wahrgenommen werden kann, während die bedrohlichen Inhalte in anderen Selbstanteilen verschlossen bleiben. Der Affekt ist dadurch flach und schwer zu spüren. Hier ist es also umso wichtiger, mit der Klientin im Austausch über die jeweiligen Wahrnehmungen zu bleiben und die eigenen Einschränkungen offen zu machen.

## Konfrontation, Stabilisierung und Ressourcenorientierung

Nachdem Aufstellungsarbeit aus dem Feld der Traumatherapie massiv dafür kritisiert wurde, zu unkontrollierten »Retraumatisierungen« zu führen, war es mir ein besonderes Anliegen, Stabilisierung und Ressourcenorientierung in den Vordergrund zu stellen und jegliche vorzeitige Konfrontation zu vermeiden. Hier ein Fallbeispiel, aus dem ich viel gelernt habe:

Nicht lange nach der Veröffentlichung meines traumakompatiblen Aufstellungskonzeptes ISA und noch ganz unter dem Eindruck des Postulats der ausführlichen Stabilisierung vor jeder Konfrontation werde ich zu einem Fortbildungsmodul zum Thema Trauma und Aufstellungsarbeit eingeladen. Während dieses Seminars will ich vor allem die Notwendigkeit der Stabilisierung durch Generierung, Aktivierung und Repräsentierung von Ressourcenanteilen als unbedingte Voraussetzung für eine sehr viel spätere Exposition mit möglichen Aggressoren oder Tätern demonstrieren. Ich arbeite mit einer Teilnehmerin, die zum einen in ihrer Jugend langanhaltender familiärer Gewalt ausgesetzt war, zum anderen in ihrem gegenwärtigen Beruf immer wieder in bedrohliche Situationen mit traumatischen Erfahrungen gerät. Sie leidet unter Affektdurchbrüchen und kann oft ihre aggressiven Impulse nicht kontrollieren, wodurch berufliche und private Beziehungen sehr belastet werden. Da sie im Laufe der schon weit fortgeschrittenen Ausbildung gut in die Gruppe eingebunden und die Ausbildungsleiterin selbst traumtherapeutisch ausgebildet ist, scheint mir eine Arbeit mit ihr verantwortbar. Ich gehe also ganz im Sinne des Mottos Stabilisierung vor Exposition nur wenig auf die Beschreibung ihrer traumatischen Erlebnisse ein - wir fokussieren stattdessen gemeinsam ihre Ressourcen und stellen diese zunächst auf. Dann geschieht etwas Merkwürdiges: Die zunächst freundlich zugewandten Ressourcen zeigen nach ein paar Minuten destruktive und aggressive Tendenzen, sie greifen den »gesunden« Ich-Anteil und später auch einander an. Wir überlegen gemeinsam, ob wir wichtige Ressourcen übersehen haben, finden noch einige derselben und stellen sie hinzu. Die gleiche Entwicklung wiederholt sich - und das auch bei einem weiteren Versuch, positive Ressourcen zu ergänzen. In der Aufstellung brechen Hölle und Chaos aus, alle agieren aggressiv, laut, destruktiv. Ich werde immer ratloser und weiß keine Lösung mehr. Wir brechen die Aufstellung ab, Klientin, Gruppe und Leiterin sind enttäuscht, ich bin verunsichert und empfehle eine Traumatherapie an anderer Stelle.

Was sich im Fallbeispiel von selbst demonstrierte, war die Begrenztheit einer reinen Stabilisierungs- und Ressourcenfokussierung in der Arbeit mit dieser – nach Einschätzung der wenigen anamnestischen Daten – komplex traumatisierten Teilnehmerin. Offenbar hatte das wiederholte und langanhaltende Erleben traumatischer Situationen dazu geführt, dass die Ressourcenanteile von den destruktiven Selbstanteilen so dominiert wurden, dass auch letztere wahrgenommen und repräsentiert werden mussten. Hier war ein *Nacheinander* von Aktivierung »benigner« und Exposition »maligner« Anteile nicht machbar. Mit meinem heutigen Kenntnisstand würde ich versuchen, Ressourcenaktivierung und Exposition mit traumabezogenen Anteilen zu verbinden – das heißt, wenn sich das Chaotisch-Destruktive in der Aufstellung als so unabweisbar wie im Fallbeispiel zeigt, ihm durch eine Stellvertretung strukturiert Raum zu geben und von Anfang an die innere Kommunikation unter den Anteilen und die damit einhergehenden Möglichkeit der Synthese zu ermöglichen. Und ich würde mich später im Rahmen eines Langzeitprozesses mit der Frage nach einer eigenen Täterschaft befassen und gegebenenfalls auch diesen Aspekt repräsentieren lassen.

In dem heute propagierten gleichzeitigen oder kurzfristig versetzten Fokus auf Stabilisierung und Exposition, Ressourcen- und Traumazuständen bei gleichzeitiger Aufrechterhaltung der erwachsenen, in der Gegenwart verankerten Kognition erkenne ich eine der Kerntechniken des Somatic Experiencing nach Levine: das Pendeln, das nun offenbar als Prinzip in die Therapie von kTFS Eingang gefunden hat.

## Einbeziehung des Körpers

Für Aufstellerinnen ist es keine Frage, dass die Fokussierung von Körperwahrnehmungen ein Weg ist, einstellungsunabhängige Rückmeldungen von den Stellvertreterinnen zu erhalten. Das kann bei Menschen mit kTFS nur eingeschränkt möglich sein, da häufig ihr Körperraum nachhaltig verletzt wurde und die entsprechende Wahrnehmung dissoziiert werden musste. Dennoch ist häufig ein Zugang zur Körperwahrnehmung vorhanden, der sich dort nutzen lässt, wo diese nicht mit dem Trauma identifiziert ist. Das betrifft zum einen angenehme Körperempfindungen, die etwa im Somatic Experiencing als Ausganspunkt und Gegengewicht für die Annäherung an belastete Körpergefühle fokussiert werden. Zum anderen betrifft es körperliche Wahrnehmungen, die in Stellvertretungen für andere und somit nur bedingt als mit der eigenen Person identifiziert wahrgenommen werden. Es gilt deshalb, bei der Hypothese des Vorliegens einer kTFS behutsam abzuklären, welche Bereiche körperlicher Wahrnehmung für die Klientin zugänglich sind, und ihr die Freiheit zu geben, den Prozess zu stoppen, wenn ihre Grenzen erreicht sind. Im folgenden Fallbeispiel wird deutlich, dass auch die Wahrnehmung von körperlichen Symptomen dort einen bewussten Zugang zu Körperempfindungen darstellt, wo vorher Empfindungen gänzlich dissoziiert werden mussten:

Beim diagnostisch-anamnestischen Vorgespräch berichtet der Klient, selbst Arzt, dass er während vorheriger Aufstellungsversuche bei verschiedenen Aufstellern häufig dissoziiert sei, weil er die Wucht der Dynamiken in seiner Familie nicht aushalten konnte. Er habe meine Kontaktdaten mittlerweile seit zehn Jahren und sei schon einige Male damit umgezogen, aber unter dem Druck der sich verschlimmernden Symptomatik (Tinnitus, Schwindel, Ängste) wolle er es jetzt doch noch einmal in einer Wochenendgruppe versuchen. Da ich mich über die komplexen traumatischen Erfahrungen in einem Einzelgespräch vorab informiert habe, beginne ich mit je einem Stellvertreter für den Klienten und für die Symptome (vor allem quälender Tinnitus). Das Symptom lässt sich nicht abschütteln. Wir nehmen auf Wunsch des Klienten seine Mutter hinzu - sie nimmt nur Starre wahr. Auch das Hinzunehmen der Mutter der Mutter verändert nichts, denn auch bei ihr zeigt sich dieselbe Erstarrung. Es scheint nichts zu geben, was der Klient an dieser Starre ändern könnte.

Es geht ihm besser, als er sich aus der Aufstellung herausbewegt und hinausblickt. Am Ende kann er neben seinem Stellvertreter zurückschauen und auf ein Eingreifen verzichten. Es geht beiden in der Distanzierung zu den Vorfahren und der Abstinenz gut. Das Symptom zieht sich zurück: »Ich bin raus!« - Es gelingt dem Klienten daraufhin, während des ersten Gruppentages nicht zu dissoziieren und trotz hoher Belastung bewusst zu bleiben. Häufig versteht er die Gruppe nicht, weil ihm alles zu viel ist. Am Ende des ersten Tages ist er davon so erschöpft, dass er am zweiten Tag wegen einer Verstärkung des Tinnitus und Schwindelanfällen seine Teilnahme absagen muss. Er habe in der Nacht Angstzustände gehabt und sehr schlecht geschlafen. Alles sei auseinandergefallen. Im Nachgespräch deutet er das als »Erstverschlimmerung« und gibt die eigene fachkundige Einschätzung ab, er sei »in die Somatisierung anstatt in die Dissoziation gerutscht«, was wir beide als Fortschritt bewerten, da Somatisierung mehr Bewusstseinsnähe erlaubt als die weitgehende Dissoziation während vorheriger Aufstellungen. In der Folge meldet er sich für einen Platz in der Langzeitgruppe an.

## Kontraindikationen

Bei Vorliegen oder Verdacht einer kTFS bei der Klientin sollte Aufstellungsarbeit unbedingt an die Einbindung in eine anerkannte Traumatherapie geknüpft sein und auch nur dann durchgeführt werden, wenn die Klientin einer Kooperation mit der dortigen Behandlerin zustimmt und diese dazu bereit ist.

Anhaltende Erfahrungen von traumatischem Stress in der gegenwärtigen Lebenssituation der Klientin behindern traumatherapeutische Fortschritte, oft erscheinen sie gänzlich vergeblich. Hier stehen zuerst Sicherheit und Schutz der Klientin im Fokus. Klassische Aufstellungsformate sind hier kontraindiziert –

eine Aufstellung mit Fokus Sicherheit und Schutz dagegen möglich, wenn die Klientin mit diesem Ziel einverstanden ist.

Wenn der Gewinn aus der Aufrechterhaltung des »Opferstatus« größer ist als der Wunsch nach Veränderung, sollte die Klientin für ihre Bemühungen als »Besucherin« im Sinne de Shazers anerkannt werden, ohne dass Gruppe und Therapeutin im Hinblick auf eine Aufstellung bemüht werden bzw. zur Verfügung stehen müssen.

Wenn die Motivation zu einer Aufstellung sich vornehmlich aus der Anerkennung der Schädigung und der Versorgung speist oder wenn wiederholte Regression in pathologische Kindheitsmuster oder massive Dissoziation während der Aufstellung auftreten, sind das Gründe, die Aufstellung abzubrechen und stattdessen zunächst eine spezifische Traumatherapie zu empfehlen.

## Resümee

Aufstellungsarbeit mit Menschen, die an kTFS leiden, ist möglich, wenn die Therapeutin über ausreichend traumaspezifisches Wissen und entsprechende Erfahrung verfügt und in partnerschaftlicher Haltung als Anbieterin von Möglichkeiten und Hüterin der Konstruktivität mit der Klientin kooperiert. Sie muss wissen, dass eine Aufstellung nur einen begrenzten, wenn auch spezifischen Teil der Traumabearbeitung abdecken kann, und deshalb sichergehen, dass die Klientin entweder bei ihr oder an anderer kompetenter Stelle in einen (trauma-)therapeutischen Langzeitprozess eingebunden ist, in dem andere Methoden auch einen wichtigen Stellenwert haben. Sie muss akzeptieren können, dass auch unter optimalen Bedingungen einer therapeutischen Bearbeitung der kTFS die Wahrscheinlichkeit einer lebenslangen Vulnerabilität bei der Klientin hoch ist. Sie muss damit einverstanden sein, die aufstellungsübliche Leitungsposition zugunsten des Kontrollgewinns der Klientin partiell aufzugeben und wiederholtes, mühseliges Durcharbeiten und dabei eine Reduzierung des Spannungsniveaus in der Aufstellung zu ertragen. Sie muss wissen, welche spezifischen Schwierigkeiten im Inneren der Klientin, im Hinblick auf ihr Bezugssystem und im Rahmen der therapeutischen Beziehung auf sie und die Klientin zukommen können, damit sie die auftauchenden Irritationen einordnen kann und sie weder als eigenes Versagen noch als das der Klientin deutet. Sie muss sich immer wieder vergewissern, ob ihre Intuition oder Übertragungsempfindungen mit den Wahrnehmungen der Klientin übereinstimmen und ihr durch sprachlich-kognitiven Austausch sowie durch beharrlichen Bezug auf die Metaebene helfen, die Dissoziationsneigung der Klientin zu reduzieren und ihre Mentalisierungsfähigkeit zu stärken. Sie muss eine gute Selbstfürsorge mit regelmäßiger Unterstützung durch kollegialen Austausch und Supervision betreiben – und sie muss mit sich ins Reine kommen, wenn ihr all das immer wieder einmal nicht gelingt.

## Literatur

DeGPT (Deutschsprachige Gesellschaft für Psychotraumatologie) (o. J.). DeGPT-Curricula. Zugriff am 20.07.2017 unter http://www.degpt.de/curricula/

Eidmann, F. (2009). Trauma im Kontext. Integrative Systemaufstellungen in der Traumatherapie. Göttingen: Vandenhoeck & Ruprecht.

Eidmann, F. (2012). Ego States in Aktion – Integrative Systemaufstellungen (ISA) in der Traumatherapie. In I. Özkan, U. Sachsse, A. Streeck-Fischer (Hrsg.), Zeit heilt nicht alle Wunden. Kompendium zur Psychotraumatologie (S. 187–207). Göttingen: Vandenhoeck & Ruprecht.

Eidmann, F., Hüther, G. (2008). Ein geniales Design der Natur. Neurobiologie und Aufstellungsarbeit. Praxis der Systemaufstellungen, (1), 57–62.

Herman, J. (1992/2003). Die Narben der Gewalt. Traumatische Erfahrungen verstehen und überwinden. Paderborn: Junfermann.

Phillips, M., Frederick, C. (2007/2015). Handbuch der Hypnotherapie bei posttraumatischen und dissoziativen Störungen. Heidelberg: Carl Auer.

Reddemann, L. (2007). Psychodynamisch-Imaginative Traumatherapie. PITT – Das Manual (4., erw. Aufl.). Stuttgart: Klett-Cotta.

Sack, M. (2010). Schonende Traumatherapie. Ressourcenorientierte Behandlung von Traumafolgestörungen. Stuttgart: Schattauer.

Sack, M. (2016). Schonende Traumatherapie und ressourcenorientierte Behandlung von Traumafolgestörungen. Zugriff am 21.07.2017 unter https://www.haus-immanuel.de/fileadmin/user_upload/Dateien_Hausimmanuel/downloads/vortraege/Schonende_Traumatherapie_und_Sucht_Haus_Immanuel_2016.pdf

Sack, M., Sachsse, U., Schellong, J. (Hrsg.) (2013). Komplexe Traumafolgestörungen. Diagnostik und Behandlung von Folgen schwerer Gewalt und Vernachlässigung. Stuttgart: Schattauer.

Sachsse, U., Sack, M. (2012). Alles Trauma oder was? Klinische Vorlesung Lindauer Psychotherapiewochen 2012. Zugriff am 21.07.2017 unter https://www.lptw.de/archiv/vortrag/2012/sachsse-sack-alles-trauma-oder-was-lindauer-psychotherapiewochen2012.pdf

Schellong, J. (2013). Diagnostische Klassifikation von Traumafolgestörungen. In M. Sack, U. Sachsse, J. Schellong (Hrsg.), Komplexe Traumafolgestörungen. Diagnostik und Behandlung von Folgen schwerer Gewalt und Vernachlässigung (S. 42–58). Stuttgart: Schattauer.

Varga von Kibéd, M., Sparrer, I. (2004). Der Körper als Wahrnehmungsorgan in der systemischen Aufstellungsarbeit. In G. L. Baxa, C. Essen, A. H. Kreszmeier (Hrsg.), Verkörperungen: systemische Aufstellungsarbeit, Körperarbeit und Ritual (2., erw. Aufl., S. 40–58). Heidelberg: Carl Auer.

Weismüller-Hensel, T. (2011). Das Land, das die Kinder verschluckt. Praxis der Systemaufstellung, 1/2011, S. 46–50.

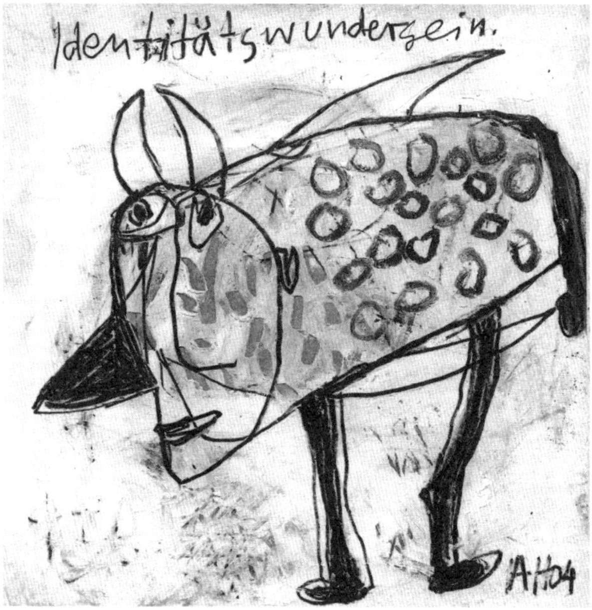
Identitätswundersein.
AH04

Franz Ruppert

# Identität, Spaltung und Verlust der Ganzheit

Solange sich ein Mensch gesund entwickeln kann, bleibt er ein »Individuum«. Er ist etwas nicht Geteiltes, das nach seiner Ausdehnung und der Vervollkommnung seiner Form strebt und sie als Einheit bewahren will. Erst durch Erfahrungen, die so überwältigend sind, dass ein Mensch um des Überlebens willen seine Einheit preisgeben muss, also durch das Erleben eines (Psycho-)Traumas, werden Körper und Psyche aufgeteilt und spalten sich aus der Not heraus auf. Die ursprüngliche Einheit von Körper und Psyche, von Ich-Sein, von Wollen, Wahrnehmen, Spüren, Fühlen, Denken und Handeln geht so verloren.

Die Spaltung des menschlichen Körpers und der menschlichen Psyche durch traumatisierende Erfahrungen fasse ich im Modell der Abbildung 1 (S. 41) schematisch zusammen. Man kann ein Psychotrauma so verstehen: Nach einer Traumaerfahrung wohnen im selben Körper drei verschiedene Personen/Subjekte und damit drei unterschiedliche Ichs mit den jeweils dazugehörenden körperlichen Zuständen – das sind das gesunde Ich, das Überlebens-Ich und das traumatisierte Ich. Es gibt weiterhin gesunde Bereiche im Körper, es gibt die traumatisierten Regionen und es gibt die körperlichen Zustände und Abläufe, die im Überlebensmodus funktionieren. Diese stehen unter Dauerstress.

Im Modell der psychischen Spaltung lassen sich somit drei Strukturen unterscheiden:

1. Trotz der Traumatisierung gibt es weiterhin einen Bereich der gesunden Körperreaktionen und der gesunden psychischen Strukturen, die in der Lage sind, auf die Realität adäquat zu reagieren, sie zu erfassen und in ihrer Vielschichtigkeit zu begreifen. Die gesunden psychischen Strukturen sind weiterhin an der Realität, wie sie ist, interessiert. Sie bringen die Gefühle dem Anlass entsprechend zum Ausdruck. Sie helfen, zwischenmenschliche Bindungen und nahe Beziehungen einzugehen und sich gegebenenfalls daraus zu lösen, wenn es destruktive statt konstruktive Beziehungsmuster werden. Sie ermög-

◂ Alexandra Huber, »Identitätswundersein«, Zeichnung, 2004, 15 × 15 cm.

lichen das Erleben sexueller Lust in verantwortungsvoller Weise. Sie können das eigene Tun selbstkritisch reflektieren. Sie vermitteln auch in schweren Zeiten die Hoffnung auf gute Lösungen für die anstehenden Probleme.

2. Die zweite Struktur nenne ich die traumatisierten Anteile. Das sind auf der körperlichen Ebene die unterschiedlichen Formen von unerträglichen Schmerzen, die außer Kontrolle geratenen Regelkreise der Atmung, der Verdauung und der Bewegung. Auf der psychischen Ebene sind es die überdimensionalen Todes- und Verlassenheitsängste, die nicht mehr zu kontrollierende Wut, der unaushaltbare und nicht enden wollende Verlust- oder Verlassenheitsschmerz, die in der traumatisierenden Situation entstanden sind. Dieser Teil des Körpers und der Psyche bleibt auf der Entwicklungsstufe zum Zeitpunkt des traumatisierenden Geschehens stehen. Durch Auslösereize können die Bilder, Gefühle und Gedanken aus der ursprünglichen Traumasituation leicht wieder aufflammen und den betreffenden Menschen überschwemmen und überfluten. Sie rufen die ursprünglichen körperlichen wie psychischen Reaktionen erneut hervor.
3. Die dritte Struktur, die ich als Trauma-Überlebensanteile bezeichne, soll das Schlimmste, also den physischen Tod und die vollständige psychische Auflösung verhindern. Sie dient dazu, die Traumasituation zu überleben, indem die traumatisierten Anteile blockiert, in ihre Einzelteile aufgespalten, entemotionalisiert, Ich fern gemacht und aus dem Bewusstsein verdrängt werden. Das körperliche Funktionieren wird gewährleistet, indem jene Teile des Körpers, die besonders in die traumatische Erfahrung involviert sind, umgangen werden, in einem Zustand der Minderdurchblutung oder in einem Anspannungs- und Erstarrungszustand belassen bleiben. Traumagefühle werden in bestimmten Körperregionen weggepackt. Die Überlebensanteile arbeiten hart daran, die gesamte traumatisierende Lebenserfahrung für das Bewusstsein des betroffenen Menschen ungeschehen zu machen. Sie schleppen dann den traumatisierten Körper oder Teile von ihm mit durchs Leben. Dazu verwenden sie verschiedene Methoden:
   - Sie vermeiden die Erinnerungen an das ursprüngliche Geschehen.
   - Sie reden sich selbst ein, dass alles nicht so schlimm war und ist.
   - Sie erfinden sich eine neue Realität, zum Beispiel eine Welt voller rätselhafter Krankheiten, in der das verursachende Trauma nicht vorkommt.
   - Sie kontrollieren nicht nur sich selbst, sondern auch die Menschen in ihrem Umfeld, damit sie das Trauma nicht in Erinnerung bringen.
   - Sie betäuben sich, falls nötig, mit Alkohol oder Drogen oder greifen auf die entsprechenden Angebot der Pharmaindustrie an Beruhigungs-, Schlaf- oder Schmerzmitteln zurück.

- Sie lenken sich mit allerlei Tätigkeiten ab und schütten sich gegebenenfalls mit Arbeiten zu.
- Sie ersinnen sich immer wieder neue Strategien, sollten die alten nicht mehr ausreichen, um dem inneren Ansturm der traumatisierten Anteile abzuwehren.
- Sie sind für die Angebote anderer äußerst dankbar, die sie in ihren Trauma-Ausblendungsbemühungen unterstützen und ihnen Wege aufzeigen, ohne Auseinandersetzung mit ihrem Trauma weiter über die Runden zu kommen.
- Sie tragen ihren Körper zu Ärzten und Heilern, als wäre er nicht ein Teil von ihnen selbst, sondern eine lästige Sache, um die man sich leider kümmern muss.
- Sie lassen sich Teile ihres Körpers wegoperieren.
- Sie unterziehen sich qualvollen medizinischen Maßnahmen, in der Hoffnung, endlich Ruhe von ihrem entzündeten und schmerzenden Körper zu haben.

Da die meisten Psychotraumata aus zwischenmenschlichen Beziehungen resultieren, dienen die Trauma-Überlebensstrategien oft dazu, das Weiterleben in Beziehungen zu ermöglichen, die traumatisierend sind.

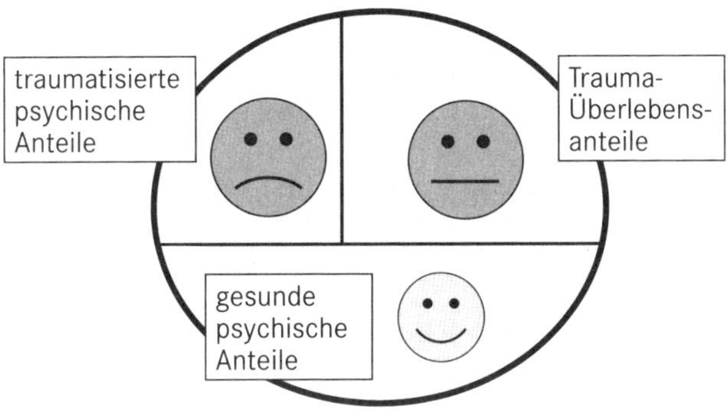


**Abbildung 1:** Das Schema der psychischen Spaltung als Folge von Traumatisierungserfahrungen

## Ein Strukturmodell von Trauma

Da Psychotrauma nicht gleich Psychotrauma ist, bedarf es für die weiteren Betrachtungen einer Differenzierung. Ich habe dazu bereits vor einigen Jahren eine Klassifikation entwickelt, welche die Vielzahl der möglichen Anlässe für die Traumatisierung von Menschen zu folgenden Kategorien bündelt (Ruppert, 2002, 2005, 2007, 2010, 2012):

1. Das existenzielle Trauma: Hier geht es unmittelbar um Leben und Tod, zum Beispiel wenn eine Mutter versucht, das werdende Kind in ihr abzutreiben. In einem solchen Fall geht es für das Kind vor allen darum, seine Todesangst abzuspalten und zu verdrängen, sonst stirbt es am Ende an diesem Übererregungszustand.
2. Das Trauma des Verlustes einer wichtigen Bindungsperson: Wenn zum Beispiel ein Kind stirbt, traumatisiert sein Tod seine psychisch gesunden Eltern, ebenso wird ein Kind traumatisiert, wenn es seine Eltern früh verliert. Das schlimmste Traumagefühl ist hier der Verlustschmerz, der immer wieder aufflammt und nur schwer zu beruhigen ist.
3. Das Trauma der Liebe: Da jeder Mensch auf den liebevollen Kontakt und die Fürsorge vor allem seiner Mutter angewiesen ist, ist der Ausfall diesbezüglich für ein Kind psychisch nicht auszuhalten. Auch ein Vater, der sein Kind ablehnt, fügt ihm ein Trauma der Liebe zu. Bei einem Trauma der Liebe wenden die Betroffenen nach meinen Erfahrungen sechs unterschiedliche Überlebensstrategien an:
   - Sie kämpfen ihr gesamtes Leben um die ihnen versagte Elternliebe.
   - Sie idealisieren ihre Eltern.
   - Sie identifizieren sich mit den Trauma-Überlebensstrategien ihrer Eltern.
   - Sie versuchen ihren Eltern zu helfen und sie zu retten.
   - Sie verbinden sich mit den Traumagefühlen ihrer Eltern.
   - Sie ignorieren zugleich ihr eigenes Psychotrauma.
4. Das Trauma der Sexualität: Wird ein Mensch gegen seinen Willen sexuell stimuliert und zu sexuellen Handlungen gezwungen, bedeutet dies einen solch großen Eingriff in seine gesamte Identität, dass die damit verbundenen Gefühle des Verrats und der Erniedrigung, die Angst-, Wut-, Scham- und Ekelempfindungen aus dem Bewusstsein abgespalten werden müssen (vgl. z. B. Rhodes, 2014). Es findet in den meisten Fällen eine nahezu vollständige Trennung der Ich-Funktion vom Körperempfinden statt. Am deutlichsten kommt dies zum Beispiel beim Phänomen der sogenannten »Magersucht« zum Ausdruck. Die Betroffenen möchten ihren Körper am liebsten völlig loswerden, weil mit ihm Bedürfnisse nach körperlichen Kontakt verbun-

den sind, die von den Tätern ausgenutzt werden. Die Trennung von Körper und Ich führt dazu, dass die Betroffenen auch nach jahrelangen Therapien nie die Gewissheit haben, ob ihnen sexuelle Gewalt widerfahren ist. Selbst wenn zahllose Indizien zum Beispiel auf einen sexuellen Missbrauch in der Kindheit hinweisen, glauben sie nicht daran. Eine Hintertür ist oft die Vorstellung, den sexuellen Missbrauch eventuell von der Mutter übernommen zu haben. Die Scham ist so groß, dass selbst eindeutige körperliche Symptome wie Entzündungen der Geschlechtsorgane, Unterleibsschmerzen beim Sexualverkehr, heftigste Schmerzen im Analbereich nicht dazu führen, sich die Tatsache des sexuellen Missbrauchs in ihrer Gänze einzugestehen.

5. Das Bindungssystemtrauma: In einem solchen Fall steckt ein Mensch in einer Gemeinschaft fest, die vornehmlich aus Täter-Opfer-Beziehungen besteht. Diese Gemeinschaft kann seine Herkunftsfamilie sein, sein Dorf, in dem er aufwächst, seine Firma, in der er arbeitet, oder das gesamte Land, in dem er Staatsbürger ist. Wer in einer solchen Gemeinschaft lebt, ist entweder Gewalt-Opfer oder Gewalt-Täter und in den meisten Fällen beides zugleich. Dies bringt auf der psychischen Ebene eine Vielzahl an Opfer- und Täterhaltungen hervor. Um die Wahrheit über das Opfer- und Tätersein ausblenden zu können und die Folgen der Gewalt nicht fühlen und spüren zu müssen, ersinnen sich die Beteiligten immer neue Formen von Überlebensstrategien. Sie verleugnen die Gewalttaten und bemühen sich um Scheinharmonien zwischen Opfern und Tätern. Eine vielfach gewählte Opferhaltung ist die Zuflucht in das Konzept »Krankheit«. Offensichtliche Täter und Opfer werden als »psychisch krank« bezeichnet. Die Folgen der Gewalt erhalten Namen wie »Krebs«, »Autoimmunerkrankung« oder »Trigeminusneuralgie«. Aus Beziehungstragödien werden so vermeintlich naturwissenschaftliche Probleme.

## »Frühes Trauma«

Betrachtet man die Möglichkeiten, traumatisiert zu werden, unter dem Blickwinkel einer menschlichen Biografie, so können bereits zu Beginn eines Lebens Ereignisse stehen, die ich als »frühes Psychotrauma« bezeichne (Ruppert, 2014). Dazu zählen:

- Abtreibungsversuche (Hoppe, 2014; Evertz, 2015),
- Kontaktlosigkeit und Gewalterfahrung bereits im Bauch der Mutter,
- Traumata während der Geburt durch Kaiserschnitt-, Zangen- oder Saugglockenentbindung,

- sofortige Trennung von der Mutter unmittelbar nach der Geburt,
- gegebenenfalls der Aufenthalt in einem Inkubator bei einer Frühgeburt.

Bei frühen Psychotraumata steht das sich gerade entfaltende Un- und Neugeborene stark unter dem Einfluss der mütterlichen Psyche. Daher überlagern häufig die Traumagefühle der Mutter die Gefühle des Kindes. Weil das Kind den engen emotionalen Kontakt zu seiner Mutter sucht, kommt es dazu, dass ein Kind nicht sicher unterscheiden kann, was ihm und was der Mutter eigen ist. Was gehört zu mir und was zu ihr? Wo höre ich auf und wo beginnt meine Mutter?

Traumatisierte Mütter können den Kindern bei der Frage: »Was ist meins und was ist deins?«, nicht unterscheiden helfen. Im Gegenteil, zuweilen sind sie froh, sich an ein Kind klammern zu können, weil sie selbst in sich keinen Halt haben. Durch die Probleme, die das Kind hat, können sie sich von den eigenen Traumata ablenken und diese auf ihr Kind abschieben.

## Das Trauma der Identität

»Frühes Trauma« ist eine zeitliche Kategorie. Die Form des Psychotraumas, welche logisch betrachtet die erste Form eines Traumas ist, nenne ich das »Trauma der Identität«. Dabei geht es darum, dass ein Mensch eigentlich gar nicht da sein soll, also in erster Linie von seiner Mutter nicht gewollt ist. Häufig ist es auch von seinem Vater nicht gewollt. Dies bedeutet, das Kind muss sich gegen eine Mutter behaupten, die ihm feindselig gesinnt ist, ihm im günstigsten Fall »nur« gleichgültig gegenübersteht. Damit ist sein Leben von Anbeginn ein Überlebenskampf. Bereits die Vereinigung von Ei- und Samenzelle ist in den meisten Fällen Teil einer Täter-Opfer-Dynamik, weil die Frau geschwängert wird, obwohl sie dem nicht zustimmt. Der Erzeuger des Kindes kann dabei je nach den Umständen als »one night stand« in Erscheinung treten, als Ehemann, der auf seinem vermeintlichen Recht auf Sex besteht, oder als Vergewaltiger.

Ab der Befruchtung muss sich das neu entstandene Lebewesen seinen Platz in einer Gebärmutter suchen, die ihm nicht freundlich gesonnen ist. Die Einnistung in der Gebärmutterwand wird so bereits eine erste hohe Hürde, die es zu bewältigen gilt, weil die Mutter im Grunde keinen Platz für dieses Kind bereitstellen will. Wenn es dem Kind dennoch gelingt, eine freie Stelle zu finden, an der es vom mütterlichen Immunsystem nicht als Fremdkörper identifiziert und vernichtet wird, muss es in der Folgezeit der Mutter die weitere Versorgung mit Nährstoffen abringen, weil diese sie nicht gern und freiwillig gibt.

Es können dann für den neuen Menschen Wochen verstreichen, in denen er unter dem Damoklesschwert mütterlicher Überlegungen verbringt, dieses Kind abzutreiben. Möglicherweise kommt es sogar zu Abtreibungsversuchen, die es überleben muss. In manchen Fällen glaubt die Mutter möglicherweise, die Abtreibung sei gelungen, weil zum Beispiel ein mitentstandener Zwilling getötet wurde, während jedoch das andere Kind die Abtreibung überlebt hat.

Auch wenn in den späteren Schwangerschaftsmonaten die Gefahr der unmittelbaren Tötung vielleicht nicht mehr droht und die Mutter sich mit der Unabwendbarkeit ihrer Schwangerschaft abgefunden hat, erfährt das Kind dennoch wenig Rücksichtnahme. Seine Mutter trinkt und raucht möglicherweise, sie ernährt sich schlecht, führt körperliche schwere Arbeiten aus oder lebt in einer lauten und kalten Umgebung. Die gesamte Zeit der Schwangerschaft kann so zu einem Martyrium für das Kind werden. Es fühlt sich ungeborgen, ungeschützt und völlig allein gelassen. Die Mutter ignoriert alle seine Versuche einer Kontaktaufnahme mit ihr und wehrt sie ab.

Durchhalten bis zur Geburt ist also für ein solches Kind angesagt! Wobei der Geburtsprozess meist ebenfalls sehr unerfreulich wird, weil auch zu diesem Zeitpunkt für das Kind mit der Mutter keine konstruktive Zusammenarbeit möglich ist. Es kann also zum Feststecken im Geburtskanal kommen, zu Saugglocken-, Zangen- oder Schnittgeburten. Manchmal ist es auch eine sehr schnelle Geburt, mit der sich die Mutter dieses Kindes rasch entledigt.

Entsprechend geht es nach der Geburt für diese Kinder weiter: Es gibt keinen warmen Hautkontakt, keine liebevollen Blicke, keine gefühlvolle Brusternährung und kein Gefühl von Geborgenheit und Schutz. Sie werden von harten, kalten Händen angefasst, mechanisch gesäubert, gekleidet und gefüttert. Sie werden die meiste Zeit sich selbst überlassen und sind ohne Ansprache. Man lässt sie schreien, bis sie vor Erschöpfung nicht mehr können. Diese Kinder können niemandem in ihrer Umgebung vertrauen. Sie müssen stets vor psychischen und physischen Gewaltattacken auf der Hut sein.

Da zu sein, obwohl man eigentlich nicht da sein soll, ist auf Dauer nicht aus- und durchzuhalten. Das Bedürfnis nach dem eigenen Leben, dem einzigartigen Sein, so wie man eben ist, muss zugunsten der Anpassung an eine ablehnende Umwelt aufgegeben werden. Statt Ich-Sein wird die Unterordnung unter die Regeln einer feindseligen Umwelt zur Überlebensnotwendigkeit. Wie kann man den Schmerz der Ablehnung aushalten, wie die Einsamkeit und das Alleinsein? Wie kann man mit dem wenigen, das einem noch gelassen wird, zurecht- und auskommen? Fragen, die schließlich in der zentralen Frage münden: Wie kann man sich an die Bedürfnisse der anderen so anpassen, dass sie einen zumindest überleben lassen? Die eigene Lebensfreude, die eigene Vitalität, der eigene

Wille, das Vertrauen in die eigenen Kräfte, das eigene Ich – alles muss aufgeben werden, um in der Beziehung mit einer gleichgültig-feindlichen Umwelt bleiben zu können, die einen fortlaufend an der eigenen Entwicklung behindert.

## Das Kämpfen um Nicht-Identität

Die grundlegende Überlebensstrategie bei einem Identitätstrauma ist das Bemühen um Nicht-Identität. Das bedeutet, ein Mensch kämpft darum, die Tatsache, dass er nicht gewollt ist und deshalb keinen empathischen Selbstbezug mehr hat, schamhaft zu verbergen. Er will von seiner Kindheitsgeschichte lieber nichts wissen oder beschönigt sie über die Maßen. Er beharrt darauf, seine blinden Flecken nicht ansehen zu müssen. Er identifiziert sich schnell und kritiklos mit Meinungen, Haltungen und Glaubensrichtungen, die von anderen, ähnlich traumatisierten Menschen, in die Welt gesetzt werden. Er verliert sich im Laufe seines Lebens immer noch mehr im Außen.

Es kann sogar sein, dass die Vorstellung, über ein eigenes Ich zu verfügen, als bedrohlich erlebt wird, weil etwas Eigenes sein zu wollen die Aggressionen eines Täters noch mehr provoziert und die Bindung an die traumatisierten Eltern ansonsten ganz aufgegeben werden muss. So können Trauma-Überlebensstrategien darin bestehen, das eigene gesunde Ich vollkommen zur Seite zu schieben, als sei es nicht zu einem selbst zugehörig. Stattdessen identifiziert »man« sich mit dem Täter. Von allen Autoren, die ich kenne, hat Arno Gruen diesen Sachverhalt am deutlichsten benannt. Gruen (2000, 2014, 2015) spricht davon, dass wir unser eigenes wahres Ich als einen Fremden in uns empfinden und uns fortlaufend selbst verraten. Ein junger Mann, mit dem ich therapeutisch arbeite, hat das einmal so formuliert: »Ich will kein eigenes Ich. Ein eigenes Ich ist Hochverrat, Scheitern und Verlassensein.« Er war von seiner Mutter nicht gewollt und sie benutzte ihn für ihre Überlebensstrategien, wie es ihr passte.

## Die Traumabiografie – ein Entwicklungsmodell von Trauma

Das »Trauma der Identität« liegt oft tief im Kern der menschlichen Psyche verborgen. Es liegt allen anderen Traumaformen zugrunde. Es ist das Ursprungstrauma, aus dem heraus »das Trauma der Liebe« erwächst, also diese extreme Beziehungsfixierung und die Vorstellung, aus eigener Kraft und ohne eine Beziehung gar nicht lebensfähig zu sein. Das »Trauma der Liebe« bildet wiederum den Nährboden für das »Trauma der Sexualität«, weil das ungestillte Verlangen nach Nähe und Körperkontakt sowohl den Täter hemmungslos macht als auch das Opfer für seine Annäherungen und Umwerbungen empfänglich. Sexualität dient dann als Trauma-Überlebensstrategie in vielfältigen Varianten: zum Erobern eines Partners, der einem dauerhaft für Liebe und Sex zur Verfügung stehen soll, zur Ausübung von stellvertretender Rache, zum suchtartigen Erleben von orgastischen Gefühlen, zur Ablenkung in eigentlich unaushaltbaren Lebenssituationen.

So erwächst aus dem »Trauma der Sexualität« auch das »Trauma der eigenen Täterschaft«. Hierbei ist zunächst darauf hinzuweisen, dass sämtliche Traumatisierungsformen in unterschiedlichem Ausmaß auch zu einer Täterschaft sich selbst gegenüber führen. Das kann von dem dauerhaften Ignorieren der eigenen traumatisierten Anteile reichen, die sich zum Beispiel durch körperliche Phänomene bemerkbar machen, bis hin zur direkten Gewalt an sich selbst. Dazu zählen etwa Medikamenten- und Rauschmittelkonsum oder selbstverletzendes Verhalten wie sich selbst ritzen, sich Verbrennungen zufügen oder schließlich auch Suizidversuche. Die Grundlage dafür sind innere Anteile, die sich mit Tätern, vor allem der eigenen Mutter und dem eigenen Vater, identifizieren oder »täterloyal« sind, indem sie die Bindung zu den Tätern suchen und an ihr festhalten.

Von den genannten Varianten von Opferhaltungen ist die eigene Täterschaft gegenüber anderen zu unterscheiden. Hierbei geht es darum, dass ich durch meine Taten oder Unterlassungen andere Menschen traumatisiere und ihnen damit einen nicht mehr oder nur noch schwer gutzumachenden Schaden zufüge. Täter traumatisieren dann nicht nur ihre Opfer, sie traumatisieren sich durch ihre Taten bzw. die Unterlassung notwendiger Hilfeleistungen auch selbst. Sie müssen nämlich ihre Ängste vor sozialer Ächtung, ihre Scham über ihre Taten, ihre Schuldgefühle und ihr schlechtes Gewissen wegdrücken und so tun, als sei nichts geschehen bzw. als wäre es nicht ihr Handeln gewesen, dass andere Menschen traumatisiert hat.

Das Vertuschen ihrer Taten und ihrer Verantwortlichkeit macht weiteres Tätersein notwendig. Täter fürchten nichts mehr als die Wahrheit, daher lügen sie bei jeder Gelegenheit. Sie unterdrücken die Wahrheit mit allen ihnen zur Verfügung stehenden Mitteln. Sie mimen die Unschuldsengel. Sie wälzen ihre Verantwortung auf andere ab. Sie beschuldigen die Opfer und stellen sie als die eigentlichen Täter hin. Sie machen Mitwisser mundtot. Sie empören sich über die Taten anderer.

Daher ist von Tätern keine Einsicht zu erwarten. Täter können erst dann ein Bewusstsein für das zulassen, was sie getan haben und tun, wenn sie ihr ursprüngliches eigenes Opfersein spüren. Das ist letztlich die Ursache dafür, dass sie zu Tätern geworden sind. Dieses Opfersein liegt in der Regel in ihrer Kindheit.

Das Risiko, ein ganzes Leben lang in einer Täter-Opfer-Dynamik festzustecken, ist enorm hoch. Denn wenn die Eltern darin feststecken, ziehen sie auch ihre Kinder von Anfang an mit in diese Dynamik hinein. Daher breiten sich Täter-Opfer-Dynamiken von Generation zu Generation weiter aus und beherrschen schließlich ganze Gemeinwesen. Wer sich die Lage auf der Erde genauer ansieht, wird feststellen, dass es kaum ein Land gibt, das nicht in zahllosen Täter-Opfer-Dynamiken verstrickt ist, innerhalb des Landes und auch mit den anderen Ländern um es herum. In einem von Täter-Opfer-Dynamiken durchtränkten Gemeinwesen habe auch Paare und Familien wenig Chancen, davon Abstand zu nehmen. Sie müssen sich gesellschaftliche Nischen suchen, in denen sie von der Übergriffigkeit dieser Täter-Opfer-Dynamiken so weit wie möglich verschont bleiben. Gemeinschaften sind oft mehr täter- als opferloyal. Traumatisierende Täterschaft ist immer noch stärker tabuisiert als über traumatisierte Opfer zu sprechen.

Je weiter jemand in seiner Traumabiografie fortgeschritten und selbst zum Täter geworden ist, desto schwerer fällt der Ausstieg daraus. Man kann dies oft an Politikern beobachten, die, einmal an die Macht gelangt, immer noch mehr zu Tätern werden und dann, um ihre Taten zu verheimlichen und zu rechtfertigen, sich immer mehr zu Diktatoren entwickeln und es der Gesellschaft verbieten, sie als Täter zu sehen.

Ich habe dieses Entwicklungsmodell von Trauma in Abbildung 2 grafisch dargestellt. Wenn eine Traumabiografie nicht bewusst unterbrochen wird, entwickelt sie sich fort. Sie greift von einer Generation auf die nächste über, weil die Elterngeneration ihre Kinder in ihre Traumabiografie hineinziehen.

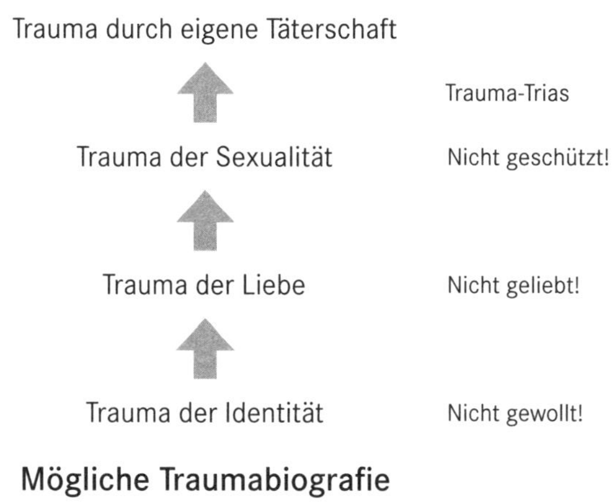


**Abbildung 2:** Stadien einer möglichen Traumabiografie und die Trauma-Trias

## Identitäts-Aufstellungen

Ich habe in den letzten Jahren ein spezielles Aufstellungsformat entwickelt, das ich als Identitäts-Aufstellungen bezeichne. Dazu formulieren die Menschen, mit denen ich arbeite, ein Anliegen, das sie schriftlich fixieren. Für gewöhnlich enthält jedes Anliegen eine Vorstellung vom eigenen Problem sowie eine Idee der Lösung. Dann können die Aufstellenden für jedes Wort in ihrem Anliegen einen Stellvertreter wählen, der damit in Resonanz geht. Auf diese Weise werden gesunde Strukturen, Überlebensstrategien und traumatisierte Anteile in ihrer Psyche sichtbar. Ebenso wird deutlich, ob die Vorstellung vom eigenen Problem und die gedachte Lösung stimmig sind. Meist ist schon die Problemsicht verkürzt, weil zugrunde liegende Traumata nicht bewusst sind. Ebenso ist die Vorstellung der Problemlösung eine Trauma-Überlebensstrategie. Dennoch enthält auch jedes Anliegen einen gesunden Anknüpfungspunkt, der die Entwicklung der gesunden psychischen Strukturen in diesem Menschen befördert. Es ist die Kunst des Aufstellungsleiters, den Prozess in diese Richtung zu steuern, so dass der aufstellenden Person ihre Überlebensstrategien bewusst werden, sie in Kontakt mit ihren Traumata kommt und ihre gesunden Identitätsanteile weiter wachsen. Dazu abschließend das Fallbeispiel von Anne und ihrem Anliegensatz: »Ich will ich sein.«

Anne ist schon seit Längerem bei mir in Einzeltherapie. Gelegentlich arbeitet sie auch in Gruppen mit Aufstellungen an ihren Themen. Heute bin nur ich da und nach dem Vorgespräch formuliert Anne ihren Anliegensatz: »Ich will ich sein.«

Sie bittet mich, zunächst mit dem ersten »Ich« in ihrem Anliegensatz in Resonanz zu gehen. Als sie mich an den Händen anfasst, will sie ihre Hände schnell wieder von mir zurückziehen. Ich halte jedoch diese eiskalten Hände eine Weile fest und erschrecke, wie sehr mir Anne wie ein Knochengerippe erscheint, über das sie zur Ummantelung ihre Kleidung gehängt hat. Sie zieht ihre Hand vollends weg und als ich ihr meine Gedanken schildere, bestätigt sie das. Ja, so käme sie sich oft auch vor. Plötzlich taucht in ihr die Erkenntnis auf, was dieses: »Ich will ich sein«, eigentlich für sie bedeutet, nämlich: »Ich will ich ohne Körper sein«.

Mich schaudert es in meiner Rolle bei dieser Idee und ich denke an die griechische Mythologie, an die Unterwelt, den Hades, in dem die Schatten wohnen, körperlose Wesen, die nur dadurch existieren, dass sie denken können. Ich teile Anne meine Empfindungen mit und dass mich das sehr traurig mache. Ich möchte gern lebendig sein, auch wenn ich meinen Körper im Moment nur halb spüre. Aber ich bin fest davon überzeugt, dass ich mich noch weiterentwickeln und noch mehr an Lebendigkeit hinzugewinnen kann.

Für Anne wird ihr Anliegen nun klar: Für sie ist es bis heute die Lösung, ihren Körper angesichts der massiven Traumatisierungen, die sie von klein auf erfahren hat, nicht zu spüren. Mehrfach hatte ihre Mutter versucht, sie zu töten, und ihr Vater hatte sie jahrelang sexuell missbraucht. Sie wurde durch die Aktionen ihrer Eltern gleichsam aus ihrem Körper vertrieben und musste sich in eine möglichst körperlose Existenzform flüchten. Anne wird klar, dass das Fühlen ihres Körpers bedeutet, all die Gewalt als real zu spüren, die ihr von Mutter und Vater angetan wurde. Sie erkennt nun, wie es in ihrer Therapie weitergehen kann und woher ihre Ängste kommen, die sie bislang in ihrer Entwicklung blockiert haben.

In weiteren Identitätsaufstellungen gelingt es Anne, immer mehr ja zu sich selbst zu sagen, ihren eigenen Körper anzunehmen, ihre Gefühle zu spüren, ihre verkopften Überlebensstrategien und den Bezug auf ihre traumatisierten Täter-Eltern innerlich nicht mehr zu benötigen.

## Literatur

Gruen, A. (2000). Der Fremde in uns (2. Aufl.). Stuttgart: Klett-Cotta.

Gruen, A. (2014). Der Verrat am Selbst. Die Angst vor Autonomie bei Mann und Frau. München: dtv.

Gruen, A. (2015). Dem Leben entfremdet. Warum wir wieder lernen müssen zu empfinden. München: dtv.

Hoppe, G. (2014). Abtreibungen und Trauma. In F. Ruppert (Hrsg.), Frühes Trauma. Schwangerschaft, Geburt und erste Lebensjahre (S. 94–111). Stuttgart: Klett-Cotta.

Huber, A. (2004.) Aus dem Vollen schöpfen – Die kleine Welt in 15 × 15. Berlin: Galerie Horst Dietrich.

Evertz, K. (2015). Psychodynamische Aspekte von Schwangerschaftskonflikten in Bildern. In K. Evertz, L. Janus, R. Linder (Hrsg.), Lehrbuch der Pränatalen Psychologie (S. 270–300). Heidelberg: Mattes Verlag.

Rhodes, J. (2014). Der Klang der Wut. Wie die Musik mich am Leben hielt. München: Nagel & Kimche.

Ruppert, F. (2002). Verwirrte Seelen. Der verborgene Sinn von Psychosen. München: Kösel.

Ruppert, F. (2005). Trauma, Bindung und Familienstellen: seelische Verletzungen verstehen und heilen. Stuttgart: Klett-Cotta.

Ruppert, F. (2007). Seelische Spaltung und innere Heilung: traumatische Erfahrungen integrieren. Stuttgart: Klett-Cotta.

Ruppert, F. (2010). Symbiose und Autonomie. Symbiosetrauma und Liebe jenseits von Verstrickungen. Stuttgart: Klett-Cotta.

Ruppert, F. (2012). Trauma, Angst und Liebe. Unterwegs zu gesunder Eigenständigkeit und wie Aufstellungen dabei helfen. München: Kösel.

Ruppert, F. (2014). Frühes Trauma. Schwangerschaft, Geburt und erste Lebensjahre. Stuttgart: Klett-Cotta.

Ruppert, F., Banzhaf, H. (2017). Mein Körper, mein Trauma und Ich. Anliegen aufstellen, aus der Traumabiographie aussteigen. München: Kösel.

Waltz-Pawlita, S., Unruh, B., Janta, B. (Hrsg.) (2015). Identitäten. Gießen: Psychosozial Verlag.

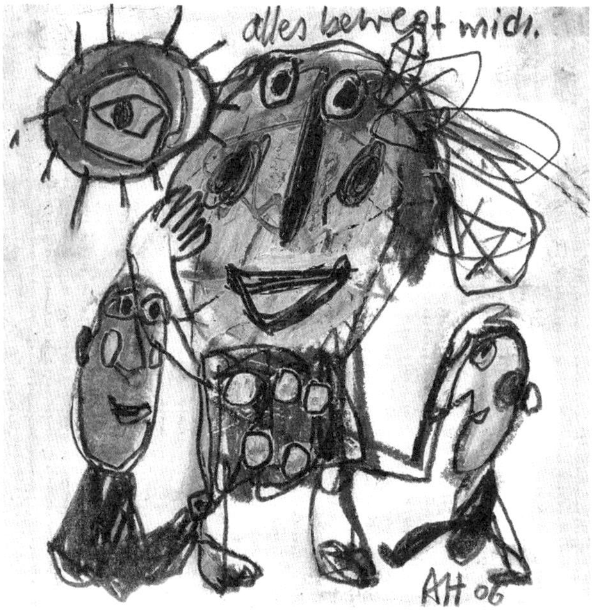
alles bewegt mich.
AH 06

Ero Langlotz

# Symbiose in Systemaufstellungen

Leben
einzeln
und frei wie ein Baum,
und brüderlich
wie ein Wald,
das
ist unsere Sehnsucht.
(Nazim Hikmet)

Ich verwende das Familienstellen seit den 1990er Jahren in meiner psychiatrischen Praxis. Ich experimentierte mit dem Setting der Systemaufstellung und beobachtete, dass Klienten nicht nur mit schweren Schicksalen des Familiensystems identifiziert waren, sondern dass sie am Platz früh verstorbener oder emotional nicht präsenter Angehörigen standen. Dazu war es erforderlich, die Vorgehensweise zu ändern. Der Klient stellt zunächst sich selbst und dieses belastete Mitglied zueinander in Beziehung. Dann stellt er sich selbst probeweise auf den Platz dieses Familienmitglieds. Manche Aufsteller verwenden dies in der Einzelberatung, um herauszufinden, wie sich das Familienmitglied in Bezug auf die anderen Aufgestellten fühlt. Diese Frage schien mir weniger wichtig als die Frage, ob sich für ihn, den Klienten, dieser Platz vertraut anfühlt, ob er die Gefühle kennt, die er auf diesem Platz bekommt. Wenn er diesen Platz »kennt«, dann ist das ein Hinweis dafür, dass er offenbar unbewusst mit diesem Schicksal »identifiziert« war. Mit Hilfe dieser Vorgehensweise zeigte es sich, dass Klienten dazu neigen, für die Eltern diese belasteten Personen zu »vertreten«, zum Beispiel den im Krieg gefallenen Vater des Vaters oder Mutters jüngeren Bruder, der beim Baden ertrank. Sie standen also auf dem Platz, bildlich gesprochen »auf dem Boot« eines Verstorbenen. Oder sie waren in die Rolle von Mutters Partner geraten, weil der Vater real oder emotional nicht an ihrer Seite stand. Nicht selten hatten sie für beide Eltern mehrere Personen vertreten. Offensichtlich hatte sie das daran gehindert, ganz bei sich selbst zu sein.

‹ Alexandra Huber, »alles bewegt sich«, Zeichnung, 2006, 15 × 15 cm.

## »Ablösung durch Nehmen der Eltern«

Ich beobachtete bei meinen Klienten, dass sie durch derartige unbewusste »Identifikationen« noch nicht von ihren Eltern gelöst waren. Einerseits machten sie zum Beispiel den Eltern Vorwürfe, hatten aber gleichzeitig Verhaltensweisen der Eltern übernommen, die sie bei diesen ablehnten. Meine Hypothese: Die übernommenen Rollen – am Platz eines verstorbenen Elternteils oder eines fehlenden Partners – hinderten sie daran, selber Kind zu sein und als Kind von den Eltern das Wertvolle zu achten und zu nehmen, was von diesen trotz aller Verwirrung zu nehmen war. So blieben sie in fremden Rollen, fühlten sich nicht selten den Eltern überlegen und dadurch gleichzeitig an die Eltern gebunden. Daraus ergab sich das Lösungskonzept: Um sich von den Eltern abzulösen, mussten sie erst »Kind« werden, indem sie sich die übernommenen Rollen bewusst machten und ablegten. Nach dem Motto: Um erwachsen zu werden, muss man erst einmal Kind gewesen sein. Wenn sie die übernommenen Rollen und das übernommene Schwere ablegten, konnten sie sich als Kind fühlen. Wenn sie als Kind von den Eltern »genommen« hatten, dann konnten sie sich ablösen und »erwachsen« werden.

## »Verschmelzung« mit einem Elternteil

Als ich bei meiner Arbeit zum ersten Mal auf das merkwürdige Phänomen stieß, dass eine Klientin nicht nur am Platz von – mehreren – verlorenen Angehörigen der Mutter stand, sondern auch am Platz der Mutter, dass sie sich auf diesem Platz »auskannte«, als sei sie da »zuhause«, als sei sie da zuständig, da hielt ich das für ein faszinierendes, aber sehr seltenes Phänomen. Nach und nach erkannte ich, dass Klienten sich sehr häufig auf dem »Boot« zum Beispiel der Mutter als »Lotse« oder gar als der bessere »Kapitän« fühlten! Und ich beobachtete, dass sie – wohl deshalb – nicht auf ihrem eigenen »Boot« sein konnten, und schon gar nicht »als Kapitän«. Meine Vermutung, dass ihr eigenes »Boot« deshalb in »Seenot« geraten war, weil der »Kapitän« sich »auf dem falschen Dampfer« befand, erwies sich immer mehr als zutreffend. Diese Einsichten erleichterten es den Betroffenen, die übernommenen Rollen abzulegen und ihren eigenen Platz einzunehmen – auch wenn sich das oft egoistisch und verboten anfühlte. Und es zeigte sich immer wieder, dass die Tendenz, für den anderen fehlende Personen zu ersetzen, auch ihre Beziehung zu anderen Menschen prägte, privat oder im Beruf. Es schien sich um ein »Muster« zu handeln, dessen Aspekte, dessen Entstehungsbedingungen und Auswirkungen zu entdecken waren. Eine Herausforderung!

## Symbiose

Um diese Phänomene immer besser zu beschreiben und zu benennen, bot sich der aus der Psychoanalyse bekannte Begriff der »Symbiose« an, auch wenn dieser Begriff inzwischen, bedingt durch die Ergebnisse der Säuglingsforschung zur Mutter-Kind-Beziehung, immer weniger verwendet wird. Die tägliche Erfahrung mit meinen Klienten zeigte mir, dass es einen Zusammenhang zwischen den beiden Aspekten der Identifikation mit Fremdem und der Distanz zum Eigenen gab – ja, dass sich diese beiden Aspekte gegenseitig im Sinne eines Teufelskreises verstärkten. Als Ursache dieser »symbiotischen Verwirrung« erwies sich eine fehlende Unterscheidung zwischen dem Eigenen und dem Fremden. Ohne diese Unterscheidung gab es für den Betroffenen aber auch keine Grenze zwischen dem Eigenen und dem Fremden. Und ohne Grenze gab es keinen »eigenen Raum«, in dem er zuständig war, und der ihm den erforderlichen Schutz bot, sich mit dem zu verbinden, was sein Eigenstes ist: mit seinem Selbst.

## Autonomie

Um mit sich selbst verbunden zu sein, um die Selbst-Entfremdung zu beenden und selbst-bestimmt, das heißt autonom leben zu können, ist es also für den Betroffenen erforderlich, seinen eigenen Raum zu erkennen und in Besitz zu nehmen. Das heißt, der Betroffene grenzt sich bewusst gegenüber dem Fremden ab, mit dem er sich irrtümlich identifiziert hatte, als sei dieser sein Selbst. Dabei wurde ein weiteres wichtiges Phänomen deutlich: Diese gesunde Abgrenzung fühlte sich oft lieblos oder egoistisch an, gefährlich und verboten, so als würde der Betroffene dadurch die Liebe des anderen oder gar seine Zugehörigkeit verlieren, als würde er den anderen verraten. Die Heftigkeit dieser Gefühle von Verlassenheit und Todesangst sind zunächst überraschend und weisen auf eine Entstehung in der frühen Kindheit hin.

Die Hypothese lautet dementsprechend: Das »Abgrenzungsverbot« kann als erworbene emotionale Konditionierung durch traumatische Erfahrungen in der frühen Kindheit verstanden werden. Das bedeutet: Das Symbiosemuster kann systemisch als Anpassung an eine traumatisierende Umgebung beschrieben werden, welche die Autonomieentwicklung eines Kindes nicht fördert, sondern im Gegenteil erschwert oder blockiert.

## System Familie und »System Individuum«

Das »klassische Familienstellen« untersuchte durch das Aufstellen von Stellvertretern Verstrickungen im System Familie. Beim Symbiosemuster geht es jedoch offensichtlich um Verstrickungen im »System Individuum«. Um auch diese Verstrickungen durch Systemaufstellungen zu untersuchen und zu klären, ist es erforderlich, Stellvertreter für das Selbst bzw. für das »erwachsene« und das »kindliche« Selbst einzuführen. Unter Selbst verstehe ich das, was ein Klient eigentlich und einmalig ist bzw. sein könnte. Angewiesen auf die Zuwendung der Eltern, lernt ein Kind *die* Seiten zu unterdrücken, welche die Eltern ablehnen. Das kann *der* Teil sein, der sich den Eltern gegenüber distanzieren kann – der sich ohne Schuldgefühle wehren, seine eigene Meinung haben und sie auch aussprechen kann –, unabhängig davon, ob das den Eltern recht ist. Dies entspricht einem *erwachsenen* Aspekt des Selbst. Bisweilen betrifft diese Ablehnung auch einen anderen Aspekt, *den* Teil, der bedürftig und schwach sein darf, der lebendig und übermütig, aber auch wütend oder ängstlich sein darf. Dies entspricht einem *kindlichen* Teil des Selbst.

Bei jeder Aufstellung zeigte sich: Die symbolische Ebene der Systemaufstellung war geeignet, das unbewusste, innere Beziehungsbild eines Klienten sichtbar und ihm dadurch bewusst zu machen. Anscheinend hatte dies Bild seine Identität, seine Wahrnehmung und sein Verhalten bestimmt. Dieses innere Bild war manchmal sehr verwirrt. Durch die Rückmeldungen der Stellvertreter, durch Testsätze und durch Lösungsrituale konnten die Zusammenhänge geklärt werden. So zeigte sich Schritt für Schritt ein ganzes Panorama innerer Verwirrungen, die untersucht und gelöst werden konnten.

## Das Symbiosemuster in der Systemaufstellung

Wenn ein Klient Stellvertreter für sein Gegenüber – zum Beispiel die Mutter – und seine Selbstanteile aufstellt, dann steht er meist der Mutter sehr nahe, und sein erwachsenes und sein kindliches Selbst sind entfernt von ihm. Auf der symbolischen Ebene der Systemaufstellung lässt sich jetzt genau untersuchen, was die Ursache für diese Distanz zum Eigenen ist. Der Klient hat kaum Grenzen zu seiner Mutter, er kann nicht genau zwischen ihrem Raum und dem eigenen unterscheiden. So neigt er dazu, sich für die Belange der Mutter zuständig zu fühlen – statt für die eigenen. Auf diese Weise wurde es möglich, die Verwirrung der Symbiose zu beschreiben:

Ein durch traumatische Erfahrungen erworbenes Abgrenzungsverbot erschwert es den Betroffenen, zwischen eigenem und fremdem Raum, zwischen eigenen und fremden Themen zu unterscheiden. Daher tendieren sie dazu, sich mit Fremdem zu identifizieren und sich gegenüber ihrem Eigenen abzugrenzen. Sie fühlen sich in fremden Räumen zuständig und identifizieren sich mit fremden Themen – statt ihren eigenen Raum in Besitz zu nehmen und sich mit dem Eigenen zu identifizieren. Sie grenzen sich gegenüber dem Eigenen ab, als sei es gefährlich, statt sich gegenüber dem Fremden abzugrenzen.

## Prozess und Anwendung der Systemischen Selbst-Integration

»Systemische Selbst-Integration« nenne ich die Methode, die zugleich als Forschungsinstrument und zur therapeutischen Anwendung dieses Konzeptes geeignet ist. Diese Methode entwickelt sich ständig weiter. Gerade ist mir ein neues Phänomen bewusst geworden, das sehr verbreitet zu sein scheint: das Phänomen, dass jemand seinem Gegenüber *die* Aufmerksamkeit, *die* Bedeutung für die eigene Identität, für die eigene Orientierung gibt, die eigentlich dem eigenen Selbst zusteht. Anders gesagt, dass er die andere Person in seinen eigenen Raum hineinnimmt, an den Platz des eigenen Selbst. Die verwirrende Folge: Er fühlt sich ohne diese Person unvollständig, nicht lebensfähig, so als benötige er sie als Prothese. Gleichzeitig ist nun kein Platz mehr für sein Selbst. Die fremde Person am Platz des eigenen Selbst hindert ihn daran, sein eigenes »Programm« zu leben, sie wirkt sich wie ein »Trojaner« aus.

Die Lösungsstrategie besteht darin, eine konkrete Beziehung auf das Vorliegen eines Symbiosemusters hin zu untersuchen und dies Muster – falls vorhanden – schrittweise zu lösen, indem

- die übernommenen Rollen abgelegt werden,
- das übernommene Fremde zurückgegeben wird,
- das irrtümlich abgespaltene Eigene wieder integriert wird
- und zum Schluss die Grenze zum Gegenüber geklärt wird, und zwar durch Abgrenzung und Gegenabgrenzung.

Es hat sich eine bestimmte Abfolge der Lösungsschritte bewährt, die einer inneren Logik folgen. Diese Lösungsstrategie mag auf manche zunächst direktiv und starr wirken – aber sie führt erstaunlicherweise fast immer zu einer Lösung, und das anhaltend und in kurzer Zeit. Das soll an zwei Fallbeispielen erläutert werden. Im Fallbeispiel 1 geht es zunächst um die Behandlung eines Burnouts:

*Anliegen:* Mona, etwa vierzig Jahre, ohne eigene Familie, kam vor drei Jahren wegen permanenter Selbstüberforderung in ein Burnout und hat sich trotz mehrerer Therapien davon noch nicht ganz erholt.

*Systemische Anamnese:* Sie spürt eine besondere Verantwortung für ihre Mutter, die selber schon früh ihren Vater verloren hat, und eine Verbindung zu diesem Opa, den sie selber nie kennengelernt hat.

*Hypothese:* Bei Burnout spielt immer die fehlende Abgrenzung gegenüber der Arbeit – das Phänomen Workaholic – eine entscheidende Rolle. Es wäre möglich gewesen, diese Hypothese in einer Aufstellung zu prüfen und zu lösen. Die Anamnese gibt den Hinweis auf einen frühen emotionalen Missbrauch durch eine traumatisierte Mutter. Das hat möglicherweise das Symbiosemuster ausgelöst. Der Therapeut schlägt der Klientin daher vor, die Beziehung zur Mutter aufzustellen.

*Aufstellung:* In einer Aufstellung wird deutlich, dass ihre Mutter sich nicht von ihrem verstorbenen Vater verabschiedet hat, dass sie sich daher noch in seinem Raum befand, sozusagen noch auf dessen »Totenschiff« war. Mona befindet sich wiederum im Raum ihrer Mutter, vertritt für sie nicht nur den verstorbenen Opa, sondern auch noch deren »Selbst«. Und sie fühlt die Aufgabe, auf Mutters Boot Kapitän zu sein.

Schrittweise gelingt es Mona, sich aus den fremden Rollen zu lösen und das Schwere, für das sie gar nicht zuständig ist, der Mutter zurückzugeben. Die Mutter gibt ihr, symbolisiert durch einen Stein, das, was sie der Tochter zumuten muss. Mona kann das als Herausforderung annehmen, an der sie wachsen kann. Sie nimmt Verbindung zu ihren »Selbst«-Anteilen auf und kann ihren eigenen Raum in Besitz nehmen, indem sie ihn gegenüber der Mutter abgrenzt. Zum Schluss erlebt sie in der »Gegenabgrenzung«, dass sie im Raum der Mutter gar nicht zuständig ist.

*Rückmeldung Monas nach einer Woche:* »Meine Aufstellung hat mir bestätigt, was ich mit dem Kopf schon lange wusste, nämlich, dass meine Mutter auf dem Totenschiff meines Opas segelt. Ich übernahm ihre Rolle als Capitana auf ihrem Schiff. Natürlich war mein eigenes Schiff auch verwaist. Stattdessen kannte ich außer dem Schiff meiner Mutter noch viele andere Schiffe, die ich glaubte, manövrieren zu können, zuletzt die Schiffe von zwei beruflichen Partnerinnen, die mich in eine bestimmte Richtung lenken wollten.

Wie sehr mir die Trauer, Sehnsucht und Abwesenheit meiner Mutter zu schaffen machten, merkte ich zu Beginn der Aufstellung, als meine Mutter und mein Opa nebeneinander standen. Die Trauer wurde erst besser, als meine Mutter sich von meinem Opa verabschieden konnte. Ich habe mich dann in der Aufstellung zum ersten Mal vollständig als Mona gefühlt, und zwar mit der Berechtigung, erwachsen zu sein und für mich zu entscheiden, aber auch mit der Berechtigung, die kleine Mona nähren und beschützen zu können und ihr Aufmerksamkeit zu schenken und mit ihr auch Spaß zu haben. Ich dachte bisher nicht, dass das beides geht, erwachsen zu sein und trotzdem Spaß zu haben im Leben.

Die Abgrenzung von meiner Mutter und die Rückgabe ihrer Lasten sowie die Annahme meiner Lebensaufgaben und meines Schicksals haben mir sehr geholfen. Ich merkte auch, dass es nicht so einfach ist, die Grenzen von anderen Personen zu achten. Zu oft habe ich selber Grenzübertretungen mit guter Absicht begangen. Es hat mir sehr gut getan, dass mein Opa mir alles Gute für mein Leben gewünscht und mir seinen Segen gegeben hat.

Ich habe meiner Mutter noch von München aus zum Muttertag gratuliert, nachdem wir fast drei Wochen nach einem sehr negativen Telefonat Funkstille hatten. Sie war sehr froh, von mir zu hören, und schlug eine Aussprache vor. Ich konnte mit ihr ganz normal sprechen, von Erwachsener zu Erwachsener. Wir haben in der Woche nochmal länger telefoniert und sie hat mir richtig begeistert von ihrem Lieblings-Fußballverein erzählt und nicht wie sonst gejammert. Vorher hatte ich meinen Bruder, der bei meiner Mutter lebt, am Telefon, und ich konnte mich von seiner von Selbstmitleid und Hass geprägten Einstellung gegenüber dem Leben und unserem Vater distanzieren und habe auch nicht versucht, ihm gute Ratschläge zu geben, sondern ihm gesagt, dass er selbst am besten wüsste, was gut für ihn wäre.

Das ist ein großer Erfolg für mich. Ich hatte diese Woche so viele glückliche Momente voller Lebensfreude, obwohl und gerade auch weil ich jetzt für mein Leben selbst verantwortlich bin und sein will. Ich will jetzt meinen eigenen Weg suchen und ausprobieren und mich nicht mehr von der Begeisterung und den Ideen anderer anstecken lassen wie bisher. Ich darf immer öfter erfahren, dass mein Wert nicht von meinem Erfolg abhängt und dass ich mich nicht verbiegen muss, um liebenswert zu sein und geliebt zu werden.

Die schönste Erkenntnis in dieser Woche war, dass ich die Leben meiner Eltern und Großeltern achten und respektieren kann, ungeachtet dessen, was in der Vergangenheit war. Und ich denke das nicht nur, sondern ich kann auch fühlen, dass es für mich wahr ist.«

*Kommentar:* Aufstellungsverlauf und Rückmeldung der Klientin bestätigen die anfängliche Vermutung, dass das Burnout der Klientin als Folge eines frühen emotionalen Missbrauchs durch eine traumatisierte Mutter verstanden werden kann.

Im Fallbeispiel 2 sind es Panikattacken, auf die die Lösungsschritte der Systemischen Selbst-Integration angewendet werden.

Amelie, vierzig Jahre, selber Psychotherapeutin, schreibt:

»Seit meiner Jugend litt ich an Panikattacken. Erst verschrieb mir meine Ärztin Tabletten. Danach habe ich durch vier Jahre klassischer Analyse gelernt, mit den Panikattacken umzugehen. Sie wurden besser, verschwanden aber nicht vollständig.

Bald stellte sich heraus, dass die Panikattacken etwas mit der Erkrankung meiner Mutter (schizophrene Psychose) zu tun hatten. Immer wieder suchte ich ihre Liebe und versuchte, ihr zu gefallen, was schlichtweg nicht möglich war. Sie hatte dadurch eine unglaubliche Macht über mich und mein Gefühlsleben. Schon allein ihre Telefonanrufe lösten bei mir extremen Stress aus und vieles, was ich mir vorher an Selbstbewusstsein aufgebaut hatte, zerbröselte und ich hatte das Gefühl, bei null wieder anfangen zu müssen. Durch zahlreiche systemische Aufstellungen und durch verschiedene andere Methoden versuchte ich, wieder zu mir zu kommen, was auch teilweise gelang. Jedoch wurde ich immer wieder von Ängsten und anderen dubiosen Gefühlen und Körperempfindungen geplagt, die ich nicht einordnen konnte. Man sagte mir, ich sei hypersensibel und könnte mich gut in andere einfühlen und vielleicht spüre ich ja die Symptome der anderen. Anscheinend musste ich diese Fähigkeit entwickeln, um bei einer unberechenbaren Mutter überleben zu können. Mir wäre es jedoch lieber, ich könnte mich mehr in mich einfühlen als in andere und bei mir bleiben.

Auf der Suche nach einer Lösung nahm ich an einem Seminar zur systemischen Selbst-Integration teil. Ich suchte Stellvertreter für mein ›erwachsenes Selbst‹, für mein ›kindliches Selbst‹ und für meine Mutter aus und stellte diese entsprechend meinem inneren Bild im Raum auf. Es wurde schnell deutlich, dass ich gar nicht genau zwischen mir, meiner Mutter und meinem inneren Kind unterscheiden konnte! Der Leiter legte einen Schal zwischen mich und meine Mutter – als Symbol für eine Grenze, als Zeichen, dass ich ohne sie vollständig bin und sie ohne mich vollständig ist. Allein das fühlte sich schon wie ein Verrat an.

Der Leiter bat mich, mich auf den Platz meiner Mutter zu stellen, und fragte, ob ich diesen kenne. Erstaunlicherweise fühlte sich dieser Platz sehr vertraut an, zwar etwas neben der Spur, aber vertraut. Der Leiter erklärte mir, dass das nicht mein Platz sei und ich da aussteigen könne. Auch das fühlte sich verboten an, jedoch sah ich ganz deutlich, dass das nicht mein Platz war, und folgte meinem Verstand und wechselte den Platz auf die andere Seite des Schals. Der Leiter schlug mir folgende Sätze zur Mutter vor: ›Du bist du und ich bin ich. Du hast dein Leben, ich habe meins. Mein Leben kann ganz anders sein, als du es dir vorstellst, und dein Leben kann ganz anders sein, als ich es mir wünsche, und ich achte das Leben, das du mir geschenkt hast, indem ich es schütze, auch vor dir!‹ Das war wohl für mich der bedeutendste Satz. Bis jetzt dachte ich immer, ich müsste so weit kommen, dass ich meine Mutter liebe und wir uns innig um den Hals fallen. Ich dachte immer, irgendetwas ist an mir nicht richtig, dass mir das nicht gelingt. Ich wollte, dass sie sich um mich kümmert, ich wünschte sie mir gesund, ich dachte sogar, wenn ich nur genug an mir arbeite, wird sie gesund. Ich suchte immer wieder die Symbiose und fühlte mich verantwortlich für ihre Krankheit.

Danach stellte der Leiter mich auf den Platz des ›Selbst‹ meiner Mutter und auch dieser Platz war mir vertraut, es fühlte sich an wie das eigenartige Körpergefühl, das ich immer hatte, bevor ich meine Panikattacke bekam. Mir wurde klar: Ich kann sie nicht heilen und auch nicht so hinbiegen, wie ich es gerne hätte, das überfordert mich. Also stieg ich auch aus diesem Platz aus und sagte den vorgeschlagenen Satz: ›Ich kann dir nicht dein Selbst ersetzen, du hast dein eigenes Selbst und ob und wie du mit ihm verbunden bist, ist allein deine Angelegenheit, ich habe mein eigenes Selbst.‹

Der Leiter: ›Wirklich?‹ Ich hatte es bis dato gar nicht richtig bemerkt. Der Stellvertreter meines ›Selbst‹ lächelte mich an. Der Leiter bat mich, auch den Platz neben der Mutter zu testen, an dem der Ehemann meiner Mutter, mein Vater, stehen sollte. Ich stellte mich auf den Platz meines Vaters. Auch das Körpergefühl auf diesem Platz kannte ich. Wieder stieg ich aus: ›Ich bin nicht der bessere Partner für dich …‹

Das Faszinierende für mich war, dass ich drei meiner dubiosen, mir Angst einflößenden Körperempfindungen jetzt genau zuordnen konnte. Ich wusste nun: Wenn ich mich so fühle, stehe ich auf dem falschen Platz, also nicht bei mir! Der Leiter stellte einen Paravent zwischen mich und meine Mutter, so dass ich sie nicht mehr sehen konnte, sondern nur meine ›Selbst‹-Anteile. Zuerst verband ich mich mit meinem ›erwachsenen Selbst‹, was mir durchaus schon vertraut war, was ich aber immer wieder verlor, und dann verband ich mich mit meinem ›kindlichen Selbst‹, das sich immer verantwortlich fühlte und dadurch immer überfordert war. Ich versprach der kleinen Amelie, dass ich jetzt auf sie aufpasse, dass sie nicht mehr überfordert wird, dass sie spielen, wütend sein, etwas anstellen, einfach Kind sein darf.

Der Leiter ließ mich noch mal beide ›Selbst‹-Anteile spüren, entfernte den Paravent und sowohl meine Mutter als auch ich durften nacheinander ihren eigenen Bereich schützen (Abgrenzungsritual). Das war für mich noch mal eine unglaubliche Erfahrung, jemanden, der in meinen Bereich möchte, stoppen zu dürfen und auch zu spüren, dass es mich ein bisschen verletzt, wenn ich vom anderen gestoppt werde. Das relativierte sich jedoch von Mal zu Mal und ich ging gestärkt aus dem Ganzen heraus.

Zum Abschluss gab es noch ein Übergaberitual mit einem Stein. Ich übergab meiner Mutter die Anteile, die ich von ihr getragen habe, die aber zu ihr gehörten, und sie übergab mir das Schicksal, das durch sie zu mir gekommen ist, an dem sie nichts mehr ungeschehen machen kann, und überließ mir die Entscheidung, ob ich die Herausforderung annehme, daran wachse oder zerbreche. Indem ich den Stein entgegennahm, mit der Entscheidung, daran zu wachsen, und etwas daraus zu machen, spürte ich eine unglaubliche Achtung und Wertschätzung dem Geschenk des Lebens gegenüber und ich wusste, mehr kann ich meine Eltern gar nicht ehren, als etwas aus meinem Leben zu machen! Ich nahm meine beiden ›Selbst‹-Anteile und ging drei Schritte in eine neue Zukunft. Seit dieser Erfahrung verliere ich mich nicht mehr so schnell und falls doch, weiß ich, dass ich gerade nicht auf meinem Platz stehe, und jetzt weiß ich ja, wie es geht.«

*Kommentar:* Die Klientin wurde zunächst medikamentös behandelt. Ein »biologisch orientierter« Psychiater hat vielleicht bei der »familiären Belastung« die Symptome der Klientin als Hinweis auf eine beginnende, »genetisch determinierte« psychotische Erkrankung gedeutet und »prophylaktisch« Psychopharmaka verordnet. Die Klientin hat dann selbst psychotherapeutische Hilfe gesucht und gefunden. Bemerkenswert ist, wie (erst) durch die systemische Selbst-Integration der Zusammenhang zwischen ihren »dubiosen Körperempfindungen« und den dadurch ausgelösten Panikattacken einerseits und den spezifischen Rollen andererseits deutlich wurde, die sie in dem Raum der Mutter glaubte einnehmen zu müssen: die Rollen vom »Selbst« der Mutter, vom Partner der Mutter und des »Kapitäns auf dem Boot der Mutter«. Diese übernommenen Rollen sind extrem überfordernd und verwirrend, sie hindern die Klientin daran, in ihrem eigenen Raum zu sein, »auf dem Boden« zu sein. Das kann zu psychischer Dekompensation führen und Panikattacken auslösen.

Nach der Aufstellung konnte Amelie die Körperempfindungen und die durch sie ausgelöste Panik als Zeichen dafür deuten, dass sie wieder am falschen Platz und nicht bei sich selber war. So hatte sie es selber in der Hand, aus den falschen Rollen auszusteigen und dadurch die Panik selber zu beenden. Das Bild vom eigenen Raum, von der symbiotischen Verwirrung im fremden Raum erweist sich auch hier als sehr heilsam. Deutlich auch das ausgeprägte Abgrenzungsverbot, das sich innerhalb des Lösungsprozesses immer wieder zeigte und durch das Abgrenzungsritual gelöst wurde.

Der Bericht der Klientin im Fallbeispiel macht die Generationen übergreifenden systemischen Auswirkungen des Symbiosemusters deutlich. Er zeigt, wie sich die psychotische Erkrankung der Mutter traumatisierend auf die Tochter auswirkt, deren Abgrenzungsfähigkeit und damit deren Autonomieentwicklung beeinträchtigt. Er wurde so ausführlich wiedergegeben, da er eindrücklich und lebendig die Phänomene beschreibt, die durch den Aufstellungsprozess, durch die Rituale und die Lösungssätze dem Klienten bewusst werden und dadurch gelöst werden können.

Die anhand der Fallbeispiele skizzierte Lösungsstrategie der Systemischen Selbst-Integration ermöglicht zum einen die Klärung eines aktuellen Beziehungsproblems. Sie lässt sich zum anderen aber auch für Befindlichkeitsprobleme und seelische Erkrankungen anwenden. In derartigen Fällen wird die

Beziehung geklärt, in der diese Probleme sich zeigen. Schließlich können auch die ursächlichen traumatischen Beziehungserfahrungen der Kindheit auf diese Weise geklärt und die damit verbundene Prägung gelöst werden.

Systemische Selbst-Integration hat sich als eine sehr effektive Therapie von Traumata bewährt, seien sie durch frühe Trennungen oder durch die Erfahrung von seelischer, körperlicher oder sexueller Gewalt bedingt.

## Literatur

Huber, A. (2006.) Klare Anweisung zum Dasein – Die kleine Welt in 15 × 15. Berlin: Galerie Horst Dietrich.

Langlotz, E. R. (2015). Symbiose in Systemaufstellungen. Mehr Autonomie durch Selbstintegration. Berlin: Springer.

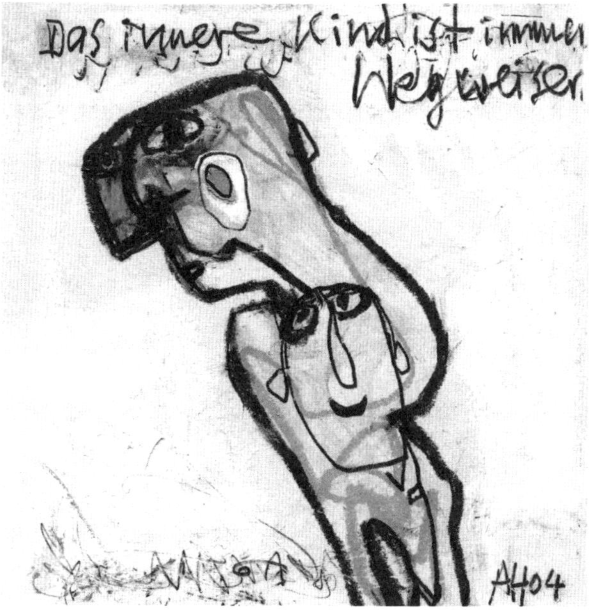
Das innere Kind ist immer
Wegweiser.
AH04

Robert Alnet und Dorotea Martínez Fucci

# Das Trauma in der prä- und perinatalen Lebensetappe

übersetzt aus dem Spanischen
von Christine Schulz

Das prä- und perinatale Trauma wird in der Regel ignoriert und da es übersehen wird, ist es weder bekannt noch anerkannt. Lange Zeit war man des Glaubens, dass das Baby vor der Geburt keine Empfindungen und auch keine Erinnerungen an diese frühe Lebensphase hat. Bis noch vor wenigen Jahren wurden Operationen an Neugeborenen ohne Anästhesie vorgenommen, da man davon überzeugt war, dass sie keine Schmerzen empfinden (Janus, 1991, 1997).

Mittlerweile geht die Wissenschaft davon aus, dass das Baby bei und nach der Geburt und auch schon in der Zeit der Schwangerschaft fühlt, lernt und Erinnerungen sammelt. Man hat festgestellt, dass diese frühen Erfahrungen tiefe Spuren in dem zukünftigen Erwachsenen hinterlassen, darunter auch traumatische Erfahrungen (Verny u. Kelly, 1981; Chamberlain, 1994; Emerson, 1996; Janus, 1991, 1997; Bourquin u. Cortés, 2016).

Im Laufe unserer therapeutischen Arbeit haben wir seit über zwanzig Jahren dank der Rebirthing-Technik die Erinnerungen an die vor- und nachgeburtlichen Erfahrungen erforscht (das sogenannte »Geburtsskript«). Später haben wir dann die Aufstellungsarbeit hinzugenommen und beide Ansätze in einer spezifischen therapeutischen Arbeit integriert, die wir Aufstellungen des Geburtsskriptes (AGS) nennen.

In diesem Artikel konzentrieren wir uns auf relevante Aspekte, die wir durch diese Arbeit bezüglich des prä- und perinatalen Traumas erforscht haben: mögliche Ursachen, deren Folgen und wie an diesen durch therapeutische Arbeit gearbeitet werden kann. Der Begriff Baby wird in diesem Zusammenhang sowohl für das ungeborene als auch das schon geborene Kind gebraucht.

◂ Alexandra Huber, »das innere Kind ist immer Wegweiser«, Zeichnung, 2004, 15 × 15 cm.

## Quellen von Trauma in der prä- und perinatalen Lebensetappe

### Die Mutter spielt eine Schlüsselrolle

Unser erstes und wichtigstes Habitat ist die Gebärmutter (Gyllenhaal, 2015). Fühlt die Mutter etwas, fühlt dies auch das Baby: Der Gefühlszustand der Mutter schafft die biochemische Umgebung des Fötus (Findeisen u. Mendizza, 1996). Dieser Umstand impliziert, dass die Mutter selber schon die Ursache eines Traumas sein kann, denn was sie bewegt, bewegt im selben Maße das Baby. Aus diesem Grund sind die ersten mögliche Traumatisierungsfaktoren für das Baby die Umstände und die Umgebung, in der die Mutter lebt. Gewalt, Missbrauch, fehlende Unterstützung durch den Vater, eine schwierige Beziehung mit dem Vater, Todesfälle, Krankheiten oder Unfälle, die nahestehende Personen betreffen und die während der Schwangerschaft eintreten: Diese Erfahrungen sind unter anderem Ursachen für den Stress und Schmerz der Mutter.

Während einer AGS manifestieren sich oft traumatische Folgen wie im folgenden Fallbeispiel:

Die Beziehung der 45-jährigen Luisa zu ihrer Mutter ist kompliziert und Luisa hat Schwierigkeiten, sich auf ernsthafte Beziehungen einzulassen. Ein Gefühl der Traurigkeit und auch eine tiefgehende Wut sind bekannte Wegbegleiter. Als Luisas Mutter mit ihr im zweiten Monat schwanger war, verstarb der Bruder ihrer Mutter unerwartet. Während einer AGS, in der die Phase der Schwangerschaft aufgestellt wird, geht die Repräsentantin der schwangeren Mutter unruhig umher, weit entfernt von ihrem Baby und fühlt einen intensiven Schmerz. Währenddessen hat sich die Repräsentantin des Babys Luisa zusammengekrümmt und spricht von ihrem Gefühl der Einsamkeit, ihrem Schmerz und ihrer Wut darüber, dass niemand sie beachtet. Im Verlauf der Aufstellung, bei der sich alles um die Mutter dreht, drückt der Stellvertreter für das Baby das in folgenden Worten aus: »Ich bin total unter Druck und niemand hört auf mich!«

Der zweite wichtige Traumatisierungsfaktor ist die Ablehnung der Schwangerschaft seitens der Mutter, insbesondere wenn die Mutter überlegt oder versucht, eine Abtreibung vorzunehmen. Das Baby wächst in einer Umgebung heran, die es ablehnt, und fühlt, dass es im Grunde nicht existieren sollte: Seine bloße Existenz ist die Ursache eines intensiven Angstzustandes. Als Konsequenz dieser Ausgangssituation kann die Person ein geringes Selbstwertgefühl, Scham- oder Schuldgefühle, gewalttätige oder selbstzerstörerische Handlungsweisen entwickeln (Stott u. Lukesch, 1977; Verny u. Kelly, 1981; Odent, 1999). Während der

AGS zeigen sich bei dem Repräsentanten des Babys in der Gebärmutter dann Traumasymptome: Angst, Schrecken, Lähmungsgefühle, heftiges Weinen usw.

Die Mutter kann auch ambivalente Gefühle gegenüber dem Kind haben, beispielsweise ein Gefühl der Ablehnung oder einer teilweise fehlenden Verbindung, ausgelöst durch einen internen Konflikt wie: »Ich möchte/ich möchte nicht« oder »Ich möchte/ich kann nicht.« Dieser Gefühlszustand ist ein bedeutender Stressfaktor für die Mutter, was wiederum ihr Baby beeinflusst. Der interne Konflikt kann zudem im Baby eine große Verunsicherung und existenzielle Verwirrung hervorrufen (Schultze-Kraft, 2014). Die Ablehnung oder die Ambivalenz gegenüber der Schwangerschaft durch die Mutter können ihren Ursprung in den Umständen und der Umgebung haben, aber auch in ihren Ängsten und Traumata.

Manchmal handelt es sich um ein traumatisches Ereignis, das sich kurz zuvor ereignet hat, wie beispielsweise eine Abtreibung oder der Tod eines anderen Kindes. Das Trauma kann aber auch weiter zurückliegen: Die Mutter hat zum Beispiel als Kind einen wichtigen Verlust erfahren, wurde verlassen, ihre Mutter verstarb bei der Geburt oder eines ihrer Kinder usw. Während der Aufstellung des Geburtsskriptes (AGS) ist ein häufiges Indiz dafür, dass ein frühes Trauma die Mutter beeinträchtigt, dass sich deren Repräsentantin mit ihrem Körper klein zu machen scheint; wenn wir sie darauf ansprechen, bestätigt sie uns in der Regel, dass sie sich nicht mehr wie eine Erwachsene fühlt, sondern eher wie ein Mädchen oder ein Baby.

Aktiviert sich in der Mutter ein Trauma, distanziert sie sich emotional von ihrem Kind, sei es kurzzeitig, für längere Zeit oder als Dauerzustand. Das Baby fühlt sich alleingelassen oder abgewiesen; zugleich absorbiert es den Schmerz der Mutter, ihre Traurigkeit, Wut, Schuldgefühle, Ärger usw. Das Kind speichert diese Gefühle und trägt sie mit sich in die Zukunft, ohne zu wissen, woher die Gefühle kommen, und in einer tiefgehenden Verwirrung, was seine eigenen Gefühle und seine eigene Identität angeht (Ruppert, 2012). Während der Arbeit mit den AGS zeigen sich oft solche traumatischen Verwirrungen: Babys, die im Trauma der Mutter verfangen oder mitunter sogar mittels der Mutter in Traumata der Großeltern verwickelt sind.

Was auch immer den emotionalen Gefühlszustand der Mutter beeinträchtigt und eine mögliche emotionale Distanzierung hervorruft – sei es aufgrund der Umstände der Schwangerschaft, ihrer Ablehnung oder Ambivalenz der Schwangerschaft gegenüber und/oder früherer Traumata –, es ist ein wesentlicher Traumatisierungsfaktor des Babys, da zudem der Bindungsprozess von Mutter und Baby beeinträchtigt werden kann. Die Bindung zwischen Mutter und Kind ist ausschlaggebend für die Entwicklung des Selbstvertrauens des Kindes, seines Gefühlslebens und seiner Sozialkompetenz (Verny u. Kelly, 1981).

Der Neurologe und Psychiater Boris Cyrulnik (2012, 2013) beschreibt die Auswirkungen auf das Baby, wenn es nach der Geburt von der Mutter getrennt wird – zum Beispiel weil es in den Brutkasten musste, die Mutter krank oder sogar tot ist oder das Neugeborene abgegeben hat –, das heißt, wie die sensorische Isolation und der Verlust der Mutterwärme in einen Panikzustand münden. Die präfrontalen Stirnlappen werden nicht mehr stimuliert, die Tonsille, in der Gefühle verarbeitet werden, ist überlastet und die geringste Information wird zu einer intensiven Warnmeldung. Der vorzeitige sensorielle Entzug bewirkt auf diese Weise eine neuro-emotionale Verletzlichkeit: Für so ein Gehirn sind die Umgebung und Menschen eine potenzielle Gefahr und schon ein kleines Ereignis kann als Trauma erlebt werden.

Doch die Bindung zwischen Mutter und Kind kann schon in der Gebärmutter zutiefst gestört sein und das Baby eine traumatische Erfahrung der Trennung und des Verlassenwerdens von Beginn der Schwangerschaft an erleben. Die Ablehnung oder emotionale Distanzierung der Mutter können eine emotionale Abkopplung hervorrufen und sogar die Zurückweisung des Babys: eine Notlösung, die – wie Patrick Drouot (1989) bemerkt – »wichtige Konsequenzen hat, denn die Mutter stellt für den Fötus die Welt dar, den Anderen, das Leben […] wenn das Baby sich von der Mutter abkoppelt, dann löst es sich von der ganzen Welt« (S. 171).

Während der AGS beobachten wir häufig diese Trennung zwischen Mutter und Kind. Wenn wir einen Repräsentanten für das Baby in der Gebärmutter und einen anderen für die schwangere Mutter haben, kann man häufig sehen, dass die Mutter woanders hinschaut, ihre Augen nicht öffnet oder erfolglos versucht, einen guten Platz zu finden. Manchmal möchte die Mutter den Raum verlassen, fühlt sich unwohl oder unfähig, kann sich nicht aufrecht halten etc. Der Repräsentant des Babys fühlt sich dann allein, verlassen, konfus, gelähmt, unfähig zu verstehen, warum die Mutter es nicht anschaut oder ist vielleicht wütend.

## Die Geburt

Unsere Geburt ist ein transzendentaler Moment des Überganges vom Leben in der Gebärmutter zum Leben außerhalb der Mutter. Sie ist zweifellos das größte Abenteuer und die intensivste Veränderung in unserem Leben (Verny u. Kelly, 1981; Janus, 1991, 1997). Die Erfahrung unserer Geburt ist der Beginn vieler Muster und unbewusster Überzeugungen. Zudem können verschiedene Umstände aus der Geburt ein Trauma werden lassen. Komplikationen wie Nabelschnurverwicklung, Todesgefahr für das Baby, für die Mutter oder beide, Frühgeburt und Brutkasten, Komplikationen im Geburtskanal, Kaiserschnitt, Geburtszange,

Vollnarkose der Mutter usw. bewirken, dass dieser Moment mit Schmerz, Panik, Todesangst und Verzweiflung gelebt wird und in der Psyche tiefe, bleibende Spuren hinterlässt (Grof, 1985; Emerson, 1996, 1998). So kann sich beispielsweise nach einer langen und komplizierten Geburt, bei der das Baby enorm kämpfen musste, ein Überlebensprogramm mit der Überzeugung einprägen: »Wenn ich nicht kämpfe, sterbe ich.« Im Falle einer Geburt mit Geburtszange kann das Kind zu der Überzeugung gelangen: »Hilfe bedeutet Manipulation und Schmerz«, und später als Erwachsener Misstrauen gegenüber anderen entwickeln und entscheiden: »Besser mache ich alles allein.«

Wenn Komplikationen bei der Geburt auftreten, gab es wahrscheinlich schon während der Schwangerschaft Stress und Traumatisierung. In diesem Fall werden die Geburtsumstände von dem Baby in einem Gefühlszustand der Verletzlichkeit erlebt, der durch die Traumatisierung während der Schwangerschaft entstanden ist. Geburts- und pränatales Trauma intensivieren sich somit gegenseitig (Emerson, 1996).

## Andere Faktoren des prä- und perinatalen Traumas

Neben dem Gefühlszustand der Mutter und der Geburt existieren noch andere Traumafaktoren. Einer dieser Faktoren ist der Verlust eines Zwillings: Waren zwei Babys in der Gebärmutter, bedeutet der Verlust eines Zwillings – sei es während der Schwangerschaft oder nach der Geburt – ein schwerwiegendes Trauma (Bourquin u. Cortés, 2016), das sich währen der AGS durch heftige Gefühle manifestiert. Viele Personen sind sich dieses Umstandes nicht bewusst, da der Verlust während der Schwangerschaft eintrat, ohne Spuren zu hinterlassen und ohne dass die Mutter etwas davon bemerkte.

Medizinische Interventionen, die für das Baby aggressiv und invasiv sind, stellen einen weiteren Faktor für eine mögliche Traumatisierung dar, insbesondere während und nach der Geburt: Saugglocke, Kaiserschnitt, Geburtszange, übereiltes Durchtrennen der Nabelschnur, plötzliche Trennung von der Mutter, Manipulationen, chirurgische Eingriffe, Spritzen usw. Auch Diagnosen während der Schwangerschaft (beispielsweise eine Fruchtwasseruntersuchung) können von dem Fötus als intrusiv und aggressiv wahrgenommen werden (Emerson, 1996, 1998). Solche Interventionen werden umso eher als traumatisch erlebt, wenn schon vorhergehende Traumata bestehen.

Ein anderes Thema sind die Techniken der künstlichen Befruchtung wie Insemination oder In-Vitro-Fertilisation mit allen möglichen Varianten der Zellenmanipulierung und des Embryotransfers. Welche Auswirkungen kann es haben, aus einer Samen-»Bank« zu stammen, während der ersten Tage In-Vitro

»kultiviert« worden zu sein, als Embryo »eingefroren« gewesen zu sein und auf einen »Transfer« zu warten oder im Bauch der »Leihmutter« gewachsen zu sein? Obgleich es noch nicht genügend Erfahrungen gibt, um Schlussfolgerungen zu ziehen, sehen wir es aufgrund unserer Erfahrung als wahrscheinlich an, dass diese Interventionen tiefgreifende Folgen mit sich führen. Die Konsequenzen dieser neuen Techniken werden im therapeutischen Bereich höchstwahrscheinlich nach und nach zu Tage treten.

Zusammenfassend können wir feststellen, dass für das Baby verschiedene mögliche Traumafaktoren bestehen. In vielen Fällen gibt es nicht nur eine Ursache für ein prä- und perinatales Trauma, sondern mehrere Faktoren, die sich gegenseitig verstärken und einen komplexen Zusammenhang bilden.

## Die Spuren des prä- und perinatalen Traumas

Die traumatischen Erlebnisse in der prä- und perinatalen Zeit können eine starke Auswirkung auf das ganze Leben haben, insbesondere wenn sie durch andere Erfahrungen verstärkt werden. Sie bringen das Baby zu Überzeugungen, in denen eine Sichtweise von sich selbst, den anderen und dem Leben als solches fixiert bleiben und entscheidend sein emotionales Verhalten beeinflussen. Die traumatischen Erlebnisse vor und im Rahmen der Geburt führen auch – zum Preis einer inneren Spaltung – zu der Entwicklung eines Überlebens-Ichs (Ruppert, 2014) mit den diesem zugehörigen Strategien und Überlebensmustern. Gleichzeitig werden schmerzhafte Empfindungen isoliert und unterdrückt, die sich später dann ihren Ausdruck über körperliche Symptome oder Krankheiten suchen. Eine Folge des Traumas ist eine Art Wiederholungszwang, so dass die Person dazu neigt, Handlungen, Gedanken und Situationen zu wiederholen, um dadurch die Erlebnisse erneut in Szene zu setzen, die so tiefe Spuren hinterlassen haben.

So manifestiert sich das prä- und perinatale Trauma immer wieder im Kindes- oder Erwachsenenalter durch diverse Symptome, Somatisierungen, Überzeugungen, Gefühlsmuster und die Wiederholung bestimmter Erlebnisse oder Dynamiken. Im Verlaufe der AGS zeigen sich seine Spuren auf vielfältige Art und Weise.

### Symptome

Der Körper ist ein Archiv unserer Erinnerungen. Hat das Baby traumatische Erlebnisse erfahren, so kommen diese Erinnerungen im Erwachsenenalter durch verschiedene Symptome zum Vorschein. Wir beobachten dies häufig bei der aufstellenden Person und auch in der Körperhaltung, den Bewegungen und dem Körperempfinden der Repräsentanten, insbesondere des Repräsentanten des Babys: Herzklopfen, Zittern, Schwitzen, Erstickungsgefühl, Unsicherheit, ein Impuls, sich zu verstecken oder zu verschwinden, Schwächegefühl, Verwirrung, Schwindel, Frieren, sich auf dem Boden zusammenkrümmen, Angst, Panik, Weinen usw.

## Spaltung und Verneinung

Der Mechanismus der Spaltung und Verneinung ist eine weitere Spur, die das Trauma hinterlässt. Sie äußert sich in einem »beschützenden« (Schwartz, 2001) oder »Überlebens«-Anteil (Ruppert, 2012) der Persönlichkeit, der versucht, das Baby oder später den Erwachsenen zu schützen, und verhindert, dass ein Kontakt mit dem Traumaschmerz aufgenommen wird. So ein Mechanismus zeigt sich in der Aufstellung des folgenden Fallbeispiels:

Ingrid, eine fünfzigjährige Frau, die ihre Selbstgenügsamkeit sein lassen möchte, erzählt, dass sie ihr ganzes Leben gerannt sei, als wenn sie vor etwas weglaufen wolle: »Ich lief so schnell, dass ich nicht wirklich gelebt habe.«

Als ihre Mutter mit Ingrid schwanger war, hatten sich die Großeltern gerade getrennt. Der Großvater kam eines Tages nach Hause und bedrohte die Großmutter mit einer Pistole. Ingrids Mutter stellte sich ihrem Vater in den Weg und sagte ihm, er solle, wenn schon, dann sie erschießen. Daraufhin ging der Großvater weg. Und Ingrid endet ihre Geschichte mit den Worten: »Ich habe meine Großmutter gerettet.«

Zu Beginn der Aufstellung sagt der Stellvertreter für die Selbstgenügsamkeit: »Ich kann mit dem Leben und schaffe alles.« Im Verlauf der Aufstellung fühlen sich seine Beine schwach und wie getrennt vom Körper an. Der Stellvertreter, der für das Verhaltensmuster, vor etwas wegzulaufen, steht, verspürt hingegen Wut, hat Schüttelfrost und Bewegung in den Füßen.

Als wir den Moment der Todesgefahr nachstellen – wobei dieser Umstand den Teilnehmern und Stellvertretern der Aufstellung nicht bekannt war – mit einer Stellvertreterin für das Baby und einer anderen für die Mutter, sagt das Baby: »Ich spüre meinen Tod nah.« Der Stellvertreter des Weglaufens verspürt Wut und Ohnmacht. Er massiert seine Beine, um sie zu entspannen.

Ingrid kann nicht hinsehen und hat das Gefühl, kurz vor der Ohnmacht zu stehen.

Wir wählen einen Stellvertreter für die Angst, die sich sowohl bei ihr als auch bei der Stellvertreterin des Babys zeigt. Als dieser erscheint, sucht das Baby Schutz bei dem Stellvertreter des Weglaufens und ergreift seine Hände. Der Stellvertreter der Angst möchte sich Ingrid nähern, aber die Selbstgenügsamkeit stellt sich entschlossen zwischen die beiden.

### Überzeugungen, Glaubenssätze und Verhaltensmuster

Aufgrund des prä- und perinatalen Traumas werden diverse Schlussfolgerungen in der Psyche des Babys verankert. Es bilden sich Überzeugungen wie beispielsweise: »Ich störe«, »Ich bin unwichtig«, »Ich kann niemandem vertrauen«, »In mir ist etwas Schlechtes«, und damit verbundene Verhaltensmuster. Durch die AGS können diese Überzeugungen zum Vorschein kommen. Sie erscheinen oft unbewusst in der Sprache der aufstellenden Person, wie in dem Fall der Frau, die von ihrer Mutter während der Schwangerschaft abgelehnt wurde und vor ihrer Aufstellung sagte: »Eigentlich habe ich kein Recht darauf, hier zu sitzen«, und uns erklärte, dass ihr Drama im Grunde nicht so wichtig sei, um so viel Raum und Zeit des Seminars in Anspruch zu nehmen.

Die Kraft, die die Überzeugungen aufrechterhält, rührt von der Wirkung des traumatischen Schocks und der heftigen emotionalen Belastung her, die mit dem Schock verbunden ist. Bei AGS, die traumatische Geschehen behandeln, manifestieren sich häufig Gefühle wie Traurigkeit, Schmerz, Ärger, Wut und Angst. Darüber hinaus zeigen sich Schuld- und Schamgefühle, die typisch sind für das verletzte Selbstwertgefühl traumatisierter Personen. Während der Aufstellungen können wir beobachten, dass dadurch, dass diese Gefühle anerkannt und angenommen werden, die Stellvertreter der Muster und Überzeugungen an Kraft verlieren oder sich verwandeln.

Eine der wichtigen Spuren des prä- und perinatalen Traumas ist seine Verankerung in der Angst und im Misstrauen als grundlegende Einstellung zum Leben und sich selbst gegenüber. Wie wir schon zuvor gesehen haben, verwandeln sich die Welt und die anderen in eine potenzielle Gefahr für das traumatisierte Baby. Diese Wahrnehmung wird mit der Zeit zu einer festen Überzeugung und führt zu einer Lebenseinstellung, die den Erwachsenen begleitet und sich in verschiedenen Verhaltensmustern ausdrückt, manchmal bis hin zu pathologischem Handeln. In den AGS sehen wir oft, wie das traumatisierte Baby Misstrauen und/oder Ärger gegenüber der Mutter, den anderen und dem eigenen Erwachsenen gegenüber hat, von dem sich das Baby alleingelassen fühlt.

## Schwerpunkte bei unserem therapeutischen Ansatz der AGS

In unserem Artikel in der zweiten Ausgabe der Zeitschrift »Praxis der Systemaufstellung« im Jahr 2016 (Alnet u. Martínez) hatten wir auf die Aufstellungen als therapeutischen Ansatz zur Erforschung der prä- und perinatalen Erinnerungen verwiesen. Wir zeigten einige wichtige Aspekte auf, wie beispielsweise die Möglichkeit, uns unserer inneren Bilder bewusst zu werden und sie dann zu verändern; verschiedene Ebenen der Realität zu erforschen – unter anderem die Ebenen der Gefühle und der Überzeugungen oder die biologische Dimension des Geburtsvorganges; unseren Blick zu erweitern und neue Ressourcen zu erschließen. Wir betonten auch die Wichtigkeit des Körperbewusstseins und der Atmung bei unserer Arbeitsweise, um die Kontaktaufnahme mit archaischen Erinnerungen und den Gefühlen des Babys zu erleichtern und auf diese Weise die Anerkennung und die grundlegende Legitimierung der Erfahrung des Babys und in der Folge eine tiefergehende und ganzheitliche Integration zu ermöglichen.

Wir möchten nachfolgend weitere Schlüsselaspekte unseres therapeutischen Ansatzes vorstellen, die sich während der Aufstellungsarbeit bei der Behandlung traumatischer prä- und perinataler Erlebnisse als ausschlaggebend erwiesen haben.

## Die Spuren: Traumafäden

Das Trauma hinterlässt Spuren, die zugleich wie Fäden sind, die uns wieder zum Ursprung des Traumas führen können. In therapeutischer Hinsicht haben sie tatsächlich diese Funktion: Die Psyche kann auf diese Weise eine Lösung finden und die Fäden stellen einen Weg zur Anerkennung und Heilung des Traumas dar. Das traumatisierte Baby fühlt sich, wie der kleine Däumling des Märchens, mitten im Wald der Psyche, in dem der Erwachsene es verlassen hat, verloren. Durch die Spuren des Traumas kann sich das Baby aber zeigen, um gerettet zu werden. Aus diesem Grund ist ein wesentlicher Bestandteil unserer therapeutischen Arbeit mit Personen, die auf der Suche nach Hilfe sind, diese zu begleiten und die Fäden der Traumaspuren zurückzuverfolgen.

Während der AGS beobachten wir oft, wie der Repräsentant einer Überzeugung, eines Verhaltensmusters oder eines Symptoms uns direkt zu dem Trauma eines Babys führen kann, wie es im folgenden Fallbeispiel beschrieben wird:

Paula erzählt uns, dass sie schon immer das Bedürfnis hatte, sich zu schützen. In ihrem Leben fühlt sie sich blockiert, unruhig und hat viele Angstgefühle. Als wir sie nach dem Ziel ihrer Aufstellung fragen, antwortet sie: »Ich möchte mich frei fühlen!« Wir wissen durch ein Vorgespräch, dass ihr Vater die Mutter zum Geschlechtsverkehr, der zu ihrer Empfängnis führte, gezwungen hatte. Während der Schwangerschaft schlug der Vater die Mutter häufig. Zu Beginn der AGS wählen wir einen Stellvertreter für ihr Beschützermuster und einen anderen für ihr Bedürfnis, sich frei zu fühlen. Der Stellvertreter des Beschützermusters krümmt sich auf dem

Boden zusammen und lässt seiner Panik freien Lauf, während ihn der Stellvertreter des Freiheitsbedürfnisses anschaut und sagt: »Das macht mich ganz beklommen, das ist wie eine Folter, ich möchte das nicht sehen!« Paula hat verschwitzte Hände und heftiges Herzklopfen. Sie wird sich darüber bewusst, dass sich hinter ihrem Beschützermuster die Angst und der Schmerz des Babys verbergen, das sie einmal war; und dass sich hinter ihrem Freiheitsbedürfnis der Wunsch verbirgt, vor dem Schmerz wegzulaufen.

Im Verlauf der Aufstellung kann Paula das Baby annehmen und umarmen – und somit ihre Panik- und Angstgefühle. Sie kann auch dem Teil von ihr, der sich beschützen wollte, danken und ihn ebenso integrieren wie den Teil von ihr, der sich frei fühlen wollte. Am Ende der Aufstellung fühlt sich Paula zugleich beschützt und frei. Sie nimmt ihren Körper als zentriert, ruhig und entspannt wahr.

## Die Verbindung mit dem verwundeten Baby

Grundlegende Bedürfnisse des Babys sind, sich geschützt und sicher, angenommen, anerkannt und verstanden zu fühlen, kurz sich geliebt fühlen – doch wahrscheinlich wurden diese Bedürfnisse im Falle eines Traumas nicht ausreichend erfüllt. Das hat tiefe Wunden hinterlassen, die nur der Erwachsene annehmen und heilen kann. Das Trauma erzeugt aber Trennung, Distanz und Misstrauen zwischen dem Ich des Erwachsenen und dem des inneren verletzten Babys. Genauso wie man von der unterbrochenen liebevollen Verbindung zwischen dem Kind und Mutter spricht, gibt es diese auch zwischen der erwachsenen Person und seinem verwundeten Baby. Aus diesem Grund ist es nötig, eine Vertrauensbindung zwischen dem inneren Baby und dem erwachsenen Ich zu ermöglichen: eine Beziehung, in der sich das Baby liebevoll und bedingungslos von seinem erwachsenen Ich angenommen fühlt, mit allen Gefühlen des Schmerzes, der Angst, Scham, Traurigkeit und Wut.

Der Prozess der heilenden Bindung zwischen dem Erwachsenen mit seinem Baby ist ein wichtiger Teil unserer Arbeit mit den AGS und oft ein Weg, der nach der Aufstellung weiter gegangen werden will. Dieser therapeutische Ansatz orientiert sich an der Arbeit John Bradshaws (1990) mit dem inneren verletzten Kind, hier mit Fokus auf dem prä- und perinatalen Baby.

## Mit dem ursprünglichen Schmerz Kontakt aufnehmen

Genau wie Bradshaw schauen wir bei unserer Arbeit auf den ursprünglichen Schmerz, was impliziert, die anfänglich verdrängten Gefühle zu erleben. Im Falle des frühzeitigen Traumas blieb dieses unerkannt – ein Umstand, der die

Verdrängung der traumatisierten Persönlichkeitsanteile verstärkt und damit einhergehend auch die Verneinung des Traumas. William Emerson (1996) bemerkt dazu Folgendes:

> »Selten bekommen Babys Verständnis, Anerkennung und Mitgefühl nach ihren pränatalen Traumata und der Geburt, da niemand davon ausgeht, dass diese Traumata wirklich stattgefunden haben. Wie durch meine klinischen Untersuchungen nachgewiesen wurde, erzeugen nicht erkannte Traumata Mißtrauen in Babys, und dieses beeinträchtigt erheblich den Prozess der Verbindung-Verbundenheit. Im Unterschied dazu ist es lehrreich, die Intensität der Verbindung-Verbundenheit bei Babys zu beobachten, die nicht traumatisiert sind oder deren Traumatisierung gesehen und erkannt wird« (S. 132).

Der Erwachsene kann im Heute das Trauma des Babys anerkennen, das er mal war. Wenn er in Kontakt mit dem Schmerz tritt, ihn erkennt und ihn annimmt, kann er das Trauma befreien und eine liebevolle und gesunde Verbindung mit dem Baby eingehen.

## Annehmen bedeutet heilen

Während der AGS wird offensichtlich, dass der Stellvertreter des Babys glücklich ist und sich wohl fühlt, wenn das Baby von seinem Erwachsenen gesehen und angenommen wird. Wenn diese liebevolle Bewegung zwischen dem Erwachsenen und dem Baby beginnt, entspannen sich oftmals die anderen Stellvertreter der Aufstellung und kommen in Einklang. Dies ermöglicht dem Klienten, die Umstände seines Geburtsskriptes so anzunehmen, wie sie waren. *Annehmen* ist ein Schlüsselwort bei unserer Arbeit. Ist man einmal in Kontakt mit dem Schmerz getreten, ist der nächste Schritt, ihn anzunehmen. Wenn der Klient die verneinten Gefühle annimmt und sie umarmt, dann integrieren und befreien diese sich dadurch.

## Den Wald der inneren Bilder betreten

Bei den AGS nutzen wir die Aufstellungsmethode, um die Psyche zu erforschen. Wir betreten die Welt des Babys, das wir in uns tragen und betrachten sie, indem wir die Elemente dieser Welt repräsentieren und konfigurieren: Gefühle, Überzeugungen, verinnerlichte Bilder …

Im Fall eines Traumas ist diese Welt voller eingefrorener Gefühle und Bilder. Im Unterschied zu einer gesunden Erinnerung, die sich entwickelt und verändert, ist die traumatische Erinnerung eingefroren. Cyrulnik (2012) bemerkt in diesem Zusammenhang:

> Diese starre Erinnerung »fesselt mich an die Vergangenheit. Ich kann keine neuen Informationen aufnehmen, die mir dabei helfen könnten, die Bilder dessen, von dem ich glaube, was vorgefallen ist, zu verändern«.

In die Welt unserer ersten Erinnerungen einzutauchen, ist in etwa so, wie einen Märchenwald zu betreten, in dem wir die Zaubersprüche rückgängig machen müssen. Treten wir in Kontakt mit dem Schmerz, ermöglichen wir es den eingefrorenen Bildern zu schmelzen und sich zu bewegen, so dass neue Informationen hinzukommen können, welche die Bilder verändern. Wenn die Person diesen Prozess beginnen möchte und kann, dann wird sie zum Subjekt und nicht mehr Objekt ihrer Geschichte und kann ihr einen neuen Sinn geben.

## Achtung und Unterstützung

Im Laufe unserer Arbeit mit den AGS haben wir in vielen Fällen kraftvolle Befreiungsprozesse vom Trauma beobachtet: Unsere Wahrnehmung ist, dass dies im passenden Moment geschieht, das heißt, wenn die Person sich dafür bereit fühlt. Manchmal geht es nicht, und zwar dann, wenn der beschützende Teil der Persönlichkeit noch zu dominant ist, und dies muss geachtet werden. Der Schutz, der für das Baby nötig war, ist es vielleicht immer noch, und es könnte kontraproduktiv oder sogar gefährlich sein, einen Prozess zu forcieren. Aus diesem Grund begleiten wir die Person nur so weit, wie sie es möchte und kann.

Für die Arbeit mit den AGS ist es deshalb unerlässlich, dass die aufstellende Person genug Halt und die nötige Unterstützung bekommt. Bourquin (2011) beschreibt, dass es die Kunst der Therapie ist, einen heilenden Raum zu schaffen. Aufgrund unserer Erfahrung, sowohl mit Rebirthing als auch mit den AGS, braucht es die Schaffung einer sicheren Atmosphäre seitens des Therapeuten, einen persönlichen, achtsamen und einladenden Raum, vergleichbar mit einer warmen und schützenden Gebärmutter, um mit den Erlebnissen eines verletzlichen Babys in Kontakt zu treten. Das bezieht sich auch auf die Zeit nach einer Aufstellung, während der traumatische Erinnerungen mit intensiven Wahrnehmungen und Gefühlen freigesetzt wurden: Wir bieten dem Klienten einen Moment der individuellen Betreuung in einem Nebenraum an, wo er sich sammeln kann und wir mittels der Atemtechnik, die wir auch im Rebirthing verwenden, dem Klienten helfen, die Erfahrung der Aufstellung zu integrieren. In solch einem Moment der Unterstützung, der Achtung und der Sicherheit hat er die Gelegenheit, den ursprünglichen Schmerz noch einmal zu fühlen und umzuwandeln, ihn zu umarmen, um so eine neue Beziehung zu seinem inneren Baby und dem eigenen Leben aufzubauen.

## Literatur

Alnet, R., Martínez, D. (2016). Familienaufstellungen und Geburt. Praxis der Systemaufstellung, 2, 97–111.

Bourquin, P. (2011). Heilung ist ein Raum: über die Kunst der Psychotherapie. Darmstadt: Synergia Verlag.

Bourquin, P., Cortés, C. (2016). Der allein gebliebene Zwilling. Köln: Innenwelt Verlag.

Bradshaw, J. (1990). Home Coming. New York: Bantam Book.

Chamberlain, D. (1989). Babies Remember Pain. Journal of Prenatal and Perinatal Psychology and Health, 3 (4), 297–310.

Chamberlain, D. (1994). The Sentient Prenate: What Every Parent Should Know. Journal of Prenatal and Perinatal Psychology and Health, 9 (1), 9–31.

Cyrulnik, B. (2012). Conferencia: »La mémoire traumatique«. Université de Nantes. Zugriff am 21.07.2017 unter https://www.youtube.com/watch?v=rd13inJYbQk

Cyrulnik, B. (2013). Conferencia: »Biologie de l'attachement«. iCAP Université Claude Bernard Lyon 1. Zugriff am 21.07.2017 unter https://www.youtube.com/watch?v=eR1-K9Zx7Tk

Drouot, P. (1989). Des vies antérieures aux vies futures. Monaco: Éditions du Rocher.

Emerson, W. (1996). The Vulnerable Prenate. Journal of Prenatal and Perinatal Psychology and Health, 10 (3), 125–142.

Emerson, W. (1998). Birth Trauma. The Psychological Effects of Obstetrical Interventions. Journal of Prenatal and Perinatal Psychology and Health, 13 (1), 11–44.

Findeisen, B., Mendizza, M. (1996). Lifelong Patterns: Fear or Wholeness? Touch the Future. Zugriff am 21.07.2017 unter https://ttfuture.org/files/2/members/int_findeisen.pdf

Grof, S. (1985). Beyond the Brain: Birth, Death And Transcendence in Psychotherapy. New York, Albany: State University of New York Press.

Gyllenhaal, K. M. (2015). In utero. Dokumentarfilm. Los Angeles: MRB Productions.

Huber, A. (2004). Aus dem Vollen schöpfen – Die kleine Welt in 15 × 15. Berlin: Galerie Horst Dietrich.

Janus, L. (1991). Wie die Seele entsteht. Unser psychisches Leben vor und nach der Geburt. Hamburg: Hoffmann und Campe.

Janus, L. (1997). The Enduring Effects of Prenatal Experience. Echoes from the Womb. Northvale, New Jersey: Jason Aronson.

Odent, M. (1999). L'amour scientifié. Les mécanismes de l'amour. Genf: Jouvence Éditions.

Ruppert, F. (2012). Trauma, Angst und Liebe: unterwegs zu gesunder Eigenständigkeit; wie Aufstellungen dabei helfen. München: Kösel.

Ruppert, F. (2014). Frühes Trauma. Schwangerschaft, Geburt und erste Lebensjahre. Stuttgart: Klett-Cotta.

Schultze-Kraft, A. (2014). Mütterliche Ambivalenz in der Schwangerschaft. In F. Ruppert, Frühes Trauma. Schwangerschaft, Geburt und erste Lebensjahre (S. 81–91). Stuttgart: Klett-Cotta.

Stott, D., Lukesch, M. (1977), Children in the womb: the Effects of Stress, New Society, May 19, 329–331.

Verny, T., Kelly, J. (1981). The secret life of the unborn child. New York: Summit Books.

# II Traumaspezifische Vorgehensweisen in Aufstellungen

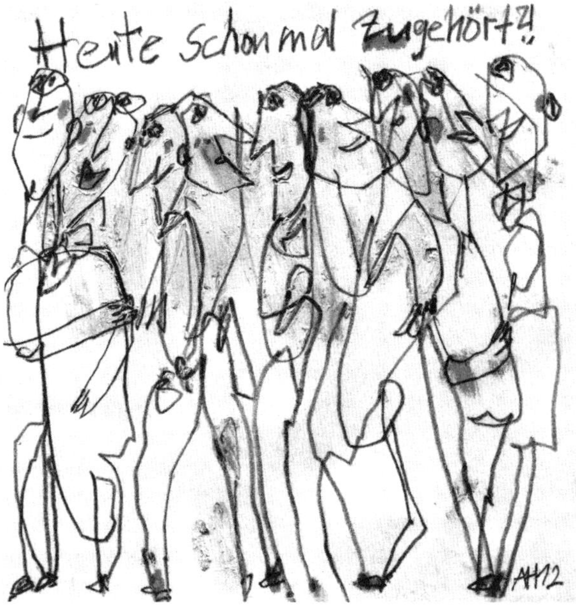
Heute schon mal zugehört?!
AH12

Barbara Innecken

# Traumaspezifische Vorgehensweisen in Aufstellungen

## Wie erkenne ich Traumasymptome und vermeide Retraumatisierungen in der Aufstellungsarbeit?

Dass das Thema Aufstellungsarbeit und Trauma seit einiger Zeit in den Fokus der Gemeinschaft der Aufsteller gerückt ist, freut mich außerordentlich. Unsere Arbeit als Systemaufsteller erfährt zum Wohl unserer Klienten eine verantwortungsvolle Erweiterung, wenn wir die Ergebnisse der Traumaforschung und die Erfahrungen traumatherapeutischer Ansätze berücksichtigen und integrieren.

Ich möchte mich in meinem Beitrag gerne folgenden drei Fragen widmen:

1. *Wie kommt es zur Traumatisierung?*
2. *Woran erkennen wir Traumasymptome?*
3. *Wie können wir Retraumatisierungen in der Aufstellungsarbeit vermeiden?*

Meine Überlegungen und praktischen Anregungen zu diesen Fragen beziehen sich auf Systemaufstellungen im Gruppen- sowie Einzelsetting und fußen zum einen auf den Erkenntnissen der Traumatherapie »Somatic Experiencing« nach Peter Levine und zum anderen auf meinen Beobachtungen und Erfahrungen mit Aufstellungsarbeit und Traumatherapie.

### Wie kommt es zur Traumatisierung?

> »Bei einem Trauma geht es kurz gesagt um den Verlust der Verbindung: zu uns selbst, zu unserem Körper, zu unseren Familien, zu anderen Menschen und zu der uns umgebenden Welt« (Levine, 2007, S. 16).

Um diese Aussage nicht nur kognitiv und intellektuell verständlich, sondern auch körperlich erfahrbar zu machen, möchte ich jetzt gleich zu Beginn eine Übung vorstellen, die es Teilnehmern einer Aufstellungsgruppe möglich macht, in Kontakt zum eigenen Körper zu kommen bzw. im Kontakt zu bleiben und sich einen sicheren persönlichen Raum im Gruppengeschehen zu schaffen. Ein-

◂ Alexandra Huber, »heute schon mal zugehört?«, Zeichnung, 2012, 15 × 15 cm.

zelne Elemente der Übung lassen sich – sprachlich modifiziert – auch sehr gut im Einzelsetting einsetzen.

Die folgende Übung stelle ich an den Anfang meines Beitrags, weil sie sich besonders gut für den Beginn einer Aufstellungsgruppe eignet:

**Übung: Sicherheit in der Gruppe**

- Bewegen Sie Ihren Kopf langsam nach rechts und links und nehmen Sie Ihre Umgebung wahr: Ihren Nachbarn zur Rechten und zur Linken, die weiter entfernten Nachbarn, die Menschen gegenüber, die Aufstellungsleiterin, die Fenster und Türen des Raumes, den gesamten Raum. Und während das geschieht, bitte ich Sie, darauf zu achten, wie sehr Sie gleichzeitig Ihren eigenen Körper wahrnehmen können: die Füße auf dem Boden, die Sitzhöcker auf dem Stuhl, den Rücken an der Lehne, Ihre Hände. Nehmen Sie das einfach nur wahr, ohne etwas verändern zu wollen.
- Stehen Sie nun bitte auf und suchen Sie sich einen Ort im Raum, an dem Sie etwas Platz um sich herum haben. Heben Sie die gestreckten Arme seitlich bis über den Kopf hoch und senken Sie sie wieder. Führen Sie die Bewegung so aus, dass sie Ihnen gut tut und nicht schmerzt (drei Mal).
- Bewegen Sie nun Ihre rechte Schulter mit einer kleinen, raschen Bewegung nach oben und nach hinten, so, als wollten Sie einen Vogel wegscheuchen, der sich auf Ihre Schulter gesetzt hat. Führen Sie auch diese Bewegung so aus, dass sie Ihnen gut tut und nicht schmerzt (drei Mal). Tun Sie danach das Gleiche mit der linken Schulter (drei Mal).
- Schieben Sie Ihre Arme mit nach oben gestellten Händen in Brusthöhe weg von sich, so, als wollten Sie etwas von sich wegschieben (drei Mal).
- Heben Sie Ihre Oberschenkel, so als wollten Sie laufen. Treten Sie dabei auf der Stelle und bewegen Sie, wenn Sie möchten, auch die Arme dazu mit.
- Heben Sie den rechten Fuß und bewegen Sie ihn, als wollten Sie etwas mit dem Fuß wegschieben (drei Mal). Heben Sie danach den linken Fuß und tun Sie das Gleiche mit diesem (drei Mal).
- Gehen Sie nun zurück auf Ihren Platz. Bewegen Sie Ihren Kopf noch einmal langsam nach rechts und links: Wie nehmen Sie Ihren Nachbarn zur Rechten und zur Linken jetzt wahr, wie die weiter entfernten Nachbarn, die Menschen gegenüber, die Aufstellungsleiterin bzw. den Aufstellungsleiter, die Fenster und Türen des Raumes, den gesamten Raum? Gibt es Unterschiede?
- Gleichzeitig bitte ich Sie, darauf zu achten, wie Sie Ihren Körper jetzt wahrnehmen können, die Füße auf dem Boden, die Sitzhöcker auf dem Stuhl, den

Rücken an der Lehne, Ihre Hände. Gibt es auch hier Unterschiede? Nehmen Sie einfach nur wahr, ohne etwas verändern zu wollen.

Warum eignet sich diese Übung besonders gut zu Beginn einer Aufstellungsgruppe, der für Gruppenteilnehmer mit Unsicherheit, Aufregung und vielleicht sogar Angst verbunden sein kann? Warum eignet sie sich aber auch ebenso gut im Anschluss an eine Aufstellung, die für den Aufstellenden oder für die Stellvertreter möglicherweise als herausfordernd erlebt wurde?

## Kampf- oder Fluchtreflex

Wenn wir eine Situation als bedrohlich erleben – und welche Situation als bedrohlich erlebt wird, ist individuell äußerst unterschiedlich –, mobilisiert unser Körper alle Energie, um uns auf Flucht oder Kampf vorzubereiten. Gelingt es uns durch Bewegungen, die in Zusammenhang mit Kampf oder Flucht stehen, die aufgebaute Stressenergie wieder los zu werden, findet unser Organismus auf natürliche Weise sein Gleichgewicht wieder.

In der meinen Ausführungen zur Frage, wie es zur Traumatisierung kommt, vorangestellten Übung haben die Teilnehmer einer Aufstellungsgruppe die Möglichkeit, ihren persönlichen Sicherheitsraum durch große Armbewegungen zu etablieren, Bedrohliches mit der Schulter wegzuscheuchen, es mit den Händen oder Füßen wegzuschieben sowie Arm- und Beinmuskulatur für eine Flucht zu mobilisieren. Durch diese Bewegungen erhält das Gehirn die Information: Du kannst dich wehren und weglaufen! Die Gefahr ist vorüber! In Folge dieser Nachricht sinkt der Pegel der Stresshormone. Die Teilnehmer unserer Aufstellungsgruppe können ihre Sicherheit im besten Fall wieder in sich selbst, ihrem Körper, ihrem Gefühl von Handlungsfähigkeit finden und sich vertrauensvoller auf das Gruppengeschehen einlassen. Was aber passiert nun, wenn die aufgebaute Energie nicht entladen werden kann? Dann veranlasst unser Gehirn weiterhin die Ausschüttung großer Mengen Stresshormone und bleibt in einem hoch aufgeladenen Zustand.

## Totstellreflex

Als ebenso wichtiger Überlebensmechanismus wie Kampf oder Flucht kommt in einer bedrohlichen Situation der »Totstellreflex« mit ins Spiel, der auch als »Erstarrung«, »Freeze« oder »Dissoziation« bezeichnet wird. Mit seiner Hilfe wird die aufgebaute Energie, die wir auf Dauer gar nicht ertragen könnten, abgespalten, dissoziiert, sie erstarrt gleichsam in unserem Körper. Für unser Überleben ist dies eine wichtige Funktion, denn die hohe körperliche Erregung und die daraus entstehenden Gefühle sind für uns, sobald der Totstellreflex reagiert, nicht mehr spürbar. Für die Qualität unseres Weiterlebens befinden wir uns hier aber an einer entscheidenden Schaltstelle: Gelingt es uns, nach einer Erstarrungsreaktion wieder zu Bewegung, zu Gleichgewicht und Balance zurückzufinden, lässt sich eine Traumatisierung verhindern. Gelingt es uns nicht, die erstarrte Energie wieder ins Fließen zu bringen, können – und das oft Jahre später – körperliche und psychische Symptome auftreten, bei denen ein Zusammenhang mit der als bedrohlich erlebten Situation häufig nur schwer wieder herstellbar ist.

Wie Peter Levine (2011, S. 79) beschreibt, fällt es wild lebenden Tieren in der Regel leicht, sich aus dem Totstellreflex zu befreien: Sie schütteln sich, zittern oder rennen nach einer als bedrohlich erlebten Situation so lange, bis sie ihr Gleichgewicht wiedergewonnen haben. Wir Menschen tun uns wesentlich schwerer damit, uns aus dem Totstellreflex zu lösen. Wenn wir uns aus der Erstarrung herausbewegen wollen, entwickeln wir oft Angst vor der »weggepackten« Traumaenergie. Wir haben Angst, dass sie uns noch einmal überfluten könnte, so wie in der als traumatisch erlebten Situation, und wir beschließen: Der Deckel bleibt zu!

Einerseits dient uns das Verbleiben in der Erstarrung also als Schutz davor, von Angst und Schmerz überwältigt zu werden, da die nicht entladene Traumaenergie ja abgespalten ist. Andererseits begünstigt dieses Verharren in der Erstarrung aber die Bildung von Traumasymptomen, denn das Traumamaterial bleibt ja weiter im Körper gespeichert und kann durch sich ähnlich anfühlende Situationen jederzeit aktiviert werden.

## Woran erkennen wir Traumasymptome?

Wir können davon ausgehen, dass die meisten unserer Klienten, die zu uns kommen, um in Einzelarbeit oder in der Gruppe eine Aufstellung zu machen, auf die eine oder andere Weise, mehr oder weniger traumatisiert sind. Wie ist das zu verstehen? Mit dieser Frage beschäftigt sich dieses Kapitel.

### Traumakategorien

Zum einen können das, was die Klienten zu uns führt, biografisch, also im eigenen Leben erlittene Traumata in der Begegnung mit der Außenwelt sein, wie zum Beispiel Unfälle, medizinische Eingriffe oder Naturkatastrophen. Hierzu gehören auch im Bindungs- und Beziehungsbereich erlittene Traumata wie Vernachlässigung, Trennung in früher Kindheit, Missbrauch oder Verlust. Zum anderen kommen wir durch unsere systemische, transgenerationale Vorgehensweise in den Aufstellungen in Kontakt mit einer weiteren Traumakategorie, die wir »tradierte Traumata«, »Systemtraumata« oder »Bindungssystemtraumen« (Ruppert, 2015, S. 164) nennen können. Hierzu gehören Erfahrungen früherer Generationen mit beispielsweise Krieg, Mord, Vergewaltigung, Betrug, Verlust von Besitz oder frühem Tod, um nur einige zu nennen.

Die Auswirkungen von tradierten Traumata auf die Seele der nachfolgenden Generationen können wir in der Aufstellungsarbeit nun seit mittlerweile mehreren Jahrzehnten beobachten. Eine Bestätigung unserer Beobachtungen auf der naturwissenschaftlichen Ebene bekommen wir in jüngster Zeit durch die Forschungsergebnisse der Epigenetik (Reinberger, 2014, S. 30): Traumatische Erlebnisse der Eltern sind in der Lage, die Beschaffenheit des Erbgutes zu verändern, genauer gesagt, Gene an- oder abzuschalten. Diese Forschungsergebnisse untermauern beispielsweise unsere Beobachtungen in den Aufstellungen, dass sich die Folgen des Zweiten Weltkrieges – mehr als siebzig Jahre nach Kriegsende – noch immer bei den nachfolgenden Generationen zeigen.

Die Reaktion von Menschen auf biografisch erlebte oder systemisch tradierte Traumata hängt von vielen Faktoren ab, unter anderem von der Art und Stärke des Erlebnisses, der genetischen Ausstattung und Konstitution des Einzelnen sowie den Ressourcen und Vorerfahrungen, über die der Betroffene und sein Familiensystem verfügen. Mit diesen und weiteren Faktoren hängt es auch zusammen, dass Menschen nicht nur durch offensichtlich bedrohliche Situationen, sondern auch durch scheinbar ganz gewöhnliche Ereignisse traumatisiert werden können. So kann beispielsweise ein Donnerschlag oder die dröhnende Stimme eines Erwachsenen von dem einen Kind als lebensbedrohlich erlebt werden, von einem anderen hingegen als das, was es eben auch ist: ein vorübergehendes, lautes Geräusch.

## Traumasymptome

Wenn ein Klient zu uns in die Praxis oder in die Gruppe kommt, kennen wir seine Traumata wenig oder gar nicht und es kann daher durchaus hilfreich sein, etwas über die lange Liste möglicher Traumasymptome zu wissen. Da die Erfahrungen jedes Menschen einzigartig sind, sind dies nur Auflistungen häufig auftretender Reaktionen, die nicht auf jeden Betroffenen zutreffen müssen. Bei diesem Überblick über mögliche Symptome ist zu beachten, dass die aufgezählten Symptome nicht ausschließlich durch Traumata verursacht werden, sondern auch andere Ursachen haben können.

Zu den *Frühsymptomen*, die sich relativ bald nach einem überwältigenden Ereignis einstellen können, gehören:

- *übermäßige Wachsamkeit (Hypervigilanz),*
- *bedrängende Bilder oder Rückblenden (sogenannte Flashbacks),*
- *Schreckhaftigkeit, Überaktivität,*
- *extreme Licht- und Geräuschempfindlichkeit,*
- *Schlafstörungen, Alpträume,*
- *abrupte Stimmungswechsel (Zorn, Wut, Ärger, Traurigkeit).*

Als darauf folgende *mögliche zweite Stufe* könnten sich unter anderem folgende Traumasymptome zeigen:

- *Panikattacken, Ängste und Phobien,*
- *Leere im Kopf,*
- *Suchtverhalten,*
- *übertriebene oder verminderte Sexualität,*
- *Unfähigkeit, Bindungen einzugehen,*
- *sich von gefährlichen Situationen angezogen fühlen.*

Die letzte Gruppe der *Symptome* bildet sich im Allgemeinen *erst nach Jahren* und nach dem Auftreten von Frühsymptomen heraus. Hierzu gehören:

- *chronische Müdigkeit, sehr niedriges körperliches Energieniveau,*
- *verminderte emotionale Reaktionen,*
- *psychosomatische Erkrankungen,*
- *chronische Schmerzen,*
- *Depressionen,*
- *Gefühle von Getrenntheit und Isolation.*

Symptomlisten, solche, wie ich sie soeben aufgeführt habe, und ähnliche, könnten Sie als Leser bzw. Leserin oder auch mich als Schreibende dazu verleiten, uns unfreiwillig damit zu beschäftigen, welches dieser Symptome mit welchem Trauma aus unserem eigenen Leben zusammenhängen könnte – und schon ist unser eigenes Traumamaterial aktiviert … Deshalb lade ich Sie an dieser Stelle ein, sich an die Verbindung zu Ihrem Körper mit Hilfe einer kleinen Übung zu erinnern.

Zu Beginn dieses Beitrags war davon die Rede, dass Trauma immer etwas mit verlorener Verbindung zu uns selbst und zu unserem Körper zu tun hat. Wenn wir traumatisiert sind oder wieder in die Nähe eines erlittenen Traumas kommen, kann es sein, dass eine erhöhte Erregung unsere Aufmerksamkeit und unsere Gefühle so in Anspruch nimmt, dass wir den Körper als sichere Ressource nicht mehr spüren. Es kann zum Beispiel sein, dass wir das Gefühl haben, den Boden unter den Füßen zu verlieren, oder dass wir unseren Körper gar nicht mehr oder nur in Teilen wahrnehmen. Einfache Körperübungen, die wie die folgende der Überprüfung der Präsenz des eigenen Körpers dienen, helfen uns und natürlich unseren Klienten und Teilnehmern von Aufstellungsgruppen, uns wieder mit dem Körper zu verbinden und ins Gleichgewicht zu kommen:

**Übung: Körperpräsenz**

- Ich lade Sie ein, Ihre Aufmerksamkeit nach innen zu richten. Wie nehmen Sie Ihren Körper im Moment wahr? Welche Körperteile sind Ihnen bewusst, wo fühlen Sie Kontakt? Zu welchen Teilen des Körpers haben Sie im Moment weniger Kontakt? Wie erleben Sie Ihren Atem? Nehmen Sie alles einfach nur wahr, ohne es zu verändern.
- Gehen Sie jetzt mit Ihrer Aufmerksamkeit zu den Füßen und fühlen Sie den Kontakt zum Boden. Wo genau können Sie den Kontakt spüren, am Ballen, an der Ferse, in den Zehen, mehr außen oder mehr innen? Bewegen Sie Ihre Zehen und Ihre Fußgelenke leicht. Beobachten Sie, wie Sie den Kontakt der Füße zum Boden nach der Bewegung wahrnehmen.
- Gehen Sie jetzt mit Ihrer Aufmerksamkeit zu den Sitzhöckern und fühlen Sie den Kontakt zum Stuhl. Wo genau können Sie den Kontakt spüren, im vorderen Bereich Richtung Oberschenkel oder im hinteren Bereich Richtung Rücken, mehr rechts oder mehr links? Machen Sie eine kleine Bewegung mit dem Becken nach vorne und hinten und finden Sie einen Balancepunkt. Machen Sie im Anschluss eine kleine Bewegung mit dem Becken nach rechts und links und finden Sie erneut einen Balancepunkt. Beobachten Sie, wie Sie den Kontakt der Sitzhöcker zum Stuhl nach dieser kleinen Bewegung wahrnehmen.
- Gehen Sie nun mit der Aufmerksamkeit zum Kopf. Wie nehmen Sie ihn wahr? Stellen Sie sich eine Verbindung zwischen dem Kopf und den Sitzhöckern vor. Bewegen Sie den Kopf dann ganz wenig und leicht nach rechts und links, nach vorne und nach hinten und seien Sie sich dabei der Verbindung zu den Sitzhöckern bewusst. Beobachten Sie, wie Sie den Kopf nach diesen kleinen Bewegungen wahrnehmen.
- Nehmen Sie nun zum Schluss noch einmal den ganzen Körper wahr. Welche Körperteile sind nun für Sie präsent, wo fühlen Sie einen Kontakt? Gibt es Beziehungen zwischen den gefühlten Körperteilen? Zu welchen Körperteilen haben Sie keinen Zugang? Nehmen Sie die Unterschiede zum Beginn der Übung wahr, ohne etwas zu verändern.

Diese einfache, kleine Übung überrascht mich immer wieder in ihrer Wirkung: Erregungsenergie kann abgebaut und Anspannung gelöst werden. Die Übung ist sowohl vor, während und nach Aufstellungen im Einzelsetting als auch in verschiedenen Phasen von Aufstellungsgruppen sehr hilfreich.

## Wie können wir Retraumatisierungen in der Aufstellungsarbeit vermeiden?

Als Retraumatisierung wird eine Wiederholung bzw. das erneute Erleben eines Traumas bezeichnet. Retraumatisierungen können durch ein weiteres Ereignis erfolgen, zum Beispiel ein Unfall folgt auf einen anderen, vorangegangenen Unfall. Retraumatisierungen können sich auch durch Auslöser, sogenannte Trigger, im Alltagsleben ergeben, wenn unser Körper sich in irgendeiner Weise an eine traumatische Situation erinnert fühlt. Ganz gewöhnliche Situationen, wie beispielsweise die Begegnung mit einer Person, ein Geruch oder ein Geräusch, können als Traumatrigger fungieren. Retraumatisierungen können aber auch im professionellen Umfeld stattfinden, bei einer polizeilichen Vernehmung, einer medizinischen Behandlung oder eben in einem therapeutischen Geschehen.

### Reaktionen der Teilnehmer im Blick haben

In der Aufstellungsarbeit begegnen die Teilnehmer sowohl systemisch-tradiertem als auch biografischem Traumamaterial. Dies kann für einen Aufstellenden sowohl im Einzel- als auch im Gruppensetting erhellend, hilfreich, erlösend und erleichternd sein – es kann ihn aber auch überfordern, er kann das Geschehen als überflutend, bedrohlich, ja sogar als existenziell bedrohlich erleben. Unsere Aufgabe als Aufsteller ist es daher, die Reaktionen des Aufstellenden genau im Blick zu haben: beim Gespräch, in dem das Anliegen geklärt wird; während der Aufstellung, und zwar sowohl, wenn der Klient vom Kreis aus beobachtet, als auch, wenn er mit in der Aufstellung steht, und auch nach der Aufstellung, wenn er wieder an seinen Platz zurückgekehrt ist.

Ebenso wichtig ist aber natürlich die genaue Beobachtung der Reaktionen der Stellvertreter in der Gruppe. Denn auch sie können ihre Rolle oder das Aufstellungsgeschehen als überfordernd und überflutend erleben, das Traumamaterial der Aufstellung kann ihre eigenen Traumata triggern. Deshalb sollten wir auch die Stellvertreter während und nach einer Aufstellung gut im Blick haben.

Auf welche Reaktionen der Teilnehmer an einer Aufstellung im Gruppen- oder Einzelsetting sollten wir besonders achten? Wenn wir von Trauma als einem zunächst physiologischen Geschehen ausgehen, dann sollten wir das Hauptaugenmerk zuerst auf die körperlichen Reaktionen der Teilnehmer richten. Dies ist uns als Aufsteller ja nicht fremd, wir sind es gewohnt, den körperlichen Ausdruck der Stellvertreter genauestens wahrzunehmen und darauf zu reagieren. Grob gesprochen können wir zwei Stadien von körperlichen Reaktionen auf eine bedrohliche Situation beobachten: die Übererregung, die auf Kampf oder Flucht vorbereitet, und die Dissoziation, die auch Erstarrung, Freeze oder Totstellreflex genannt wird. Diese beiden Reaktionsmuster können sich entweder aktuell während des Aufstellungsgeschehens entwickeln oder der Teilnehmer bzw. Klient bringt sie bereits als mehr oder weniger chronisches Reaktionsmuster mit, wenn er zu uns kommt.

## Umgang mit Übererregung

Ich gehe zuerst auf die Übererregung ein: Sie ist zunächst eine natürliche Reaktion des Körpers auf eine erlebte Bedrohung. Es werden durch sie Kräfte für Kampf oder Flucht mobilisiert.

Erkennen können wir die Übererregung beispielsweise am Wechsel der Gesichtsfarbe, an Unruhe, Zittern, der Erhöhung der Herzfrequenz, kaltem Schweiß, flachem, schnellem oder keuchendem Atem, an muskulären Anspannungen und einer Einschränkung der Wahrnehmung. Zu diesen körperlichen Reaktionen gesellen sich Angst, rasende Gedanken und Sorge. Wie im Kapitel »Wie kommt es zur Traumatisierung?« dieses Beitrags beschrieben, kann der Organismus auf natürliche Weise sein Gleichgewicht wiederfinden, wenn der Teilnehmer die Erregungsenergie, die sich im Körper aufgebaut hat, während des Aufstellungsgeschehens wieder loswerden kann.

Wie können wir Aufstellungsteilnehmer, die sich in einem übererregten Zustand befinden, bei der Wiederherstellung ihres Gleichgewichts unterstützen und damit eine Retraumatisierung vermeiden? Wir können beispielsweise:

- Blickkontakt zum Teilnehmer aufnehmen und dabei im eigenen Körper präsent sein,
- einen Körperkontakt herstellen, wie beispielsweise eine Hand beruhigend auf die Schulter legen – das sollten wir allerdings ausnahmslos nur mit Erlaubnis des Klienten tun,
- die oben genannten Körperreaktionen und Gefühle einfach ansprechen und benennen: »Ich sehe, dass du sehr aufgeregt bist«, anstatt sie zu bekämpfen oder abzuwiegeln,
- die Reaktionen im Körper lokalisieren: »Wo genau im Körper spürst du diese Aufregung?«,

- die Reaktion als normal einstufen: »Ja, Herzklopfen und schwerer Atem sind eine normale Reaktion des Körpers bei Aufregung«,
- dem Teilnehmer vermitteln, dass sein Körper eine angeborene Fähigkeit hat, wieder in Balance zu kommen, wenn er fühlen darf, was er fühlt, und man ihm die Zeit lässt, zu tun, was er tun möchte: »Das Herzklopfen verstärkt sich bei Aufregung und wird, wenn sich dein Nervensystem beruhigt, auch wieder ruhiger werden«,
- für Erdung sorgen – die Erregung schießt von unten nach oben in den Körper, der Kontakt zum Boden geht verloren: Wir können deshalb die Aufmerksamkeit des Teilnehmers auf seine Füße und deren sicheren Kontakt zum Boden lenken, durch erdende Körperübungen kann die Erregungsenergie von oben nach unten abfließen,
- die Übung »Körperpräsenz«, in der es um den Kontakt der Füße zum Boden, den Kontakt der Sitzhöcker zum Stuhl und den Kontakt des Kopfes zum Rest des Körpers geht, mit dem Betroffenen oder der ganzen Gruppe durchführen,
- Bewegungs- und Entladungsimpulse wie Zittern, Schütteln, Schwitzen, tiefes Durchatmen, Bewegungen von Armen, Beinen und Kopf, Weinen, Gähnen und auch Lachen des Teilnehmers zulassen,
- einen Teilnehmer oder Klienten, der beispielsweise ein Zittern verbergen möchte, ermutigen: »Es ist gut und normal, jetzt zu zittern! Durch diese Entladung kann sich dein Nervensystem beruhigen«,
- den Klienten bitten, bestimmte Bewegungen durchzuführen, um die Kampf- oder Fluchtenergie zu entladen: im Sitzen auf der Stelle laufen, mit den Füßen stampfen, aufstehen und herumlaufen, sich durch Türenöffnen der Fluchtwege versichern, Fäuste bilden, boxen, Abwehr- und Abgrenzbewegungen der Füße, Arme und Hände ausführen, eine »Schutzkuppel« um den Körper mit Hilfe von Armen und Händen errichten,
- die Übung »Sicherheit in der Gruppe«, in der es ebenfalls darum geht, die Kampf- oder Fluchtenergie zu entladen, mit dem Betroffenen oder der ganzen Gruppe durchführen,
- die Aufstellung anhalten oder auch abbrechen, um dem Aufstellenden Zeit zu geben, seine hohe Aktivierung herunterzufahren. Hat sich sein Nervensystem beruhigt, kann sich seine eingeschränkte Wahrnehmung wieder erweitern. Er hat dann wieder Kapazitäten frei, um dem Aufstellungsgeschehen seine volle Aufmerksamkeit zu schenken.

Die exemplarisch aufgelisteten Hilfestellungen, Körperbewegungen und Wahrnehmungsübungen haben das Ziel, den Körper zu unterstützen und dadurch aus der Übererregung wieder ins Gleichgewicht zu kommen. Gelingt dies, so braucht der Betroffene nicht auf das nächstfolgende Reaktionsmuster zurückzugreifen, dass ihn vor nicht erträglichen Gefühlen schützt: die Dissoziation, die das Trauma manifestiert.

## Umgang mit Dissoziation

Die Dissoziation eines Aufstellenden oder auch eines Stellvertreters ist nicht so eindeutig und leicht zu erkennen wie die Übererregung, da der Betroffene durch Abspalten der Erregung ja scheinbar wieder zur Normalität übergegangen ist. Da wir aber wissen, dass im Erstarrungszustand die Traumaenergie im Körper weiter gespeichert ist und jederzeit aktiviert werden kann, sollten wir Sensoren dafür entwickeln, wann sich ein Klient in der Dissoziation befindet.

Die Traumareaktion der Dissoziation kann in ganz verschiedenen Formen auftreten, allen gemeinsam ist aber eine verlorene Verbindung: die verlorene Verbindung zum Körper oder zu einzelnen Teilen des Körpers, zu Gefühlen, Gedanken oder Empfindungen und auch zur Erinnerung an das traumatische Ereignis. Dissoziierte Klienten können wie »nicht ganz anwesend«, benommen oder »wie im Nebel« wirken, sie scheinen uns nicht erreichbar, der Zugang zu ihren Gefühlen ist reduziert oder wird insgesamt verleugnet, der Atem wirkt wie angehalten. Auch Vergesslichkeit eines Klienten kann auf eine Dissoziation hinweisen: zum Beispiel wenn Termine, Abläufe von Aufstellungen, wichtige Ereignisse, Kindheitserlebnisse einfach nicht erinnert werden können. Auch bei Klienten, die in einer Gruppe ihre eigene Aufstellung nicht aufmerksam verfolgen, sondern mit leeren Augen zuschauen oder auf den Boden blicken, können wir von einer Dissoziation ausgehen.

Unsere Aufgabe als Aufsteller ist es, den Aufstellenden darin zu unterstützen, die Aufstellung mit wachen Sinnen zu verfolgen. Das wird uns vielleicht nicht immer gelingen, aber wir sollten den Zustand des Klienten zumindest immer im Blick haben und die Aufstellung danach ausrichten. Denn was nützt uns die schönste Aufstellung, wenn der Klient sie gar nicht richtig mitbekommt, sie abwehrt, sie für unwichtig erklärt oder sogar verleugnet? All das kann geschehen, wenn der Klient das in der Aufstellung enthaltene Traumamaterial als zu bedrohlich empfindet. Aus Angst, der Schmerz könnte ihn übermannen, wenn er sich von dem Aufstellungsgeschehen wirklich berühren ließe, bleibt er in der Erstarrung. Dieses Wissen kann uns helfen, dissoziierte Klienten zu verstehen, anstatt zu resignieren und zu sagen: »Ich mache und tue, aber der Klient kann einfach nichts annehmen …«

Über eine aktuell wahrnehmbare Dissoziation hinaus können uns die oft erst nach Jahren auftretenden posttraumatischen Symptome unserer Klienten auf eine chronische Dissoziation hinweisen, hierzu gehören chronische Müdigkeit, sehr niedriges körperliches Energieniveau, psychosomatische Erkrankungen, chronische Schmerzen, Depressionen.

Wie können wir Aufstellende/Klienten und auch Stellvertreter unterstützen, die sich im Zustand der Dissoziation, der ja ein Überlebensmodus ist, befinden? Wir können beispielsweise:

- dem Klienten erklären, wie traumatische Erlebnisse die Verbindung zu Teilen des eigenen Körpers und zur Gefühlswelt einschränken können.
- dem Klienten gegenüber würdigen, dass er durch den Totstellreflex sein damaliges Überleben gesichert hat und ihm die Möglichkeiten des heutigen Erwachsenen aufzeigen, die erstarrten Verbindungen in kleinen, sicheren Schritten wieder in Bewegung zu bringen.
- uns immer wieder auf die »Ressource Körper« des Aufstellenden/Klienten besinnen, ihm helfen, die verlorene Verbindung zu seinem Körper wieder herzustellen, im Körper wieder anwesend zu sein – hilfreich hierbei sind zum Beispiel die Körperwahrnehmungs- und Bewegungsübungen, wie sie im Abschnitt »Umgang mit Übererregung« beschrieben sind.
- zwischendurch immer wieder einfache Fragen stellen, was der Betroffene gerade im Körper wahrnimmt,
- Stellvertreter unterstützen, die lange in einer erstarrten, also dissoziierten Rolle gestanden verharren – auch diese brauchen manchmal im oben genannten Sinne Unterstützung, um wieder »aufzutauen«,
- körperliche Reaktionen des Betroffenen wie Weinen, Lachen, Gähnen, Zittern, verschiedene Bewegungen begrüßen und unterstützen; sie als gutes Zeichen dafür werten, dass der Klient Teile der abgespaltenen Energie entlädt und sich damit seine Erstarrung beginnt zu lösen,
- den Betroffenen nach derartigen Entladungen fragen, was er in seinem Körper nun wahrnimmt,
- das Aufstellungsgeschehen an die Kapazität des Aufstellenden, präsent zu bleiben, anpassen – weniger ist in diesem Fall mehr, denn der dissoziierte Klient hat ein eingeschränktes Wahrnehmungsvermögen, das nicht auf Neues und Veränderung, sondern auf Sicherung des Überlebens eingestellt ist,
- in Fällen von starker Dissoziation genauso wie in Fällen von starker, lang anhaltender Übererregung dem Klienten traumatherapeutische Einzelarbeit empfehlen.

In meinen bisherigen Überlegungen war es mir wichtig, die körperlichen Zusammenhänge bei der Entstehung von Traumata verständlich zu machen. Ich habe deshalb bei der Frage, wie wir Retraumatisierung in der Aufstellungsarbeit vermeiden können, den Schwerpunkt auf die größte Ressource, die wir haben, nämlich unseren eigenen Körper, gelegt.

## Ressourcenorientierte Unterstützung

Zum Abschluss möchte ich noch einige Anregungen geben, wie wir auch andere Ressourcen in der Aufstellungsarbeit einsetzen können, um Retraumatisierungen zu vermeiden:

- Wir können dem Klienten oder seinem Stellvertreter eine Ressourcenperson an die Seite stellen, beispielsweise die Großmutter, die immer an ihn geglaubt hat.
- Wir können in die Aufstellung innere Anteile mit hineinnehmen, die zeigen, dass der Aufstellende selber oder Angehörige seines Systems auch starke, gesunde Aspekte haben. Das gibt den Personen die Würde zurück und vermindert die Bedrohlichkeit der Aufstellungssituation. Beispiele für solche inneren Anteile sind: die Kraft, die dem Klienten bisher half, mit seinem Schicksal fertig zu werden; die Stärke in ihm, die ihm hilft, mit seinen Schwierigkeiten klar zu kommen; bei Tätern in der Familie das Gute in ihnen, ihre Würde; bei Psychotikern die unberührte, reine Seele oder der innere Anteil, der die Psychose managt und den Schaden begrenzt.
- Wir können den Aufstellenden bzw. seinen Stellvertreter als Ressource einen sicheren Platz in der Aufstellung finden lassen, da Abstände eine große Rolle für das Erleben von Sicherheit spielen.
- Ergibt sich ein passender Zeitpunkt, den Aufstellenden mit in die Aufstellung hineinzunehmen, können wir ihm zunächst die Möglichkeit anbieten, sich hinter seinen Stellvertreter, der schützend vor ihm steht, zu stellen. Auf diese Weise erreicht ihn das Traumamaterial nicht an seiner ungeschützten Körpervorderseite. Zu einem späteren, passenden Zeitpunkt kann der Aufstellende möglicherweise auch ohne den Stellvertreter seinen Platz gut einnehmen.
- Wir sollten dem Klienten nur so viel zumuten, wie er im Moment verkraften kann und ihm Zeit geben. Für traumatisierte Menschen ist es sehr wichtig, dass ihr Leid gesehen und gewürdigt wird. Erst dann fühlen sie sich in der Lage, auf eine andere Person aus dem System zuzugehen oder die Vorwürfe gegen andere Personen im System aufzugeben.
- Wir können die Möglichkeiten von Aufstellungen im Einzelsetting empfehlen und nutzen. Dazu gehören beispielsweise: der geschützte Rahmen in der 1:1-Begegnung mit der Aufstellerin, mehr Zeit für individuell dosier-

bare kleine Schritte, sorgfältiges Herausarbeiten von adäquater Distanz und Nähe zu den Mitgliedern des Systems.

- In dem von Eva Madelung entwickelten Neuro-Imaginativen Gestalten (NIG®), einer kreativen Aufstellungsmethode für das Einzelsetting, verwenden wir zusätzlich zu den Bodenankern für die Mitglieder des Systems die aus traumatherapeutischer Sicht sehr wertvolle Metaposition (Madelung u. Innecken, 2015, S. 54). Auf dieser neutralen Position stehend kann der Aufstellende die Dynamiken des Systems aus sicherer Distanz reflektieren und integrieren.
- Wir können das Ende einer Aufstellung klar markieren, zum Beispiel durch Öffnen der Fenster, Bewegungen wie Recken und Strecken, Bewegungsübungen, Musik, Tanz oder die Ankündigung: »Pause!«

## Literatur

Huber, A. (2012). Das Fundament kennt kein End – Die kleine Welt in 15 × 15. Berlin: Galerie Horst Dietrich.

Levine, P. A. (2007). Vom Trauma befreien. Wie Sie seelische und körperliche Blockaden lösen. München: Kösel.

Levine, A. (2011). Sprache ohne Worte. Wie unser Körper Trauma verarbeitet und uns in die innere Balance zurückführt. München: Kösel.

Madelung, E., Innecken, B. (2015). Im Bilde sein. Vom kreativen Umgang mit Aufstellungen in Einzeltherapie, Beratung, Gruppen und Selbsthilfe. Heidelberg: Carl Auer.

Reinberger, S. (2014). Angst im Genom. Spektrum der Wissenschaft Kompakt, Epigenetik, 31, 30–34.

Ruppert, F. (2015). Trauma, Bindung und Familienstellen. Seelische Verletzungen verstehen und heilen. Stuttgart: Klett-Cotta.

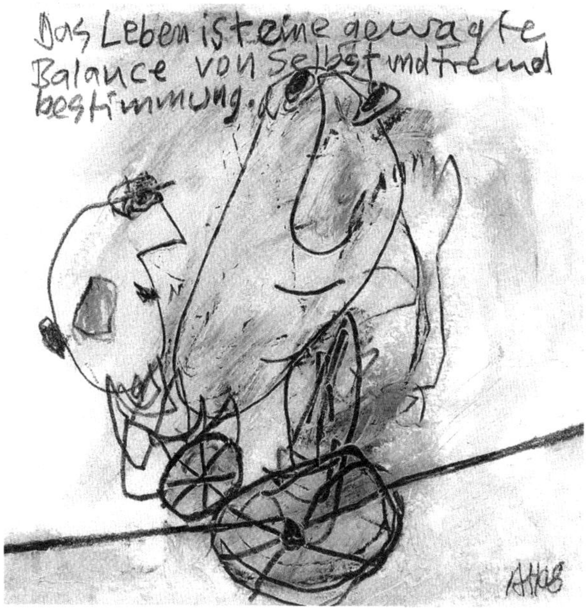
Das Leben ist eine gewagte Balance von Selbst und Fremd bestimmung.

Dagmar Ingwersen

# Schonender und hilfreicher Umgang mit Trauma in der Aufstellungsarbeit

Wenn man mit traumatisierten Patienten arbeitet und Aufstellungen in die Behandlung mit einbezogen werden, ist es ratsam, den Blick dafür zu schärfen, wann und wie die Aufstellungsarbeit für den seelischen Prozess eines Patienten nützlich oder unter Umständen schädlich ist. In diesem Beitrag sollen Beobachtungen, Anregungen und Hypothesen zu der Frage erörtert werden, wie Retraumatisierungen, die durch die Aufstellungsarbeit ausgelöst werden könnten, verhindert werden können. Die Entwicklung der Aufstellungsarbeit ist derzeit so sehr im Fluss, dass hier lediglich ein Ausschnitt unserer subjektiven Erfahrung zum Ausdruck kommen kann.

Es stellen sich Fragen wie:

- Ist der Patient in der Lage, eine Konfrontation mit traumatischem Material, das sich in einer Aufstellung abbildet, durchzustehen? Oder stehen aufgrund der momentanen psychischen Konstitution des Patienten zunächst andere Maßnahmen an?
- Welche möglichst schonenden Lösungsmöglichkeiten können gefunden werden, damit sich systemisches Trauma für alle Beteiligten innerhalb der Aufstellung lösen kann, um nächste Schritte kräftesparend für den Klienten und die Repräsentanten zu ermöglichen?
- Welche Gefahren sind zu beachten, wenn traumatisierte Patienten als Stellvertreter mit einem Trauma im System eines anderen konfrontiert werden?
- Welche Rahmenbedingungen müssen erfüllt sein, um Retraumatisierungen für Repräsentanten zu vermeiden?

‹ Alexandra Huber, »Das Leben ist eine gewagte Balance von Selbst und Fremdbestimmung«, Zeichnung, 2008, 15 × 15 cm.

## Die Einordnung der Aufstellungsarbeit in das Traumabehandlungskonzept unserer Klinik

Ich möchte anhand eines Werkstattberichts einige Beobachtungen wiedergeben, die wir mit traumatisierten Patienten in unserem klinischen Setting gemacht haben. Es fließen auch Erfahrungen aus dem ambulanten Bereich im Rahmen meiner Praxis mit ein, in der ich Aufstellungskurse für nicht stationäre Teilnehmer anbiete.

Unser Trauma-Behandlungskonzept umfasst neben anderen Verfahren so genannte bifokal- multisensorische Behandlungsmethoden (früher energetische Therapiemethoden genannt), die besonders im Zusammenspiel mit der Aufstellungsarbeit sehr wirksam sind. Inzwischen sind auch solche Verfahren mit dabei, die die transgenerationale, systemische Ebene mit einbeziehen. Zum Teil wurden diese Varianten von uns selbst entwickelt und zum Teil sind solche Interventionen in der von Asha Clinton entwickelten Methode AIT (Advanced Integrative Therapy) enthalten. Darauf gehe ich später noch ein.

Wir sind zu der Auffassung gekommen, dass Aufstellungen um ein Vielfaches effektiver sind und besser verkraftet werden, wenn spezifische Traumaarbeit im einzeltherapeutischen Setting ergänzend zur Aufstellung vorgeschaltet wird und in einzelnen Fällen auch nachträglich stattfindet. Wenn Patienten in der Aufstellung mit ihren Traumata konfrontiert werden, ohne dass sie vorher spezifische Traumaarbeit erfahren haben, und wenn zuvor die belastenden Erfahrungen durch einen seelischen Prozess nicht schon integriert werden konnten, kann die Konfrontation mit spezifischen Belastungen, die durch das Aufstellen deutlich werden, eine Überforderung für den Patienten bedeuten. Insbesondere sind Patienten mit komplexen Traumata betroffen, weil die Traumatisierungen oft auch familiär bedingt sind und durch zahlreiche Wiederholungen zur ständigen Überforderung des Organismus geführt haben.

Aufstellungen bilden Bindungsmuster ab. Familiäre Traumata sind immer mit Bindungsstörungen verknüpft. Wenn sich beim Aufstellen zeigt, dass Beziehungen durch unsichere oder gar zerstörte Bindungen gekennzeichnet sind, können natürlich schmerzliche Erfahrungen und auch seelische Überforderungssituationen wachgerufen werden. So kann man nachvollziehen, dass zum Beispiel Menschen mit Gewalterfahrung durch aufzustellende Personen aus dem System in überschwemmende Flashbacks geraten können. Folgende Fallvignette, deren weiteren Prozess ich dann noch weiter unten ausführen werde, verdeutlicht das:

Eine Teilnehmerin in einem meiner Aufstellungskurse hatte das Anliegen, einen guten Platz in ihrer Herkunftsfamilie zu finden. Dieses Anliegen war verknüpft mit ihrer gegenwärtigen Situation in Bezug auf ungelöste partnerschaftliche und berufliche Konflikte.

Ihr Vater war Alkoholiker, hatte in ihrer Kindheit die Mutter vor den Augen der Kinder geschlagen, und auch diese mussten ständig fürchten, dass er mit ihnen gewalttätig würde, was nicht selten vorkam. Die Mutter zeigte sich hilflos, so dass die Älteste, die Klientin, sich aufgerufen fühlte, die »Regie« zu übernehmen. So geriet sie in eine parentifizierte Position und gleichzeitig in eine ständige Überforderung.

Die Klientin war eine Kollegin und hatte schon sehr viel Selbsterfahrung gemacht. Sie wirkte gesammelt und gefasst für die anstehende Aufstellungsarbeit. Schon beim Auswählen der Stellvertreter bemerkte ich aber, dass sie etwas hemmte, sie blass wurde und dissoziiert wirkte. Bevor ich eingreifen konnte, brach sie beim Anblick der Stellvertreter für Mutter, Vater und sie selbst in Tränen aus, taumelte rückwärts auf ihren Platz neben mir und sagte sehr verzweifelt und kindlich: »Ich kann das nicht.« Sie konnte sich dann mit Unterstützung gut wieder fangen, der Prozess ging gut für sie weiter.

## Dissoziation und die Folgen für die Aufstellungsarbeit

Es gibt aber auch Patienten, die ihre Reaktionen nicht so äußern können und eher in einen Zustand der Dissoziation gehen, um sich zu schützen. Oftmals ist ein solcher Zustand aber nicht sofort zu erkennen. Ein dissoziierter Zustand liegt wahrscheinlich dann vor, wenn der Klient nicht wirklich präsent zu sein scheint. Manchmal ist ein Klient in einem solchen Zustand schon bei der Auswahl der Stellvertreter oder beim Stellen der Stellvertreter nicht wirklich gesammelt. Er oder sie wirkt irgendwie abwesend. Wenn man die Aufstellung dann stattfinden lässt, obwohl der Klient dissoziiert ist, wird die Aufstellung nicht »in seiner Seele ankommen«. Die seelischen Bewegungen für eine mögliche Lösung werden dann nicht nachvollzogen. In einem eventuellen Nachgespräch zeigt sich dann oft, dass das Lösungsbild nicht erinnerbar ist. Die Aufstellung scheint ohne bleibende Wirkung.

## Traumaenergie und Veränderung

Aufstellungsarbeit ist ein auf Veränderung ausgerichtetes Verfahren. Wenn Traumaenergie den Organismus beherrscht, sind die Kräfte für Veränderung zunächst blockiert und also nicht verfügbar. Ein Mensch, dessen Energien ausschließlich durch Überlebensstrategien gebunden sind, erlebt sich gefangen in sich und der Bewältigung seines Leids. Franz Ruppert (2005) nennt diesen Zustand treffend »Überlebensmodus«. Die Aufstellungsarbeit verlangt vom Klienten, seine Kräfte für die existenzielle Schau auf das System und die schicksalhaften Hintergründe seiner Mitglieder zu sammeln. Die Offenheit für Veränderung, der Blick nach vorne, sind Voraussetzung für das Aufnehmen und Umsetzen einer sich zeigenden Lösung: Wenn sich ein Mensch im »Überlebensmodus« befindet, ist ein solcher Blick nicht möglich. Wir finden eine intensive Prüfung seitens des Therapeuten durch Abfragen verschiedener Aspekte bezüglich der Veränderungsenergie des Patienten hilfreich, um ein Gefühl für den rechten Zeitpunkt zu gewinnen, wann lösungsorientierte Interventionen wie zum Beispiel eine Aufstellung indiziert sind (de Shazer, 1989; Schiepek, Eckert u. Kravanja, 2013).

## Der Stellenwert traumaspezifischer Einzelarbeit

Wenn man absehen kann, dass die genannten Voraussetzungen für eine Aufstellung noch nicht gegeben sind, sind nach unserer Beobachtung vorerst einzeltherapeutische, traumaspezifische Vorgehensweisen angezeigt. Hier ist der erste Schritt, das grundlegende Bedürfnis eines traumatisierten Menschen zu befriedigen, nämlich sein Leid gesehen und gewürdigt zu wissen. Das Leid verlangt danach, dass sich zuerst mit dem individuell Erlittenen beschäftigt wird. Hier bieten dann unter anderem so genannte bifokal-multisensorische Methoden wie EMDR (Shapiro, 1998), EDxTM (Gallo, 2000), oder AIT (Clinton, 2002) große Spielräume.

Wir integrieren die bifokal-multisensorischen Methoden in ein spezifisches Traumakonzept verschiedener Modalitäten, das sich speziell an den individuellen Bedürfnissen unserer Patienten ausrichtet und in Übereinstimmung mit den Leitlinien der gegenwärtig gängigen Psychotraumatologie durchgeführt wird. Mit den bifokal-multisensorischen Methoden wird zunächst einmal erreicht, das Energiesystem vom Stress der Traumaenergie zu entlasten und dann einen Prozess der Transformation dieser Traumaenergie einzuleiten, der schließlich eine Reintegration abgespaltenen Erlebens ermöglicht. Ein solcher Transformationsprozess beinhaltet seelische Vorgänge, die die Einordnung von traumatischen Erlebnissen in einen neuen Sinnzusammenhang ermöglichen und wünschenswerterweise zur Handlungsfähigkeit des Betroffenen führen. Das Ziel einer solchen Traumabewältigung ist dann schließlich, gebundenes Potenzial wieder freizusetzen.

Bei der Methode EDxTM (Energy Diagnostic and Treatment Method, Gallo, 2000) wird durch Klopfen von zuvor durch kinesiologisches Testen ermittelten Akupunkturpunkten energetisch auf den Organismus eingewirkt. Dadurch werden ähnlich wie beim EMDR blockierende neuronale Verschaltungen im Gehirn entknüpft und gleichzeitig die Entwicklung neuer neuronaler Netzwerke gefördert. Hierbei spielt die Entwicklung von Selbstakzeptanz eine bedeutende Rolle. Bei der Methode AIT (Advanced Integrative Therapy, Clinton, 2002), wird über sogenannte »Energiezentren«, die aus der indischen Chakrenlehre entnommen sind, auf das Energiesystem eingewirkt. Die Methoden unterscheiden sich hauptsächlich in Folgendem:

Bei EDxTM wird vorsichtig an die traumatische Situation herangeführt und dann quasi unter »Anästhesie«, das heißt in einem leicht hypnotischen Zustand, der Traumastress ausgeleitet.

Durch AIT wird der Klient in einen tiefenpsychologisch dominierten Prozess der Auseinandersetzung mit traumatischem Material geführt. Dieser Ansatz ist sehr hilfreich bei allen traumabedingten Beschwerden und psychischen Problemen, bei denen Traumata im Beziehungs-Bindungsbereich vorherrschen. Die Methode ist besonders nachhaltig wirksam, weil zunächst zugrunde liegende Traumata mit allen dazugehörenden Aspekten bearbeitet werden. Danach wird das gegenwärtige, sogenannte Auslösetrauma behandelt und schließlich auch noch die Verknüpfung zwischen diesen beiden als Trauma bearbeitet.

## Traumaeinzelarbeit auf der transgenerationalen Ebene

Wenn man die zugrunde liegenden Traumata eruiert, stößt man nicht selten auf transgenerationale Zusammenhänge. Die durch systemisches Trauma verursachte, abgespaltene Traumaenergie, die in Resonanz mit dem Energiesystem des Klienten tritt und sich durch systemische Bindungen blockierend auf sein Energiesystem auswirkt, kann in besonderer Form bearbeitet werden.

Die Einbettung der gegenwärtigen Problematik in systemische Zusammenhänge wirkt entlastend. Es wird deutlich, dass transgenerationale Muster oder Traumata Keimzellen für ihre unbewusste Wiederholung in der Gegenwart sind. Gleichzeitig »reinigt« der energetische Bearbeitungsprozess den Organismus von vielfach überlagertem Stress. Anders als in der Aufstellung wird der Klient aber noch nicht mit der existenziellen Wucht und Vielschichtigkeit eines Aufstellungsprozesses konfrontiert, sondern fokussiert zunächst noch auf das eigene Erleben, die eigenen Einschränkungen, das systemische Leid an und in sich selber. Diese Art der Traumabehandlung ermöglicht insbesondere Integrationsarbeit und fördert Ich-Stärke. Gleichzeitig führt sie in transgenerationale Zusammenhänge ein und kann dazu dienen, die nötigen seelischen Kräfte für eine Aufstellung zu entwickeln.

## Der Stellenwert der Aufstellungsarbeit für die Lösung von Trauma

Die genannten energetischen therapeutischen Maßnahmen allein reichen unserer Meinung nach unter bestimmten Bedingungen nicht aus, um die Seele in vollem Umfang heilen zu lassen. Hier leisten die Aufstellungen ihren Dienst. Ein Mensch in einer traumatisierenden Situation, wie sie zum Beispiel bei einer Vergewaltigung, einer Umweltkatastrophe, einem Unfall, einer schweren Erkrankung mit Lebensgefahr vorliegt, erlebt keinen Handlungsspielraum mehr. Er gerät in einen Zustand von Hilflosigkeit und lebensbedrohlicher Ausweglosigkeit. Im Gehirn werden unter solch existenziell gefährdenden Situationen frühkindliche Mechanismen reaktiviert, die man »Bindungssuche« nennt. Diese Bindungsbereitschaft wird auf Helfer oder, unter Gewalt, auf den Täter umgeleitet. Umgeleitet deswegen, weil sie eigentlich auf die Menschen gerichtet ist, an die der Betroffene primär und im günstigen Fall positiv gebunden ist. Im Idealfall sind das die Eltern und dann später der Partner oder die Partnerin.

Traumata verursachen häufig eine mehr oder weniger starke Bindungsstörung oder sogar eine Bindungszerstörung zu den primären Bezugspersonen. Die Helfer, Täter oder Unfallverursacher geraten ins System hinein und trennen die traumatisierte Person von ihren Primärbezugspersonen. Die Seele verbindet sich mit dem Täter oder Helfer, um zu überleben. Diese neue Bindung bewirkt, dass er oder sie sich aus dem seelischen Bezugsrahmen herauskatapultiert und sich stattdessen durch den Täter oder andere Verursacher oder Beteiligte »beschlagnahmt« erlebt. Hier kann eine Aufstellung mit den seelischen Vollzügen, die in der Aufstellung möglich werden, helfen. Noch einmal möchte ich an dieser Stelle erwähnen, dass die Konfrontation mit Täter oder Trauma erst dann ohne die Gefahr einer Überflutung möglich wird, wenn die Traumaenergie durch spezifische Interventionen integriert ist und genügend Ich-Stärke vorhanden ist. Was dann in einer Aufstellung möglich wird, ist die Loslösung von Personen (zum Beispiel von einem Täter), auf die sich die Bindungsenergie gerichtet hat. Im schamanistischen Sinne wird der Seelenanteil, der an den Täter verloren gegangen ist, zurückgeholt.

Nehmen wir das Beispiel der Vergewaltigung einer jungen Frau, eines Jugendlichen oder eines Kindes. Hier wird der Loslösungsvorgang dadurch ermöglicht, dass der Täter seine Schuld und seine Verantwortung anerkennt und die Klientin sich ihrerseits zu ihrer Unschuld bekennt und die Verantwortung für die Tat beim Täter lässt. Es ist wichtig, dass sie ihr Leid selber würdigt und ihr Herz für sich selbst öffnet. Im nächsten Schritt würde sich die Klientin ihren Eltern zuwenden, aussprechen, wie sehr sie gelitten habe, vor allem darunter, dass sie (möglicherweise) den Eltern ihre Not nicht habe mitteilen können, dass sie sich schutzlos gefühlt habe. Lösend ist dann schließlich, wenn sie sich von den Eltern durch eine »Hinbewegung« zu ihnen »zurück-nehmen« lassen kann.

Es gibt auch Fälle, wo dieses Zurück-genommen-Werden von den Eltern nicht vollzogen werden kann. Das ist zum Beispiel der Fall, wenn die Eltern selber die Täter oder Mittäter sind und sie die Sicherheit für das Kind nicht gewährleisten können. Hier kann vielleicht lediglich die Anerkennung des schweren Leids, das die Eltern dem Kind angetan haben, und die Anerkennung ihrer Schuld und Verantwortung Frieden für das Kind bringen. Seitens des Kindes ist schließlich der Vollzug, diesem Leben und Schicksal zuzustimmen und das Leben so zu nehmen, wie es gegeben wurde, entscheidend, um Kräfte freizusetzen. Die folgenden zwei Fallvignetten veranschaulichen das:

Eine Patientin wurde von ihrem Großvater von ihrem neunten bis 17. Lebensjahr regelmäßig sexuell missbraucht. Ihren Eltern konnte sie ihre Not nicht mitteilen. Sie waren nicht in der Lage, emotional präsent und schützend für die Patientin da zu sein. Der Großvater war für sie die einzige Bezugsperson, die sich »kümmerte«. Es entwickelte sich entsprechend eine tiefe Bindung an den Großvater und auch Liebe. Viele komplizierende Aspekte mussten während der Therapie bearbeitet werden, wie zum Beispiel die traumatisierenden Körpererfahrungen, ihre tiefe Einsamkeit, der versperrte Zugang zu ihren Eltern, der Schmerz über den Verlust ihrer Kindheit. Das alles war nur möglich, nachdem sowohl die Therapeuten als auch sie selbst ihre Bindung und auch ihre Liebe zum Großvater würdigen konnten.

In der Aufstellung zeigte sich dann entsprechend, wie sehr ihre Stellvertreterin sich zum Großvater hingezogen fühlte; da fand sie »Zuflucht«. Es kam auch »ans Licht«, wie sehr die Eltern in ihre eigenen systemischen Traumata verstrickt waren und weder für sich gegenseitig noch für das Kind verfügbar waren. Die Traumaenergie der Eltern war kaum auflösbar. Möglich war jedoch, dass die Klientin sich in ihrem Leid offenbarte, dass die Eltern ihre Verantwortung, ihre Schuld und die Situation anerkannten, dass sie die Tochter verloren hatten. Es war auch möglich, dass die Klientin ihrem Großvater die Schuld und die Verantwortung zumutete und dass der Großvater sie nunmehr freigab. Es war nicht möglich, dass die Klientin sich den Eltern näherte. Lösend für sie war aber dennoch, dass die Eltern liebevoll auf sie schauten, ihrerseits von ihren »guten Kräften«, durch Stellvertreter repräsentiert, gehalten wurden und sie mit ihrer »guten Kraft« ziehen lassen konnten. Sie selbst fand dann die Kraft, sich umzudrehen und nach vorne »in ihre eigene Zukunft« zu schauen. Bei dieser Aufstellung war es also notwendig, eine »spirituelle« Dimension wie die »gute Kraft« durch eine Stellvertreterin mit einzuführen, um eine Lösung für die Klientin zu ermöglichen.

Zur Verdeutlichung noch eine zweite Fallvignette:

Ein Kind hat einen lebensbedrohlichen Eingriff im Krankenhaus zu bestehen gehabt. Neben der möglichen Bindungsstörung durch die Trennungssituation kann als Traumafolge ein Teil der kindlichen Seele ans Krankenhaus, zum Beispiel Ärzte, Pfleger etc., gebunden bleiben. In einem solchen Fall ist es für eine gute Lösung erforderlich, einen Repräsentanten für das Krankenhaus in die Aufstellung mit hineinzunehmen. Schließlich muss das Kind vollständig von den Eltern zurückgenommen werden, und es müssen Vollzüge stattfinden, die es dem Kind ermöglichen, wieder ins Leben zurückgeführt zu werden.

Heilend wirkt, dass das Geschehene durch die Vorgänge, die während des Aufstellungsprozesses laufen, aus einem neuen Blickwinkel in einen zuvor noch nicht geschauten Zusammenhang eingeordnet werden kann. Vor allem aber der Vorgang, wieder in das gegenwärtige oder ursprüngliche Beziehungsgefüge des Systems zurückgenommen zu werden, hat langfristig eine heilende Wirkung. Ressourcen werden gefunden oder wiedergefunden, die anstehende neue Schritte möglich machen.

Ein weiterer wesentlicher Gesichtspunkt der Aufstellung in einer Gruppe ist die Zeugenschaft der anderen. Das Schwere bzw. das Leid wird durch das Mitwirken der anderen auf besondere Weise gewürdigt und das neu Erlebte dadurch auch noch einmal auf besonders stärkende Weise verankert.

## Die »vorbereitende« Aufstellung mit abstrakten Elementen

Es gibt Situationen, in denen der Aufstellungsleiter spürt, dass eine Aufstellung für den Prozess des Klienten weiterführend sein könnte, dass aber gleichzeitig die konkrete Hineinnahme der Vertreter von möglicherweise retraumatisierenden Personen zum derzeitigen Zeitpunkt zu belastend wäre. Dann stellen wir nicht ausschließlich Stellvertreter für konkrete Personen des Systems auf, sondern auch Stellvertreter für abstrakte Elemente in Anlehnung an die von Sparrer und Varga von Kibéd (2000) entwickelten Strukturaufstellungen. Das können Stellvertreter für innere Anteile sein. Das kann im Sinne einer Zukunftsprojektion die Hinzunahme eines Repräsentanten für »eine gute Lösung« oder »die Zukunft« sein, eines Repräsentanten für die systemische Verstrickung, zum Beispiel »das, was mich blockiert«, die Hineinnahme einer oder mehrerer Ressourcen etc. Wir sprechen in einem solchen Fall gerne von einer orientierenden oder vorbereitenden Aufstellung. Auf diese Weise wird der Klient schonender und nicht aufdeckend an Dynamiken seines Systems herangeführt. Ein erstes mögliches Lösungsbild kann schon seine erwünschte Wirkung auf halbem Wege des Prozesses entfalten. Die Fortsetzung des Fallbeispiels der Klientin aus einem ambulanten Kurs, deren Vater Alkoholiker war und die Mutter sowie sie und ihre Geschwister wiederholt geschlagen hatte, verdeutlicht das:

Die Klientin hatte nach dem Auswählen der Stellvertreter die Aufstellung selber weinend abgebrochen. Die Aufstellung war somit zunächst wegen der überflutenden Gefühle der Klientin nicht durchführbar gewesen.

Im Verlauf des Gruppengeschehens brachte die Klientin das Anliegen vor, die gegenwärtige Beziehung zu ihrer Mutter zu klären. Diese verhalte sich immer wieder sehr böse und unversöhnlich ihr gegenüber, so auch wieder gerade kürzlich. Wir stellten Repräsentanten für die Klientin, ihre Mutter, drei Traumata, drei Ressourcen und eine Repräsentantin für das »Böse« der Mutter. Im Sinne von C. G. Jungs Theorie über Archetypen nannten wir dieses Element die »Hexe«. Das ist ein Kunstgriff, der erstens erlaubt, die Mutter von ihren bösen Anteilen zu trennen, und zweitens hilfreich für die Sichtweise ist, dass das erlebte Böse aus einer systemischen Verstrickung rührt und nicht das gesamte Wesen der Mutter ausmacht.

In dieser Aufstellung wurde deutlich, wie ausgeschlossen und tieftraurig die Hexe war, wie sehr die Mutter von den Traumata in Anspruch genommen war und wie schließlich die »Ressourcen« dazu verhalfen, dass das Schlimme gewürdigt wurde und Mutter und Hexe zusammenfanden. Dann »wachte« die Vertreterin der Mutter wie aus »einem bösen Traum« auf und nahm erstmals ihre Tochter als ihre Tochter wahr, und die beiden konnten zueinanderfinden.

Mit der Klientin fanden nach dem Aufstellungsseminar noch circa zehn Traumaeinzelsitzungen mit den Methoden aus dem bifokal multisensorischen Behandlungsspektrum statt, bevor dann nach ein paar Monaten in einem weiteren Seminar eine für sie lösende Aufstellung ihrer Herkunftsfamilie mit Fluchtschicksalen und Vergewaltigungstraumata der Großmutter mütterlicherseits durchgeführt werden konnte.

## Auflösung von Trauma innerhalb der Aufstellung

Zentral für die Aufstellungsarbeit ist die Lösung von transgenerationalem systemischem Trauma. Die erste Frage ist, welche Anzeichen auf eine Traumatisierung hinweisen. Meist zeigen sich traumatisierte Personen unerreichbar, versteinert, wie »eingefroren«. Um die Person aus dem »Schockzustand« herauskommen zu lassen, braucht es meist mehrere Schritte.

Zunächst muss die Person in ihrem Leid gesehen werden. Da stellt sich die Frage, welche Person im System die Person eigentlich sehen und würdigen müsste. Meist ist es so, dass der Klient durch seine Symptomatik oder einen anderen Verzicht auf erfülltes Leben diesen Menschen in blinder Liebe »sieht«. Bevor ein solcher Vollzug möglich wird, muss eine – wenn auch vorläufige – Stabilisierung gewährleistet werden. Dies wird meist möglich, indem man eine »gute Kraft« in den Rücken stellt. Vorsicht ist aber geboten, in einem solchen Moment die Komplexität des Systems zu erweitern, zum Beispiel durch das Einführen eines Elternteils. Die Gefahr besteht hier darin, neue Konfliktfelder zu öffnen, deren Bearbeitung dann zu lange dauern würde und das Anliegen des Klienten aus dem Blick geraten ließe.

Bei schweren Traumata reicht es nicht aus, eine »gute Kraft« hinzuzunehmen. Bei einer Konfrontation zum Beispiel, die durch das Aufstellen des Täters herbeigeführt wird, ist es hilfreich für das Opfer, Vertreter für das zugehörige Kollektiv mit hinzuzunehmen. Für ein jüdisches Opfer des Holocausts z. B. wären das andere Opfer oder die »jüdische Stammesseele«, wie Daan von Kampenhout (2010) es nennen würde. Wenn es sich um einen Soldaten des Zweiten Weltkrieges handeln würde, dessen Seele noch an die traumatischen Ereignisse im Krieg gebunden ist, würde man vielleicht die gefallenen, aber vielleicht auch überlebende Kameraden dazustellen. Wenn es sich um eine von feindlichen Soldaten im Krieg vergewaltigte Frau handelt, braucht sie eventuell den Kreis des »weiblichen Stamms«, das heißt Frauen als archetypisches Kollektiv, also einen Kreis der Weiblichkeit mit all ihren Facetten einschließlich weiblicher Traumatisierungen. Ein solcher Kreis wirkt haltend, bietet Schutz gegen den Täter und verhindert das Gefühl, ausgeliefert zu sein. Gleichzeitig gewährleistet er die nötige Intimität, wenn Scham gespürt wird. Im Kreis der Frauen kann der Schmerz über Verletzung und Schändung zugelassen werden. Im Schutz des Kreises können die anderen Frauen der verletzten Frau vielleicht vermitteln, wie gut es ist, dass sie überlebt hat und dass nun alles vorbei ist. Sie fühlt sich gehalten, wenn die Traumaenergie schließlich losgelassen werden kann. Das kann nicht allein im Angesicht des Täters oder der Täter ohne Schutz und ohne Ressource geschehen. Wenn der »gefrorene« Zustand im Schutz der anderen

Frauen gelöst ist und diese Frau dann schließlich präsent und in ihrer Kraft sein kann, ist sie meist in der Lage, den Täter anzuschauen. Es können dann Vollzüge eingeleitet werden, die es ihr ermöglichen, den an den Täter gebundenen Seelenanteil wieder bei sich zu integrieren. Zunächst geht es um die Anerkennung der schweren Verletzung. Die zentrale Bewegung der Seele ist danach die Zustimmung, von Schicksalskräften erfasst worden zu sein, die außerhalb ihres Einflussbereichs lagen. Letztlich ermöglicht ihr eine solche Zustimmung, wieder in ihre Würde zu kommen. Nach einem solchen Vollzug kann die Frau sich in der Regel wieder ihrer Familie zuwenden. Sie beginnt, ihren Mann wahrzunehmen, sie kann sich ihm vielleicht nähern. Dann sieht sie vielleicht ihre Kinder. Sie kommt zurück in ihr Leben. Die Kinder können sie als ihre Mutter sehen, die nicht länger von ihnen am Leben gehalten werden muss.

Bei manchen Schicksalsschlägen, wie zum Beispiel Kriegstraumatisierung, Vertreibung oder schwerem Verlust, muss vielleicht die Erweiterung der Sicht auf die Ebene der Spiritualität geöffnet werden, nämlich dann, wenn das Schlimme, das Schicksal, übermächtig war. Hier würde man vielleicht einen Repräsentanten für eine höhere Instanz hineinnehmen, wie zum Beispiel »das, wo das Schlimme aufgehoben ist« oder »das Schicksal«, je nachdem, was in einer solchen Situation passend scheint. Grundsätzlich sind dann Interventionen notwendig, die schützende, Halt gebende Ressourcen für die Traumatisierten zur Verfügung stellen.

## Mögliche Retraumatisierung durch Stellvertreterrollen

Die Thematik der Retraumatisierung durch die Stellvertreterrolle möchte ich hier nur streifen, weil darüber schon Grundlegendes veröffentlicht ist (siehe zum Beispiel Schneider, 2006). Es kommt vor, dass Stellvertreter so sehr von ihrer Rolle in Anspruch genommen worden sind, dass sie danach der Hilfe durch den Therapeuten bedürfen. In der Regel »haften« Stellvertreterdynamiken nicht an den Teilnehmern, sondern »fallen« gleichsam von ihnen ab, sobald die Aufstellung beendet ist, vom Aufstellungsleiter als beendet deklariert wurde und die Mitwirkenden wieder auf ihre Plätze oder in die Pause gehen. Dennoch kann es Situationen in oder nach Aufstellungen geben, in denen Repräsentanten in besonderer Weise in Anspruch genommen sind und eventuell ebenfalls die besondere Aufmerksamkeit des Therapeuten im Nachhinein brauchen.

Dass Stellvertreter von ihren Rollen über die Aufstellung hinaus in Anspruch genommen sind, ist insbesondere der Fall, wenn eine schwere Dynamik nicht gelöst werden konnte. Dann kann es passieren, dass das Ungelöste noch im Stellvertreter weiterwirkt. Wenn dieses Ungelöste zum Beispiel mit einer Ausklammerungsdynamik zu tun hat, und wenn eine solche Dynamik in Resonanz mit eigenen traumatischen Zusammenhängen im System des Stellvertreters geht, kann es vorkommen, dass der Betroffene sich auch nach der Aufstellung noch »außerhalb«, also nicht zugehörig fühlt. Er kann möglicherweise nicht mehr zwischen der »Aufstellungsrealität« und der Realität außerhalb der Aufstellung unterscheiden und nimmt die Gefühle aus der Aufstellung mit in die Realität herüber. Das würde sich im hier gewählten Beispiel der Ausklammerungsdynamik daran zeigen, dass derjenige sich dann auch weiterhin nicht mehr wirklich zur Gruppe zugehörig fühlt. Wenn ein solcher Zustand nicht vom Aufstellungsleiter erkannt wird und sich verselbständigt, besteht die Gefahr einer Retraumatisierung.

Hilfreich ist es in einem solchen Fall, wenn der Stellvertreter – veranlasst durch den Therapeuten – in Kontakt mit dem Klienten geht, für den er in der Aufstellung gewirkt hat, und wenn der Therapeut dann lösende Sätze und Vollzüge anbietet, mit denen der Stellvertreter erleben kann, dass seine Gefühle in erster Linie mit dem Aufstellungsgeschehen zu tun haben. Meist hilft die Hinwendung zum betroffenen Klienten, um die Trennung zwischen der Wahrnehmung aus der Aufstellung und dem Eigenen vollziehen zu können. In manchen »hartnäckigen« Fällen kann bei noch »persistierenden« Ausklammerungsgefühlen der Kontakt zur Gruppe zusätzlich gesondert gefördert werden, indem man den Betroffenen in die Runde schauen lässt, die freundlichen Blicke der anderen Gruppenteilnehmer wahrnehmen und ihn vielleicht noch einmal betonen lässt, dass er jetzt wieder er selber (mit dem Nennen seines Namens) ist. Auf diese Weise kann er das Erleben der Zugehörigkeit zurückgewinnen und sich aus der oben beispielhaft genannten Ausklammerungsdynamik lösen.

Wenn die oben genannten Interventionen nicht geholfen haben, kann mittels einer kleinen »Meta-Aufstellung« eine Loslösung aus der Stellvertretung erfolgen. Es wird dann das »Schicksal« der vertretenen Person aufgestellt, und die Stellvertreterin stellt sich dazu. Durch entsprechende würdigende Vollzüge des betroffenen Stellvertreters kann eine Trennung zwischen der erlebten Aufstellungsdynamik und dem eigenen Schicksalszusammenhang hergestellt werden, und auf diese Weise einer Vermischung von beidem vorgebeugt werden.

## Kasuistik einer Retraumatisierung durch eine Stellvertretung

Eine Klientin kam in einem erheblichen emotionalen Ausnahmezustand zu mir in die ambulante Praxis. Sie weinte, zitterte, klagte über anhaltende Kopfschmerzen und über extreme Gefühle von »Allein-gelassen-Werden«, ein Erleben von Lebensbedrohung, Vernichtungsenergien und Selbstentwertung. Sie berichtete, dass sie einige Tage zuvor in einer Aufstellungsgruppe als Stellvertreterin eine »schwere Rolle« innehatte. Sie habe eine Frau vertreten, von der nichts bekannt gewesen sei. Sie habe eine plötzliche Schwäche gespürt, sei auf den Boden gesunken und habe Bilder von sexuellen und anderen gewalttätigen Misshandlungen erlebt. Sie könne sich noch dumpf daran erinnern, dass sie etwas gefragt wurde, dass sie aber nicht in der Lage gewesen sei zu antworten. Der Aufstellungsleiter habe sich nicht weiter um sie gekümmert, keiner habe sich um sie gekümmert. Sie erinnere sich, dass der Klient, für den die Aufstellung gemacht worden sei, vom Außenkreis heraus gesagt habe, es genüge ihm jetzt, weiter müsse die Aufstellung nicht gehen. Daraufhin seien alle auseinander in die Pause gelaufen. Sie sei liegen geblieben. Nach einiger Zeit habe sie sich gezwungen aufzustehen, sei aber wie in einem »gläsernen« Zustand geblieben, habe seither »nahe am Wasser gebaut«, heftige Kopfschmerzen und sei Zuständen von existenzieller Bedrohung ausgesetzt.

Offenbar ist die Seminarteilnehmerin des vorangestellten Fallbeispiels in einen Zustand geraten, der typisch für eine Retraumatisierung ist. Dabei haben zwei Phänomene synergistisch zusammengewirkt: Erstens wurde das, was sich in der Stellvertretung aus der systemischen Dynamik des Aufstellungsprozesses heraus lösen wollte, nicht gelöst, und es hat in der Teilnehmerin stellvertretend weitergewirkt. Zweitens ging der Zustand aus der Stellvertretung in eine Resonanz mit eigenen Traumata, die reaktiviert wurden. Die Klientin war selbst Missbrauchsopfer. Einige Aspekte ihres komplexen Traumas waren zu diesem Zeitpunkt schon bearbeitet und hinreichend integriert worden. Durch die Erfahrung in ihrer Stellvertreterrolle ist jedoch noch unverarbeitetes Material massiv reaktiviert worden.

Es stellt sich die Frage, was zu einer derartig schweren Retraumatisierung geführt haben könnte. Ich nehme an, die Auslösefunktion bestand nicht allein in dem Unaufgelösten aus der Stellvertreterrolle und auch nicht lediglich in der Tatsache, dass ihr Missbrauchstrauma noch nicht vollständig verarbeitet worden war. Eine mögliche Hypothese ist, dass ihr Zustand vom Aufstellungsleiter nicht angemessen erkannt worden war, dass es aber für die Lösung der Aufstellung ein notwendiger Schritt gewesen wäre, ihren Zustand durch entsprechende Interventionen zu lösen oder zumindest sprachlich zu verdeutlichen, dass diese Stellvertreterin einen wesentlichen Dienst für das System durch ihre Wahrnehmungen geleistet hat. Durch eine solche anerkennende Intervention hätte der Aufstellungsleiter nicht nur gebührend dem Anliegen der vertretenen misshandelten, weiblichen Person im System entsprochen, sondern auch der Teilnehmerin als Stellvertreterin die Wahrnehmung ermöglicht, dass das, was sie gerade erlebt hat, in das fremde System gehört, für das sie gerade einen Dienst leistet.

Der Teilnehmer, für den aufgestellt wurde, hatte vom Kreis heraus eingegriffen und die Aufstellung beendet – geduldet vom Aufstellungsleiter. Wenn ein Klient, der aufstellt, vom Kreis aus manipulierend in den Aufstellungsprozess eingreift, ist davon auszugehen, dass in diesem Moment ein Tabu dieses Systems verletzt wird und dass das Eingreifen dazu dient, dieses Tabu zu schützen und den »Status quo« des Systems aufrechtzuerhalten. Der Aufsteller hatte den Prozess in diesem Fall offenbar laufen lassen, statt zu benennen, dass es sich vielleicht hier jetzt um ein Tabu im System handelt, das geschützt gehört und deshalb die Aufstellung nun zu beenden sei. Unter diesen Umständen wäre die Aufstellung »offiziell« als beendet erklärt worden. Es wäre dann hilfreich für diese Klientin und für die Gruppe gewesen, die Gruppe noch einmal zusammenzurufen und sich um die Stellvertreter zu kümmern. Stattdessen sind offenbar alle Beteiligten auseinandergelaufen.

Eine weitere Hypothese ist nun, dass das Tabu auf Kosten derjenigen Person im System gegangen sein mag, die meine Klientin vertreten hatte. Ein systemischer Zusammenhang wurde nicht aufgelöst und wirkte dann in der »Stellvertreter-Klientin« weiter. Wenn eine solche Dynamik vom Therapeuten nicht aufgegriffen wird, besteht die Gefahr, dass sich durch Wiederholung die destruktiven Impulse des Systems potenzieren und dann bei einem Stellvertreter eines solchen Opfers das Erleben durch Synergieeffekte möglicherweise verstärkt.

Bei jener Klientin, die nach der Aufstellung zu mir in Behandlung kam, stieß die erlebte Opferdynamik aus der Aufstellung zusätzlich auf Unverarbeitetes ihres Missbrauchstraumas. In diesem Fall war es möglich, ihre Traumafolgezustände erfolgreich zu bearbeiten – und zwar mit Hilfe verschiedener Techniken aus der energetischen Traumatherapie und einer notwendigen Differenzierung zwischen dem, was einerseits noch aus der Stellvertretung weiterwirkte und was andererseits zu ihren eigenen Erfahrungen gehörte.

## Fazit

Mir ist bewusst, dass dieser Artikel lediglich skizzenhaft verdeutlichen konnte, welche unterschiedlichen Wirkungen die Ebenenvielfalt einer Aufstellung auf traumatisierte Patienten haben kann, und welche Aspekte ein Aufstellungsleiter dabei sowohl im Vorfeld einer Aufstellung als auch während des Aufstellungsprozesses zu berücksichtigen hat, um Retraumatisierungen zu verhindern. Gleichermaßen stellen die auftretenden systemischen Traumata Aufsteller nicht nur vor nicht vorhersehbare Herausforderungen, was ihre Lösungen innerhalb einer Aufstellung anbetrifft, sondern auch vor die Herausforderung, zu erkennen, wann Stellvertreter im Nachhinein nicht aus traumabedingten Aufstellungsdynamiken herausfinden konnten. Hier konnte nur ein kleiner Ausschnitt aus dem Spektrum der Möglichkeiten gezeigt werden, wie »Mitgenommenes« aus einer Stellvertreterrolle aufgelöst werden kann. Die sogenannten bifokal-multisensorischen Interventionstechniken können nicht nur im Vorfeld der Aufstellungsarbeit hilfreich eingesetzt werden, sondern bieten auch bei der oben beschriebenen Problematik (Lösung aus einer Stellvertreterrolle) eine vielfältige Quelle von Lösungsmöglichkeiten, die den Rahmen dieses Beitrags sprengen würde.

Es ist erfreulich, dass ein reger Austausch über Qualitätsmerkmale stattfindet, die solche und ähnliche vielfältige Aspekte der Aufstellungsarbeit beinhalten: ein unerschöpflicher Fundus, der durch die hohe Komplexität dieser Arbeit begründet ist.

## Literatur

Clinton, A. (2002). Seemorg Matrix Work: The Transpersonal Energy Psychotherapy. In F. Gallo, Energy Psychology in Psychotherapy (pp. 93–115). New York: Norton & Company.

Gallo, F. (2000). Energetische Psychologie. Freiburg: VAK.

Huber, A. (2008). Im Gegenwind – Die kleine Welt in 15 × 15. Berlin: Galerie Horst Dietrich.

Kampenhout, D. von (2010). Die Tränen der Ahnen. Täter und Opfer der kollektiven Seele. Heidelberg: Carl Auer.

Ruppert, F. (2005). Trauma, Bindung und Familienstellen: seelische Verletzungen verstehen und heilen. Stuttgart: Klett-Cotta.

Schiepek, G., Eckert, H., Kravanja. B. (2013). Grundlagen der Systemischen Therapie und Beratung. Systemische Praxis, Bd. 1. Göttingen: Hogrefe.

Schneider, J. R. (2006). Das Familienstellen. Grundlagen und Vorgehensweisen. Heidelberg: Carl Auer.

Shapiro, F. (1998). EMDR – Grundlagen und Praxis. Paderborn: Junfermann.

Shazer, S. de. (1989). Der Dreh: überraschende Wendungen und Lösungen in der Kurzzeittherapie. Heidelberg: Carl Auer.

Sparrer, I., Varga von Kibéd, M. (2000). Ganz im Gegenteil: Tetralemmaarbeit und andere Grundformen systemischer Strukturaufstellungen – für Querdenker und solche, die es werden wollen. Heidelberg: Carl Auer.

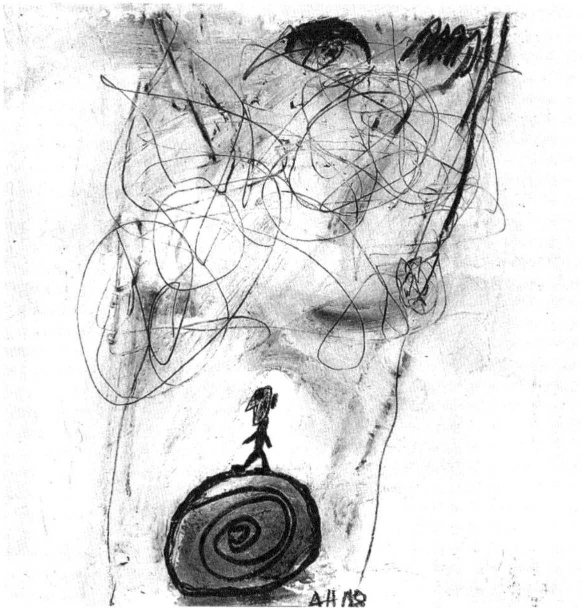

Peter Bourquin

# Das rechte Maß ausloten

Für mich ist die Aufstellungsarbeit für sich allein nicht der angemessene Weg, um eine posttraumatische Belastungsstörung zu heilen. Warum sage ich das? Ein Grundverständnis der Heilung persönlicher traumatischer Erfahrungen ist, dass dieser Prozess eine allmähliche Integration über einen gewissen Zeitraum hinweg braucht. Jeder Eifer ist hier fehl am Platz, der Prozess gleicht einer Zwiebel, deren Schalen langsam eine nach der anderen gelöst werden; es geht im Klienten Schritt für Schritt voran.

Doch das Familienstellen ist bislang im therapeutischen Kontext kein eigenes psychotherapeutisches Verfahren, das den Klienten während seines Prozesses begleitet, sondern eine therapeutische Methode, die für einmalige oder gelegentliche Interventionen geeignet ist. Als solche kann sie den Klienten nicht über einen längeren Zeitraum hin betreuen, wie dies beispielsweise beim Heilen von persönlichen Traumata notwendigerweise der Fall wäre.

Diese Inkongruenz anzuerkennen, halte ich für wichtig. Es gilt, die Grenzen einer jeden Methode zu erkennen, um als Therapeutin nicht ignorant, übergriffig oder sich selbst überschätzend zu handeln, da dies dem Klienten nur schaden kann. Für die Heilung eines Traumas ist es beispielsweise notwendig, allmählich folgende Etappen der Behandlung zu durchlaufen: Stabilisierung der Person; inneren Abstand gewinnen; sich den traumatischen Erinnerungen stellen; um das Verlorene trauern; Integration. Diese Etappen folgen keiner linearen Sequenz, sondern ordnen sich in einem behutsamen gemeinsamen Kommen und Gehen der Therapeutin mit ihrem Klienten von einer zur anderen in jeder therapeutischen Sitzung aufs Neue.

Anders sind die Umstände, wenn ein Therapeut – der zudem speziell in der Behandlung von Trauma ausgebildet ist – innerhalb einer fortwährenden Behandlung im Einzelsetting Elemente der Aufstellungsarbeit benutzt oder seinen Klienten in einem bestimmten Moment des therapeutischen Prozesses zu

◂ Alexandra Huber, ohne Titel, Zeichnung, 2008, 15 × 15 cm.

einer Aufstellung in einer Gruppe anregt. Denn hier gibt es für den Klienten einen haltenden und schützenden Rahmen, in dem eine Intervention mittels einer Aufstellung prozessorientiert als ein weiterer heilsamer Schritt auf seinem Weg in Frage kommen mag (Eidmann, 2009).

Nun geschehen die meisten traumatisierenden Ereignisse innerhalb der menschlichen Beziehungen. Abgesehen von Naturkatastrophen und Unfällen sind vor allem Situationen, in denen sich jemand auf irgendeiner Weise von anderen Menschen bedroht fühlt und keine Möglichkeit zur Verteidigung oder zur Flucht hat, die üblichen Umstände für eine potenziell traumatisierende Erfahrung. Und es ist gerade die Familie und ihr Umfeld, in der ein Kind oder Jugendlicher normalerweise seine traumatischen Erlebnisse erleidet. Darum ist es nicht ungewöhnlich, dass sich in einer Aufstellung sowohl systemische traumatische Erlebnisse vergangener Generationen als auch persönliche traumatische Erfahrungen des Klienten zeigen. Daraus erwächst die Notwendigkeit und die Verantwortung des Therapeuten, der mit der Methode des Familienstellens arbeitet, ein besonderes Verständnis von Trauma zu entwickeln, und ebenso zu lernen, seine Handhabung einer Aufstellung so zu verändern, dass sie dem Anliegen und den aufgrund ihrer traumatischen Erfahrung speziellen Bedürfnisse der Klienten gerecht wird. Es gibt diesbezüglich die folgenden wichtigen vier Aspekte:

1. Man muss eine Traumatisierung im Klienten erkennen können.
2. Es braucht ein Verständnis bezüglich des notwendigen Prozesses der Heilung von traumatischen Erfahrungen, um den einmaligen Eingriff einer Aufstellung dosieren zu können, damit dieser Eingriff dem Prozess des Klienten hilft und sich in diesem integriert.
3. Es gilt, den Rahmen einer Aufstellung so zu verändern, dass ein Klima größtmöglicher Sicherheit und Stabilität für den betroffenen Klienten gewährleistet ist.
4. Es gilt, den Inhalt einer Aufstellung so zu modifizieren, dass dadurch eine heilende Erfahrung für den betroffenen Klienten möglich wird.

Wer mit Personen gearbeitet hat, die in ihrer Kindheit traumatische Erfahrungen gemacht haben, weiß, wie heftig deren emotionale Reaktionen ausfallen können, wenn sie in Kontakt mit dem Erlebten kommen. Vor allem Erfahrungen von Gewalt, Alkohol, sexuellem Missbrauch und Vernachlässigung hinterlassen in den Menschen tiefe seelische Wunden, an denen sie auch Jahre später noch leiden und die es ihnen schwermachen, ihr emotionales Gleichgewicht aufrechtzuerhalten. Ebenso kann es vorkommen, dass sie regelmäßig dissoziieren und dadurch den Kontakt mit dem gegenwärtigen Geschehen verlieren, sobald es Auslöser gibt, die sie an ihr früheres Erleben erinnern. Man kann vermuten, es mit einem traumatisierten Klienten zu tun zu haben, wenn sich folgende Hinweise finden:

- Informationen während des Eingangsgesprächs über potenziell traumatisierende Ereignisse, oftmals während der Kindheit,
- ein dissoziiertes Verhalten, das sich durch die Abwesenheit von Emotionen, Erinnerungen oder Präsenz auszeichnet,
- typische Symptome wie die Schwierigkeit, das emotionale Gleichgewicht aufrechtzuerhalten, emotional überwältigende Erinnerungen, ein abwertendes Eigenbild, massive Ängste bis hin zu Phobien, Verwirrung, auf der somatischen Ebene wahrzunehmender Stress oder das Vermeiden bestimmter Themen,
- spezifische emotionale oder körperliche Reaktionen, die während der Aufstellung auftauchen, wie emotionale Überflutung oder aber Erstarrung und Abschalten.

Was kann man tun, wenn klar wird, dass eine Klientin ein Anliegen für eine Aufstellung hat, das sie hinein in ein persönliches Trauma führt? Ich frage in einer solchen Situation normalerweise, was sie bereits diesbezüglich bisher gemacht hat, ob sie aktuell in Therapie ist, und falls nicht, ob sie bereit wäre, sich in einen psychotherapeutischen Prozess zu begeben, um weiter an ihrer Heilung zu arbeiten. Auch betone ich, wie wichtig es ist, nicht als Einzelkämpferin allein zu versuchen, sich selbst zu heilen, da dies gerade ein Symptom von traumatischem Verhalten sei. Gegebenenfalls biete ich ihr an, qualifizierte Therapeuten meines Vertrauens zu empfehlen.

In manchen Fällen lehne ich es ab, eine Aufstellung zu machen, da mir die Person zu instabil erscheint, das Anliegen fragwürdig oder der Zeitpunkt ungünstig. So zum Beispiel, als eine erwachsene Frau sich durch eine Aufstellung kurz vor Weihnachten klarer darüber werden wollte, ob ihr Vater sich an ihr in ihrer Kindheit sexuell vergangen hatte. Hier kamen zwei Faktoren zusammen, die mich davon abhielten, eine Aufstellung mit ihr zu machen. Zum einen lassen sich solche Anliegen nicht durch eine Aufstellung eindeutig – im Sinne einer Beweisführung – klären. Zum anderen wollte die Klientin im Anschluss an das Seminar zwei Wochen im 500 Kilometer entfernten elterlichen Zuhause verbringen, so dass sie kein stabilisierendes Umfeld gehabt hätte. Auch wenn ich sie mit meiner Entscheidung frustrierte, waren für mich ihr Wohlergehen und ihre emotionale Stabilität wichtiger.

## Das Toleranzfenster

An dieser Stelle will ich auf ein Konzept von Daniel Siegel eingehen, welches dieser erstmals 1999 veröffentlichte und »das Toleranzfenster« nennt. Kurz zusammengefasst bedeutet es (siehe hierzu auch Abbildung 1): Unser Gehirn verarbeitet neue Erfahrungen nur innerhalb einer Aktivierung im mäßigen Bereich. Führt eine Stimulierung zu einer extremen Aktivierung, zum Beispiel durch das Wiedererleben traumatischer Geschehen, aber auch durch »dramatische« Erlebnisse wie sie in manchen Aufstellungen vorkommen, sind diese zwar spektakulär, doch führen sie zu nichts Neuem, denn unser Gehirn kann sie nicht oder nur unzureichend prozessieren. Ebenso führt ein Mangel an Aktivierung zu keiner Veränderung auf neurologischer Ebene: Dies ist bei Menschen im dissoziierten Zustand und bei Personen der Fall, die sich emotional nicht einklinken und allein auf der kognitiven Ebene mitgehen. In beiden Fällen bleibt im Leben des Klienten danach alles beim Alten.

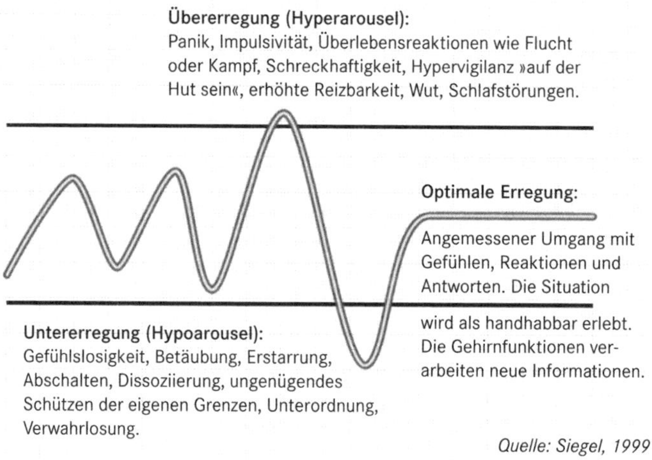


**Abbildung 1:** Toleranzfenster (nach Joyce u. Sills, 2014)

Eine Aufstellung ist eine Traumaexposition, das heißt, die betroffene Person sieht sich mit Bildern, Personen oder Erfahrungen konfrontiert, die sie an das damalige Geschehen erinnern und unweigerlich aktivieren, was in der Folge auch zu einer raschen Dissoziierung führen kann. Die Grenzen des Toleranzfensters – zwischen Hyper- und Hypoerregung – sind bei traumatisierten Menschen sehr eng. Von daher ist von entscheidender Bedeutung, dass es dem Therapeuten gelingt, seinen Klienten nicht zu sehr zu stimulieren, und dass er ihn in einer

Weise begleitet, die es diesem ermöglicht, weitgehend innerhalb seines Toleranzfensters zu bleiben. Mit anderen Worten: Es geht um das rechte Maß. Dann, und nur dann kann meines Erachtens der Klient eine heilende Erfahrung machen.

## Die therapeutische Beziehung

Damit sich eine traumatisierende Erfahrung in ein chronisches Syndrom bzw. in einen posttraumatischen Stress verwandelt, ist ein Aspekt wesentlich, der oftmals ignoriert wird. Die Frage ist nicht nur, was passiert ist, sondern auch: Was geschah der Person direkt nach dem traumatisierenden Erleben? Gab es jemanden, der sie schützte, pflegte, beruhigte, ihr zuhörte und sie ernstnahm? Gab es danach die Erfahrung von Mitgefühl und Geborgenheit? Oder blieb ihre Erfahrung die von Einsamkeit, Hilflosigkeit, Schweigen oder Unverständnis? Gerade das Fehlen einer mitfühlenden und angemessenen Antwort seitens der nahestehenden Personen in dem betreffenden Moment hat zur Folge, dass sich eine traumatische Erfahrung verschlimmert, abgespaltet wird und nicht integriert werden kann. Darüber hinaus mag es langfristig dazu führen, dass die betroffene Person ihre Fähigkeit einschränkt, anderen Menschen zu vertrauen und sich auf diese einzulassen.

Gerade deswegen kann die Begegnung zwischen Klient und Therapeut als wirksamer Hebel dienen, um die therapeutische Erfahrung in einer Aufstellung als heilsam und wiedergutmachend zu erleben, und zwar dann, wenn der Klient eine angemessene und empathische Antwort auf seinen Schmerz von Seiten des Therapeuten und der Anwesenden erhält. Zugleich hilft ihm dies, dass sein Toleranzfenster etwas weiter wird, so dass er den therapeutischen Prozess besser mitgehen kann. »Im Kern entscheidet die Beziehung zur Therapeutin oder zum Therapeuten darüber, ob eine Therapie wirkt, und nicht primär ihre oder seine Methoden oder klugen Worte« (Perry u. Szalavitz, 2014, S. 291). Es lässt sich gar nicht genug betonen, wie wichtig die Qualität der Beziehung ist, die sich während einer Aufstellung zwischen diesen beiden Menschen entwickelt. Das folgende Fallbeispiel schildert ein Beispiel hierfür.

Vor kurzem arbeitete ich in einem Aufstellungsseminar mit einer vierzigjährigen Frau. Wir führten das Eingangsgespräch, ohne eine Aufstellung zu machen. Beide fühlten wir, dass dies so richtig sei. Eine Woche später schrieb sie mir:

»Ich bin vom Prozess fasziniert […]. Nach der Traurigkeit, die ich während des Wochenendes fühlte, hat mich eine Art Frieden erfüllt […]. Ich habe über dieses Gefühl der Stille, der Ruhe nachgedacht, und es mag dir ganz einfach erscheinen, aber die schlichte Tatsache, dass man mir ›zugehört‹ hat, ist es, was mich in diesen gegenwärtigen Zustand bringt.

Die Erinnerungen sind mir pausenlos ins Bewusstsein gekommen, viele von ihnen habe ich mit meiner Schwester teilen können. Heute werden wir uns sehen, wir haben beide ein großes Bedürfnis, uns zu umarmen.

Weißt du, als ich 13 Jahre alt war, gab es in meiner Schule einen literarischen Wettbewerb. Man musste eine Erzählung schreiben und mit einem Pseudonym unterzeichnen, damit das Schiedsgericht neutral blieb […]. Ich schrieb, machte eine Beschreibung des Schreckens, den ich fühlte, wenn ich meine Mutter vor Schmerz schreien hörte. Ich schrieb in dritter Person und mit erfundenen Namen. Einen Tag vor der Preisverleihung riefen sie mich ins Büro der Schulleiterin. Sie fragten mich, ob die Erzählung erfunden sei oder von mir selbst handle. Ich sagte ihnen, dass es meine eigene Geschichte sei. Daraufhin sagten sie mir, dass dieser Text ohne jeden Zweifel der Gewinner des Wettbewerbs sei, aber dass sie es nicht angemessen fänden, diesen Text in der Festhalle vor allen Schülern vorzulesen, da er zu traurig sei, und dass ich von jetzt an mein literarisches Talent nutzen solle, um über meinem Alter ›angemessene‹ Themen zu schreiben […].

Ich glaube, dies ließ mich endgültig verstummen. Was sollte das bedeuten, über ›meinem Alter angemessene Themen‹ zu schreiben?

Danke für die Gelegenheit, die du mir dieses Wochenende gegeben hast. Du hast mich nicht schweigen geheißen, du hast mir in die Augen geschaut und hast meine Worte voller Schmerzen und Tränen ausgehalten. Ich habe dich präsent erlebt und gefühlt, wie dein Herz das meine umarmte, während es seinen Schmerz erzählte.«

Dieses Fallbeispiel führt uns zurück zum Kern dieses Artikels: dem angemessenen Umgang mit persönlichen traumatischen Erfahrungen im Familienstellen.

## Der Rahmen der Aufstellung

Schauen wir zuerst auf die notwendigen Rahmenbedingungen der Aufstellung:

Es ist wichtig, dass während des gesamten Seminars oder der gesamten Einzelsitzung eine Atmosphäre der Sicherheit vorherrscht. Hier hat die Therapeutin eine herausragende Funktion. Ein achtungsvoller und liebenswerter Umgang ohne Urteile den Teilnehmern und insbesondere dem Klienten gegenüber ist wesentlich. Wie viele Personen wurden auf der Suche nach Heilung im Laufe der Jahre von ihrem Therapeuten beschämt und angegriffen, sei es ganz offen oder subtil und versteckt. Als Folge brachen bei einigen erneut alte Wunden auf. Ein Mensch braucht das Erleben einer sicheren Umgebung, um sich zu trauen und etwas zu riskieren; ohne diese Wahrnehmung wird er sich nicht öffnen, um seine tiefsten Wunden zu zeigen. Diese Sicherheit zu garantieren ist eine Frage der Verantwortung und des guten Handelns des Therapeuten. Es kommt zudem darauf an, dass die Therapeutin zeigt, dass sie alles hören und dabei ruhig und präsent bleiben kann.

Während einer traumatisierenden Erfahrung erlebt sich ein Mensch den Umständen einer Situation ausgeliefert, über die er keinerlei Kontrolle hat und die ihn auf allen Ebenen überwältigt. Sein Körper ist zur Handlung bereit, das Adrenalin auf Hochtouren, um sofort reagieren zu können. Intensive Gefühle wie Schrecken oder Todesangst beherrschen ihn, sofern er sie noch fühlen kann und nicht schon dissoziiert hat. Sein Gehirn hat sich auf Notfall geschaltet, um den Überlebensfunktionen Vorrang zu geben, was zur Folge hat, dass gewisse Fähigkeiten wie die lineare Wahrnehmung der Zeit, das bewusste Nachdenken oder das Erinnern möglicherweise nicht operativ sind.

Damit sich die Notfallreaktion beim Erinnern oder Erzählen nicht wiederholt, braucht ein Klient stabile Rahmenbedingungen, das heißt, einen Therapeuten, der ihm hilft, sich seiner Erfahrung im rechten Maß auszusetzen (Rothschild, 2002). Nur so kann er seinen traumatischen Erinnerungen ins Auge schauen, ohne dass es dabei wie bei der ursprünglichen Erfahrung selbst zu einer Überstimulierung kommt, die ihn nur retraumatisieren würde. Aus diesem Grund vereinbare ich mit der Klientin, dass sie die Kontrolle über die Aufstellung hat. Zu jedem Zeitpunkt kann sie von mir verlangen, dass wir die Aufstellung anhalten oder beenden, und sie hat mein Wort, dass ich dem folgen werde. Diese therapeutische Vereinbarung beruhigt und vermittelt Sicherheit. Sie weiß, dass sie die Kontrolle über die Situation hat, was ihr mehr Mut verleiht, sich der gefürchteten Erinnerung zu stellen.

Zugleich gilt es, sich als Therapeut bewusst zu sein, dass ein traumatisierter Mensch schwerlich die Kontrollfunktion über die ihn und sein Trauma betreffende Aufstellung ausüben kann, denn er hat seine Schutzlosigkeit internalisiert und automatisiert, ebenso wie eine grundlegende lähmende Angst, vor allem wenn es sich um wiederholte traumatische Erfahrungen der Kindheit handelt. Bis zum heutigen Tag hat – vielleicht auch deswegen – noch kein Klient von mir verlangt, seine Aufstellung abzubrechen. Hier braucht es die spezielle Sensibilität des Therapeuten, um zu spüren, welche Bewegung des Klienten in diesem Moment möglich ist, und nicht darüber hinauszugehen, sondern ihm an einem bestimmten Punkt vorzuschlagen, die Aufstellung zu beenden.

Zusammen mit der Vereinbarung, dass der Klient die Kontrolle über die Aufstellung hat und behält, verlangsame ich die Arbeit. Während einer traumatischen Erfahrung geschah alles viel zu schnell und zu intensiv. Das Verlangsamen des Prozesses entdramatisiert die Erfahrung, wodurch sie für die Klientin viel leichter zu ertragen ist. Zugleich hilft es ihr, sich des eigenen Erlebens bewusster zu werden. Ein gemächlicher Rhythmus fördert ganz wesentlich, dass die therapeutische Erfahrung den Betreffenden weiterbringt. Eine dramatische Aufstellung voller mächtiger Gefühle mag spektakulär sein, doch bringt sie nichts, weil sie ein Klient nicht verdauen kann, da er sich erneut überwältigt fühlt und dadurch sein Gehirn die Erfahrung nicht integrieren kann, wie uns die Neuropsychologie gezeigt hat. Denn nur, wenn sich der Klient in einem Zustand befindet, der weder ein inneres Abschalten noch eine Überstimulierung hervorruft, kann er die aktuelle Erfahrung verfolgen und integrieren. Deshalb braucht eine Aufstellung mit traumatischem Inhalt mehr Zeit als andere Anliegen, in meiner Arbeit meist eine halbe Stunde mehr.

Während der gesamten Aufstellung bleibe ich neben dem Klienten sitzen. Sofern er es mir erlaubt, im Körperkontakt, beispielsweise, indem ich seine Hand halte, wodurch ich seine Atmung und Körperreaktionen wie Anspannung oder Entspannung, Schweiß, Kälte oder Wärme etc. unmittelbar wahrnehme. Da ich als männlicher Therapeut in einer Klientin unweigerlich zugleich den Mann als solchen darstelle und es deswegen im Kontakt mit einer traumatischen Erfahrung durchaus passieren kann, dass sie unbewusst auf mich gefühlsmäßig reagiert, als ob ich der Täter von einst wäre, ermutige ich sie, jederzeit den Abstand oder die Nähe einzunehmen, den sie für angemessen empfindet. Ich biete ihr gegebenenfalls auch an, eine Frau ihres Vertrauens dazu einzuladen, sich an ihre Seite zu setzen.

Das beschriebene achtungsvolle und warmherzige Begleiten ist wesentlich für das Entstehen einer emotional »neuen Erinnerung« im Klienten. Er hat meine volle Aufmerksamkeit und Fürsorge, und er ist für mich wichtiger als das, was in der Aufstellung geschehen mag. Dadurch fühlt er sich geschützt, während ich die ganze Zeit seinen Zustand wahrnehme, der mir sagt, wann ich verlangsamen sollte, wann eine kleine Pause machen, wann einen weiteren Schritt vorschlagen, wann die Aufmerksamkeit auf die Szene richten, die sich vor unseren Augen abspielt, oder wann auf uns beide, um ihm eine kurze Erholung zu ermöglichen. In anderen Worten bedeutet das: im Einklang mit seiner Erfahrung zu bleiben. Zugleich bestärkt sich damit sein Empfinden der Kontrolle und der Wahl.

## Das spezifische Format der Aufstellung

Abgesehen von den genannten Rahmenbedingungen habe ich in den letzten Jahren ein spezifisches Aufstellungsformat entwickelt, das speziell für Themen traumatischen Inhalts geeignet ist. Obgleich jede Aufstellung einzigartig und damit ja auch immer wieder verschieden von anderen ist, möchte ich einige gemeinsame zentrale Elemente beschreiben:

Für den Klienten werden in der Regel mindestens zwei Stellvertreter ausgewählt. Der eine stellt ihn in dem Alter dar, in dem die traumatische Erfahrung geschah, und der andere in seinem gegenwärtigen Alter. Ein Trauma verursacht eine Dissoziierung in der betroffenen Person, in der ein abgespaltener Teil seines Selbst »erstarrt« in der traumatischen Situation von einst verbleibt. Dank der zwei Stellvertreter ist es möglich, sich diesem traumatisierten Anteil des Klienten zuzuwenden und ihm zu helfen, ganz allmählich aus dem lähmenden Zustand herauszukommen sowie seine beiden Anteile – den Hilflosen und den Überlebenden – in Kontakt miteinander zu bringen.

Alle Formen von persönlicher Traumatisierung haben gemeinsam, dass sie – als zentrales Element von Traumatisierung – eine teilweise Dissoziation in der betroffenen Person hervorrufen. Das heißt, ein Teil ihres Selbst ist fixiert auf die traumatische Situation, kommt nicht von ihr weg und erlebt sie eins ums andere Mal in der Gegenwart, obgleich im wirklichen Leben die Gefahr schon längst vorbei ist und als solche nicht mehr existiert. Im »erstarrten« Anteil werden eine Menge an Gefühlen und Energie zurückgehalten. Handelt es sich um ein sich wiederholendes Trauma, kann es zu immer weiteren Spaltungen kommen, die bis hin zu einer multiplen Persönlichkeit der betreffenden Person führen können. Man könnte sagen: Es ist die Dissoziation, die einem das Leben danach erträglich macht, allerdings um den Preis, dass ihm das Leben in diesem Zustand nichts mehr von seiner Schönheit abgeben kann.

Erfährt in der Aufstellung der traumatisierte Anteil des Klienten in der Begegnung mit seinem gegenwärtigen Anteil Schutz, Liebe und Verständnis, erleichtert ihn das ungemein. Doch manchmal ist das nicht möglich, denn der gegenwärtige Anteil des Klienten manifestiert sich im Überlebensmodus, ist in keiner Weise mitfühlend mit dem verletzten Anteil und vermeidet ihn nur. Dann versuche ich, zumindest einen visuellen Kontakt zwischen beiden zu ermöglichen.

Meistens, doch nur sofern sie will, geht die Klientin gegen Ende des Prozesses in die Aufstellung hinein, um sich mit sich selbst zu treffen, besser gesagt, mit ihren verschiedenen Anteilen. Wenn es ihr möglich ist, sich ihnen anzunähern und in einen mitfühlenden und verständnisvollen Kontakt zu kommen, ist ein entscheidender Schritt hin zur Überwindung des Traumas und zur Integration der verschiedenen Anteile in einem selbst geschehen.

Meine Handlungsanweisung für den Klienten ist, dass er einfach seinen Impulsen folgen solle. Es gebe nicht ›das Richtige‹ zu tun, so wie einer sich vorstellt, dass er jetzt dies oder das machen sollte. »Sei aufmerksam mit dir und mit deinem Körper, und gehe mit dem, was dir kommt. Du kannst auch jederzeit wieder zu deinem Stuhl zurückkommen, wenn du es willst.« Was mich interessiert, ist der Kontakt des Klienten mit seinen Anteilen und sein Gewahrwerden dabei. Ein »Happy End« interessiert mich nicht. Ich möchte den Heilungsprozess der Person nähren, und ich weiß, dass dieser Prozess Zeit braucht. Jeglicher Eifer des Therapeuten kann eine gegenteilige Wirkung im Klienten haben, da solch ein Eifer den Klienten drängt, zu schnell voranzugehen. In diesem Zusammenhang gilt es, den möglichen inneren Erfolgsanspruch des Therapeuten im Zaum zu halten, der allzu gern ein »gutes und schönes« Ergebnis erreichen will.

Je nach der Verfassung des Klienten können weitere Stellvertreter für ihn miteinbezogen werden, dies vor allem bei wiederholten traumatisierenden Situationen, die sich über Jahre hinzogen und im Klienten zu weiteren Aufspaltungen des Selbst geführt haben können. Ich habe Aufstellungen mit bis zu acht Stellvertretern für den Klienten geleitet: der verletzte Anteil des Kleinkindes, der verletzte Anteil des etwas älteren Kindes, der wütende Anteil, der sich versteckende Anteil, der unmäßig selbstkritische Anteil, die »soziale Fassade« usw. Besonders wichtig kann es sein, einen Stellvertreter für das »Kern-Ich« (das Selbst, die Seele) hineinzunehmen, den Anteil des Klienten, der niemals verletzt wurde und daher ganz und rein ist. Seine bloße Anwesenheit kann das Selbstbild des Klienten verändern und erweitern, mit dem er sich identifiziert. Doch generell versuche ich, die Aufstellung so einfach und schlicht wie nur möglich zu gestalten, mit einem Minimum an Stellvertretern, denn eine solch schlichte Aufstellung vermittelt dem Klienten Klarheit.

Wenn in der Aufstellung die Figur des Täters vorkommt, zum Beispiel derjenige, der den Klienten missbrauchte, dann platziere ich ihn möglichst weit entfernt vom Klienten, am anderen Ende des Raumes innerhalb des Kreises. Obendrein sage ich dem Repräsentanten, dass er dort zu bleiben habe und unter keinen Umständen weiter in die Aufstellung hineingehen oder sich gar dem Klienten nähern dürfe. Dies hat zum Ziel, dass im Klienten das Gefühl der Bedrohung nicht noch größer wird, als es durch die bloße Präsenz des Täters schon ist. Es kann sogar sein, dass ich selbst mich in einem bestimmten Moment vor den Täter stelle, als sichere Schutzmauer für den Klienten. Manchmal wird es ihm erst dann möglich, seinen wachsamen und alarmierten Blick vom Täter ab und seinem verletzten Anteil zuzuwenden. In diesem Aufstellungsformat interessiert mich nicht, auf die Beziehung zwischen dem Klienten und der verletzenden Person einzugehen, oder wenn, dann höchsten als ein späterer Schritt innerhalb des Heilungsprozesses. Den absoluten Vorrang hat die Beziehung des Klienten zu sich selbst.

Ich denke, es ist in diesem Zusammenhang wichtig, zwischen der Täter-Überlebender-Dynamik und der Täter-Opfer-Dynamik zu unterscheiden, wobei letztere ja im Familienstellen eine wichtige Rolle spielt, sich aber in der Regel auf schon verstorbene Personen bezieht, die Opfer von Gewalt wurden. Die Täter-Überlebender-Dynamik ist nicht das Gleiche und braucht daher einen anderen Ansatz zur Heilung als das einfache Gegenüberstellen beider Seiten. Im Tod mögen ja alle gleich sein, doch im Leben fühlt sich das ganz anders an.

## Schlussbemerkung

Zu verzeihen heißt, die Hoffnung auf eine bessere Vergangenheit aufzugeben. Zu verzeihen – sich und anderen – verstehe ich als einen zutiefst spirituellen Vollzug ohne Worte. Ist man erst einmal in der Gegenwart angekommen, geht das leichter. Wir können keine schmerzvollen Kapitel unserer persönlichen Lebensgeschichte einfach löschen. Sie sind Teil unseres Weges, und sie zu vermeiden oder zu ignorieren, bindet uns nur an die Vergangenheit. Das Wichtigste, um in einen Frieden mit dem Vergangenen zu kommen, ist manchmal, sich selbst aus der damaligen Situation zu erretten – genauer gesagt, die verschiedenen abgespaltenen Teile des eigenen Selbst – und sich in seinem Herzen in die Gegenwart zu tragen. Dies können die üblichen Aufstellungen, die allein auf zwischenmenschliche Beziehungen schauen, nicht leisten. Denn es geht im Grunde nicht um die Beziehung des Klienten zu der Person, die ihm Schmerz zufügte. Es ist der Konflikt und die Spaltung innerhalb der eigenen Person, die ihn leiden lässt. Und es ist innerhalb seines Selbst, wo er die Quelle seiner Heilung findet (Bourquin, 2012).

## Literatur

Bourquin, P. (2012). Heilung ist ein Raum – über die Kunst der Psychotherapie. Darmstadt: Synergia.

Eidmann, F. (2009). Trauma im Kontext. Integrative Aufstellungsarbeit in der Traumatherapie. Göttingen: Vandenhoeck & Ruprecht.

Huber, A. (2008). Im Gegenwind – Die kleine Welt in 15 × 15. Berlin: Galerie Horst Dietrich.

Perry, B. D., Szalavitz, M. (2014). Der Junge, der wie ein Hund gehalten wurde. München: Kösel.

Rothschild, B. (2002). Der Körper erinnert sich. Die Psychophysiologie des Traumas und der Traumabehandlung. Essen: Synthesis.

Siegel, D. (1999). The Developing Mind. New York: Guilford Press.

van der Kolk, B. (2015). Verkörperter Schrecken: Traumaspuren in Gehirn, Geist und Körper und wie man sie heilen kann. Lichtenau: Probst.

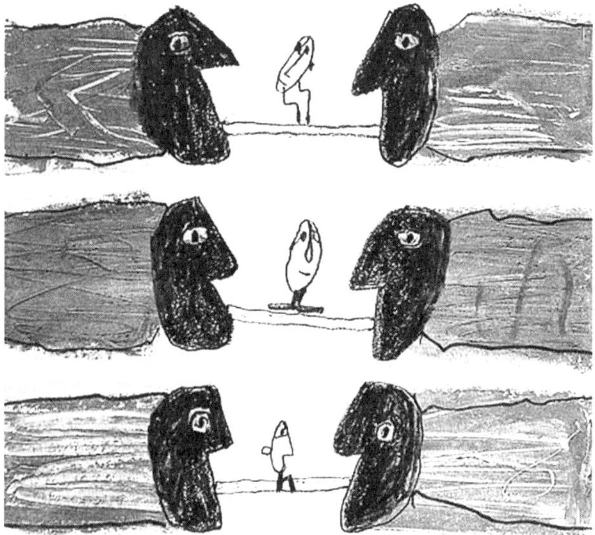

Sich täglich neu begegnen
AH 04

Holger Lier und Christiane Lier

# Prozessorientierte Traumaaufstellung

In diesem Beitrag wird eine Vorgehensweise dargestellt, wie die Prozessorientierte Aufstellungsarbeit mit der Traumabehandlung (z. B. nach Huber u. Reddemann, 2003) und dem systemischen Denken verknüpft werden kann.

Die Prozessorientierte Aufstellung stellt den Klienten mit seinem Anliegen in den Mittelpunkt und orientiert sich an seinem inneren Prozess, welcher vor, während und nach der Aufstellung in ihm abläuft. Die typischen Behandlungsphasen der Traumabehandlung: Stabilisierung, Distanzierung, Traumaexposition, Trauerarbeit und Integration bilden den Rahmen für die spezielle Vorgehensweise und für das spezielle Setting der Prozessorientierten Traumaaufstellung.

Die systemische Familientherapie lenkt den Blick auf die Mehrgenerationenperspektive und zeigt die möglichen familiären Dynamiken bei traumatischen Erfahrungen. Traumatische Erlebnisse wirken über Generationen weiter (Ruppert, 2002). Eine Traumatisierung betrifft immer das ganze Familiensystem. Die sich daraus entwickelnden Symptome werden als notwendige Lösungsversuche und als Schutzmechanismen verstanden.

Wir beziehen uns hier vorrangig auf mögliche Traumata, die direkt oder indirekt (z. B. als Opfer oder als Helfer) selbst erlebt wurden. Wichtige Ansatzpunkte für diese Arbeit sind, dass:

- der Klient Vertrauen aufbauen kann,
- die Kontrolle bei ihm bleibt,
- das Trauma/die Situation von außen mit Distanz beobachtet werden kann,
- das Tempo an den inneren Prozess des Klienten angepasst werden kann,
- Ressourcen erarbeitet und installiert werden können,
- neue heilende, verstehende Bilder verinnerlicht werden können,
- der Klient Verantwortung für seinen Prozess übernehmen kann,
- die Gruppe das Setting mitträgt.

◂ Alexandra Huber, »sich täglich neu begegnen«, Zeichnung, 2004, 15 × 15 cm.

Im ersten Teil des Beitrags erklären wir die einzelnen Schritte unserer prozessorientierten Vorgehensweise bei Traumata. Im zweiten Teil zeigen wir die konkrete Anwendung dieser Schritte anhand eines Fallbeispiels.

## Prozessorientierte Vorgehensweise bei Traumata

### Überprüfung der Stabilität des Klienten

Im Vorfeld wird mit dem Klienten geklärt, wie viel Stabilität und Sicherheit er benötigen wird, um mit dem traumatischen Erlebnis arbeiten zu können. Fragen, die der Klient für sich, unter Mithilfe der Aufstellungsleitung, klären sollte, sind unter anderem:

- Habe ich Strategien der Selbstfürsorge oder muss ich sie erst noch vor einer Aufstellung erarbeiten?
- Bin ich fähig, belastende Gefühle auszuhalten?
- Kann ich mich selbst beruhigen, mich selbst trösten?
- Habe ich genügend Beziehungssicherheit zur Leitung der Aufstellung?
- Habe ich das Gefühl von Kontrolle?
- Habe ich Personen oder Ressourcen, die mich unterstützen?

### Informationen über den Ablauf der Aufstellung (Transparenz)

Mit dem Klienten wird die Vorgehensweise der Aufstellung besprochen, insbesondere, wie die einzelnen Schritte aussehen. Ebenso wird dem Klienten ausdrücklich die Erlaubnis gegeben, jederzeit die Aufstellung unterbrechen zu können, egal aus welchem Grund. Es wird geklärt, wer nach der Aufstellung für ihn zuständig sein kann, ob es eventuell eine Therapeutin gibt, die er aufsuchen kann. Es wird auch geklärt, auf welchem Wege er die Aufstellungsleitung kontaktieren kann.

Die Gruppe wird über die besondere Vorgehensweise der Traumaaufstellung informiert. Sie wird besonders darauf hingewiesen, wie wichtig der Schutz und die Kontrolle für den Klienten sind. Es gibt eine Vereinbarung mit uns als Aufstellungsleitung, mit der Gruppe und mit dem Klienten über den besonderen Rahmen, der von allen gemeinsam gestaltet und getragen wird. Wichtig ist, dass genügend Zeit eingeplant ist, um Zeitdruck auszuschließen, da der Klient immer wieder gefragt wird, ob nächste Schritte gegangen werden können, ob eine Pause benötigt wird usw.

## Überprüfung des Auftrags

Bei der Überprüfung des Auftrags geht es um die Klärung von zwei Fragen.

Die erste Frage lautet: *Gibt es die familiäre Erlaubnis, das Thema zu bearbeiten?*

Nach unseren Erfahrungen ist es trotz Wunsch oder Anliegen des Klienten manchmal nicht möglich, ein Trauma aufzustellen. Das ist meist dann der Fall, wenn Personen aus dem Familiensystem involviert sind. Dies kann sein, wenn bei Gewalt oder bei sexuellem Missbrauch der Täter ein naher Angehöriger (z. B. ein Onkel oder der Vater) gewesen ist. Manchmal ist es dann erst nach dem Tod des Täters möglich, eine Tat öffentlich zu machen. Oft braucht es die Erlaubnis einer mitbetroffenen Person, zum Beispiel der Mutter. Hier bieten wir vorab an, in einer Aufstellung das Thema »Erlaubnis« zu klären. Dies kann ein erster Schritt im Prozess der Aufarbeitung sein.

Die zweite Frage, die wir vorab klären, lautet: *Was ist das genaue Anliegen?*

Mit der Klientin wird geklärt, was für sie nach der Aufstellung anders sein soll, was »schlimmstenfalls« passieren kann und welche Konsequenzen die Aufstellung haben könnte. Mit der Erlaubnis der Klientin wird ein Genogramm erstellt, um die Mehrgenerationenperspektive mit im Blick zu haben und um die relevanten Personen und/oder Aspekte für die Aufstellung zu finden.

## Vorbereitende Schritte am Anfang der Aufstellung

*Schutzraum herstellen:* Die Klientin sucht sich im Gruppenraum eine Ecke aus, die dann als Schutzraum definiert wird. Mit Stühlen, Kissen, Seilen und anderen Gegenständen werden Begrenzungen aufgebaut. Der Schutzraum kann so gestaltet sein, dass eine Begrenzung durch ein Seil am Boden von der Klientin als ausreichend empfunden wird. Es kann aber auch sein, dass erst Stühle eine sichere Grenze zum Raum bieten oder sogar Sitzwürfel gestapelt werden und die Klientin nur noch durch einen kleinen Spalt auf die Aufstellung schauen möchte.

*Installieren von nonverbalen Schutztechniken:* Es wird eine Zeichensprache für ein mögliches »Stopp« vereinbart. Für viele Klientinnen erscheint dies zu Beginn unnötig, peinlich oder lächerlich. Unsere Erfahrungen zeigen, dass die Emotionen bis in den Schutzraum hineinwirken und Klienten sprachlos werden können. Deshalb vereinbaren wir ein minimales Zeichen, zum Beispiel das Heben der Hand oder das Bewegen eines Fingers, als Signal, um die Aufstellung zu unterbrechen.

*Person für die »innere Sicherheit«:* Der Klient sucht sich eine Person aus der Gruppe, die als Unterstützung neben ihm sitzt. Ihre Aufgabe besteht darin, mit uns auf seine Stoppsignale zu achten, eventuell eine Hand auf seinen Rücken zu legen und »einfach da zu sein«. Der Klient kann sich zusätzlich jemanden zur emotionalen Unterstützung aus dem Familiensystem oder Freundeskreis vorstellen. Dies können Personen (die Oma) oder Aspekte (mein Mut) sein. Es können auch Ressourcen genutzt werden, die eventuell schon aus vorherigen Aufstellungen bekannt sind.

*Weitere Distanzierung durch die Auswahl von Stellvertretern:* Falls sich der Klient noch unsicher fühlt, wählt er einen Stellvertreter S1 für sich, der vor ihm auf dem Stuhl im Schutzraum sitzt. Das führt für ihn zu mehr Distanz und damit zu mehr Sicherheit. Falls der Klient noch mehr Schutz braucht, kann zum Stellvertreter S1 ein weiterer Stellvertreter S2 hinzukommen. Damit führen wir eine Metaebene (Außenperspektive) ein, indem S1 jetzt wie ein Klient ist, der seine Aufstellung macht, kann sich unser eigentlicher Klient zurücklehnen und nur »Zuschauer« der Aufstellung sein (oder auch mitbestimmen, wenn er nicht ganz so viel innere Distanz braucht). Die Außenperspektive führt zu einem emotionalen Abstand, der Sicherheit vermittelt. Je nach Bedarf können mehrere Metaebenen eingeführt werden (S1, S2, S3 …).

*Auswahl der Personen und Aspekte:* Mit der Klientin werden die notwendigen Personen und/oder Aspekte anhand des Genogrammes und der Fragestellung ausgewählt. Als Erstes benennt die Klientin eine Stellvertreterin S1 für sich. Die Klientin gibt über die Augen und die Hände die Informationen an ihre Stellvertreterin S1. Die Klientin sucht die zur Aufstellung benötigten Aspekte und Personen aus der Gruppe heraus oder delegiert diese Aufgabe an ihre Stellvertreterin S1.

## Prozessorientierte Schritte im Verlauf der Aufstellung

Die Klientin kann selbst aufstellen oder das Aufstellen ihrer Stellvertreterin S1 überlassen. Wenn S1 aufstellen soll, gibt die Klientin das Tempo an und signalisiert S1, wann die nächste Person oder der nächste Aspekt dazugestellt werden kann.

*Einbeziehung der Klientin:* Als Aufstellungsleitung ist es wichtig, die Kontrolle über das Geschehen bei der Klientin zu lassen. Die Deutungshoheit über die Stimmigkeit des Prozesses bleibt an erster Stelle bei ihr (der Klientin) und erst sekundär bei der Stellvertreterin (Drexler, 2015). Deshalb wird die Klientin immer wieder gefragt, ob der nächste Schritt schon gemacht werden kann. Gerade auch, wenn es darum geht, Personen oder Aspekte in der Aufstellung abzufragen, umzustellen oder Tatsachen benennen zu lassen. Die Klientin entscheidet, wer zuerst in der Aufstellung nach der Befindlichkeit befragt werden soll oder sie überlässt es S1, dies zu entscheiden. Wir lassen viel aus dem Schutzraum heraus beobachten, informieren über mögliche nächste Schritte und fragen nach: »Wie geht es dir, wenn du hörst, was X an dieser Stelle sagt? Brauchst du noch mehr oder anderen Schutz? Können wir den nächsten Schritt machen, der könnte jetzt ›so‹ aussehen?«

Das Tempo bestimmt die Klientin, gibt aber ihrer Stellvertreterin S1 den Impuls, dass es langsamer werden solle, halten wir uns dann an das langsamere Tempo von S1. Oft kann die Stellvertreterin eine mögliche Überforderung schneller wahrnehmen als die Klientin selbst.

*Mögliche Regression des Stellvertreters:* Häufig passiert es, dass der Stellvertreter S1 (oder S2) regrediert. Mögliche Zeichen sind zum Beispiel Panik, Zittern, dass er sich nicht mehr äußern kann, sich hinlegt oder eine embryonale Haltung einnimmt. Der Stellvertreter S1 (oder S2) kommt in der Aufstellung in das Alter des Kindes, welches die traumatische Situationen damals erlebt hat und wird zum Kind-Anteil des Klienten, das heißt zu K1.

*Arbeit mit dem »inneren Kind«:* In Absprache mit der Klientin benennen wir eine weitere Person als Erwachsenen-Anteil der Klientin, der sich zu ihrem Kind-Anteil stellt. S1 (oder S2) wird also in den inneren Anteil K1 und einen Erwachsenen-Anteil E1 aufgeteilt. Als Erwachsenen-Anteil kann ich auch eine schon ausgewählte Stellvertretung (S1, S2) nutzen. Ziel der Arbeit ist es, im ersten Schritt einen Kontakt vom *Erwachsenen-Anteil* zum *Kind-Anteil* herzustellen. Im nächsten Schritt kann das Erwachsenen-Ich dem Kind-Ich nun Schutz und Sicherheit anbieten, das also, was in der damaligen traumatischen Situation gefehlt hat.

## Abrundende Schritte am Ende der Aufstellung

*Bezug auf die Frage nehmen:* Die Aufstellung wird beendet, wenn die Klientin eine Neuorientierung in Bezug auf ihr Anliegen gefunden hat. Manchmal können am Ende auch Ressourcen, bereits erworbene Kompetenzen oder kraftgebende Personen, wie zum Beispiel eine Lehrerin, die Oma, eine Freundin, der Partner oder Aspekte wie beispielsweise der Mut, dazugestellt werden. Die Klientin prüft, ob die Frage beantwortet wurde, beschreibt, wie es sich jetzt anfühlt und wie es ihr in Bezug auf die anfangs ausgesprochenen Befürchtungen geht.

*Verankern des Abschlussbildes:* Die Klientin entscheidet, wie sie das erarbeitete Bild verankern will. Es gibt die Möglichkeit, dass sie sich selbst in die Aufstellung stellt oder beschließt, im Schutzraum zu bleiben und das Bild von dort aufzunehmen und in sich zu verankern. Hilfreich kann sein, dass sie eine Hand auf die Stelle am Körper legt, an der sie die Veränderung spürt. Diese Haltung kann sie dann zu Hause jederzeit wieder einnehmen, um sich an das Abschlussbild zu erinnern.

*Rollen abgeben:* Die Rückgabe der Rollen ist bei einer Traumaaufstellung für die Stellvertreter besonders wichtig. Mit den Händen übergibt jeder seine Rolle zunächst an die Stellvertreterin S1. Diese gibt dann alle Rollen gesammelt an die Klientin zurück.

Wir achten besonders darauf, dass die Stellvertreter gut aus den übernommenen Rollen herausgehen. Eventuell kann man mit kleinen Ritualen nachhelfen.

### Abschließende Bemerkung zum Ablauf der Prozessorientierten Traumaaufstellung

Die Kontrolle und der Schutz des Klienten stehen im Vordergrund der Arbeit. Im Verlauf der Aufstellung können wichtige Prozesse in der Aufarbeitung des Traumas geleistet werden. Es muss nicht bis zum »Ende« gearbeitet werden, oft reicht schon ein erster Schritt (z. B. das erste Bild). Es wird dann gegebenenfalls zu einem späteren Zeitpunkt weitergearbeitet.

## Die konkrete Anwendung der Schritte: ein Fallbeispiel

Am Fallbeispiel einer Klientin werden die zuvor vorgestellten Schritte der Prozessorientierten Traumaaufstellung in ihrer konkreten Anwendung exemplarisch gezeigt:

Eine Klientin, 46 Jahre alt, erzählt: »Ich habe ungeklärte Panikattacken, wenn ich alleine bin. Ganz besonders schlimm ist es, wenn mein Mann auf Geschäftsreise ist. Ich beginne zu zittern, bekomme Atemnot und schwitze sehr stark. Mein Therapeut vermutet eine traumatische Erfahrung als Kind.«

In einem ersten Schritt wird die *Stabilität* der Klientin geprüft:

Im Vorfeld wurde geklärt, dass die Klientin schon nützliche Methoden gefunden hat, um gut für sich Sorge zu tragen. Eine weitere Sicherheit ist für sie ihr Therapeut, bei dem sie regelmäßige Termine vereinbart hat. Sie und die Gruppe sind über den Rahmen und die Vorgehensweise informiert. Die Klientin weiß, dass sie jederzeit unterbrechen kann.

Im nächsten Schritt steht die *Auftragsklärung* im Zentrum:

Bei der Erarbeitung des Anliegens wird unter anderem anhand der Erstellung eines Genogramms deutlich, dass die Klientin im Alter von drei Monaten wegen akutem Nierenversagen im Krankenhaus war. Sie war dort etwa vier Wochen lang. Der Kontakt zu den Eltern konnte in dieser Zeit nur über ein Sichtfenster stattfinden. Die Klientin stellt sich daraufhin die Frage, ob die Panikattacken damit zu tun hätten und wie sie besser damit umgehen könne.

Mit dem erarbeiteten, konkreten Anliegen wird nun in der Aufstellung gearbeitet. Es werden zusammen mit der Klientin die Personen und Aspekte herausgearbeitet, die für die Aufstellung nützlich erscheinen. Im Anschluss wird der *Schutzraum* aufgebaut (siehe Abbildung 1, S. 132):

Als Schutzraum genügt der Klientin zu Beginn ein Seil. Auf Nachfrage und nach dem Ausprobieren des Schutzraumes bemerkt sie jedoch, dass das Seil nicht ausreicht. Sie nimmt sich Stühle, die sie mit der Lehne vor sich hinstellt.

Nachdem der Schutzraum hergestellt ist, werden gemeinsam die *nonverbalen Schutztechniken* installiert:

Die Klientin sagt, dass sie keine nonverbalen Signale brauche. Ihr würde es reichen, »Stopp« zu sagen. Falls sie doch nicht reden könne, vereinbaren wir mit ihr, dass die Aufstellung gestoppt werde, wenn sie ihren kleinen Finger nach oben bewege.

Dann wird die Klientin aufgefordert, sich zu ihrer *Unterstützung* eine *Person* auszusuchen:

Die Klientin sucht sich die Person X aus der Gruppe aus und erklärt, dass X neben ihr sitzen solle. X solle zur Begleitung dabei sein und sie unterstützen, einen Körperkontakt zu X wünsche sie jedoch im Moment nicht.

Als Nächstes erfolgt eine *weitere Distanzierung* durch die Auswahl von Stellvertreterrollen und daraufhin die *Bestimmung der Personen,* die diese übernehmen:

Die Klientin wird gefragt, ob sie selbst die Repräsentanten aus der Gruppe für die gerade erarbeiteten Personen und Aspekte aussuchen und aufstellen möchte oder ob das ihre Stellvertreterin tun solle. Sie entscheidet sich dafür, dass ihre Stellvertreterin für sie die Personen bestimmen und auch aufstellen soll.

Die Klientin sucht für sich eine *Stellvertreterin S1.* Sie stellen sich einander gegenüber und nehmen sich an den Händen. Über die Augen und Hände gibt die

Klientin ihre Informationen an *S1* weiter. Sie entscheidet sich auf Rückfrage erneut dafür, dass die Stellvertreterin *S1* für sie selbst auswählen solle. Diese sucht aus der Gruppe jeweils eine Person als Repräsentant für die *Panik, die Situation* (Krankenhaus), den *Vater,* die *Mutter* und eine *Stellvertreterin S2* für die Klientin aus.

Die *Aufstellung* selbst vollzieht sich nun folgendermaßen:

Nach der Auswahl der Personen, wird die Klientin noch einmal gefragt, ob es für sie in Ordnung sei, wenn *S1* für sie aufstelle. Die Klientin stimmt zu. Sie wird gefragt, ob sie bestimmen wolle, mit wem *S1* anfange oder ob sie *S1* die Entscheidung darüber überlassen wolle. Die Klientin will es selbst festlegen und lässt von *S1* zuerst die *Situation,* danach sich *(S2)* und die *Panik* aufstellen. Als alle aufgestellt sind, atmet die Klientin heftig und schaut vorsichtig hinter ihren Stühlen auf die aufgestellte Situation.

Wir fragen zum einen, ob sie eine Pause brauche, und zum anderen, ob sie sich weiter zurücksetzen wolle. Letztlich hilft der Klientin eine weitere Stuhlreihe, um mehr Distanz zwischen sich und der Aufstellung herzustellen.

Die Klientin sagt nach einer kleinen Pause, dass es nun weitergehen könne. Sie entscheidet, dass *S1* nun *Vater* und *Mutter* dazustellen könne. *S1* setzt sich danach ebenfalls in den Schutzraum, und zwar eine Stuhlreihe vor der Klientin (siehe Abbildung 1).

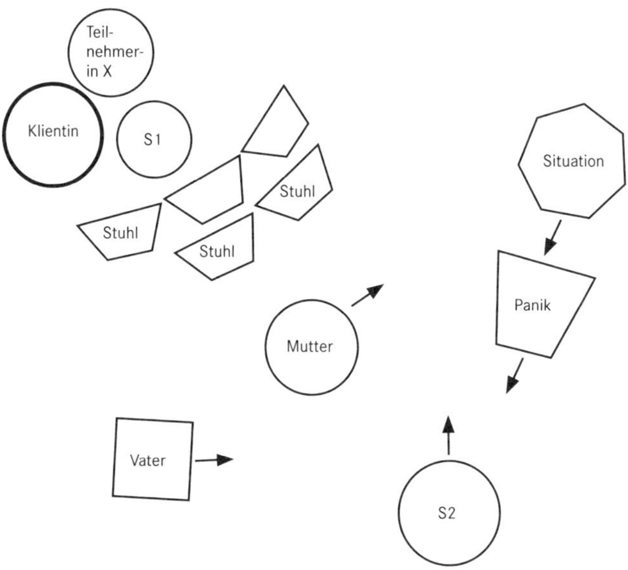


**Abbildung 1:** Klientin mit unterstützender Person (Teilnehmerin X), Schutzraum, den aufgestellten Stellvertretern und Aspekten

Hinsichtlich der Deutung des Aufstellungsbildes steht nun die *Einbeziehung der Klientin* im Fokus des Aufstellungsprozesses:

Auf Nachfrage, entscheidet sich die Klientin dafür, dass *S1* mögliche *Beobachtungen über das aufgestellte Bild* aussprechen soll. *S1* sagt: »Ich sehe, dass *Vater* und *Mutter* in verschiedene Richtungen schauen.« Die Klientin wird gefragt, ob *S1* weitere Beobachtungen mitteilen könne. Sie nickt. *S1* gibt weitere Beobachtungen und Empfindungen bekannt.

Die Klientin wird gefragt, ob sie wissen wolle, wem es wie gehe. Sie nickt. Sie wird gefragt, ob sie sagen möchte, von wem sie es als Erstes hören wolle. Die Klientin will zunächst hören, wie es *S2* geht. *S2* sagt: »Ich fühle mich unsicher mit der *Panik* im Blick. Ich kann die *Mutter* nicht anschauen.«

Die Klientin wird gefragt ob sie weitere Repräsentanten hören wolle. Sie benennt die Eltern. »Von wem zuerst?« Die Klientin meint: »Vom *Vater.*«

Nach den Aussagen der Eltern *beginnt S2 zu regredieren,* legt sich hin und zittert.

An dieser Stelle des Prozesses atmet auch die Klientin wieder heftig und fängt an zu zittern. Die Person X an ihrer Seite fragt, ob sie die Hand auf ihren Rücken legen könne, um ihr Kraft zu geben. Die Klientin nickt. Nach ein paar Minuten wird sie ruhiger und möchte die Aufstellung fortsetzen.

Es schließt sich die Arbeit mit dem »inneren Kind« an:

Wir fragen die Klientin, ob wir *S1 als Erwachsenen-Anteil E1* nutzen dürfen und sie dazustellen können. *S2* wird in Absprache mit der Klientin zum *Kind-Anteil K1* umdefiniert und *S1/E1* stellt sich dazu. Es wird der Klientin gesagt, dass nun, sofern sie einverstanden sei, die beiden Anteile *K1* und *E1* in einen Kontakt treten würden. Sie ist einverstanden. Der Dialog mit dem »innerem Kind« kann beginnen (Abbildung 2).

*K1* ist froh als *S1/E1* dazukommt. *E1* nimmt *K1* an die Hand. *K1* wird ruhiger und kann dadurch leichter auf die *Panik* schauen.

Im weiteren Verlauf der Aufstellung wird deutlich, dass die *Panik* ein guter Schutz und Vertrauter des Kind-Anteiles war. Dadurch wird *K1* sehr entlastet und die *Panik* fühlt sich kleiner und kann weiter zurücktreten. Dazwischen gibt es immer wieder Rückkoppelung mit der Klientin darüber, ob sie mehr Zeit oder eine Pause brauche oder ob wir nächste Schritte machen könnten. Die Klientin soll immer das Gefühl der Kontrolle über die Aufstellung behalten. Als die *Panik* in den Hintergrund rückt, gibt es einen Dialog zwischen der *Situation* und *E1. E1* erklärt daraufhin *K1,* dass die Situation nötig war und ihr das Leben gerettet hat. Dadurch wird *K1* noch ruhiger und lächelt die *Situation* an.

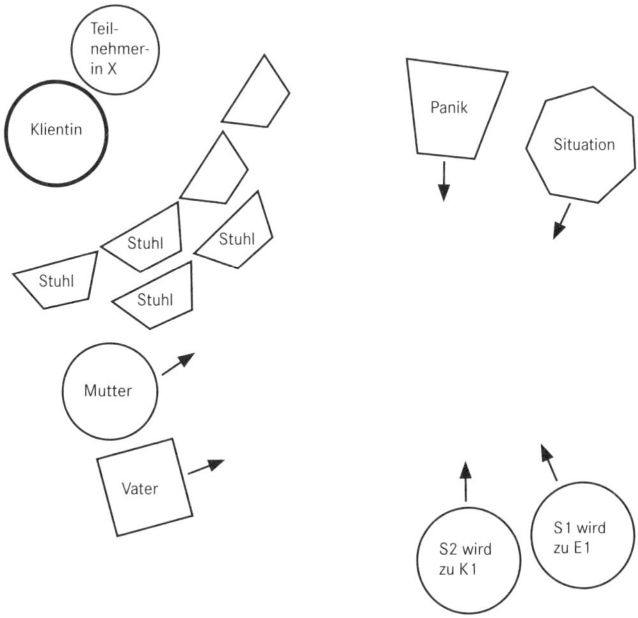


**Abbildung 2:** Das erarbeitete Abschlussbild der Aufstellung

Zu den *abschließenden Schritten* im Aufstellungsprozess gehören das *Verankern* und die *Rückgabe der Rollen:*

Die Klientin ist erleichtert. Für sie gibt es jetzt einen neuen Zugang zu ihrer Panik. Sie kennt nun die Verbindung zu ihrem »inneren Kind« *K1* und sieht Möglichkeiten, mit diesen Gefühlssituationen neu umzugehen. Wichtig ist ihr der Kontakt zu *K1.* Sie will sich in nächster Zeit um ihr »inneres Kind« *K1* mehr kümmern. Auf Nachfrage kann sie sich jetzt vorstellen, »alleine« zu sein, ohne dass sie anfängt zu schwitzen. Das ist für sie das Zeichen, dass sie mit der Panik besser umgehen kann.

Die Klientin möchte das Bild aus ihrem Schutzraum heraus verankern. Sie spürt die neue Situation am Brustkorb, der weiter geworden ist. Sie kann besser atmen. Sie legt ihre Hand auf ihren Brustkorb und nimmt diese Geste als »Anker« auf.

Die Rollen werden alle an die Stellvertreterin *S1/E1* zurückgegeben, die sie dann insgesamt an die Klientin zurückgibt.

Die Klientin möchte es sich offen lassen, wann und ob sie einen Termin mit der Aufstellungsleitung vereinbart. Im Moment fühlt sie sich erleichtert. Mit der Aufstellungsleitung wird zwei Tage später ein kurzer Telefonkontakt verabredet.

## Fazit

In den letzten zehn Jahren haben wir mit der Prozessorientierten Traumaaufstellung in der Praxis die Erfahrung gemacht, dass es je nach Stabilität des Klienten und der Schwere des Traumas, auch möglich ist, nur Abstufungen der Vorgehensweise zu nutzen (z. B. nur mit einem Stellvertreter, nur die Abgrenzung durch eine Stuhlreihe, die Klientin stellt selbst auf usw.). Wir nutzen die prozessorientierte Art des Vorgehens oder Teile davon auch situativ in Aufstellungen mit Traumata, die über Generationen hinweg wirken (z. B. Kriegserlebnisse des Opas).

Verschiedene unserer Klienten haben zu einem späteren Zeitpunkt nach einer Aufstellung immer wieder die Erleichterung betont, die sie durch das behutsame Vorgehen in der Traumabearbeitung erlebt haben. Besonders hilfreich fanden sie die Entlastung durch eine Stellvertretung, an die sie verschiedene Aufgaben (Personen heraussuchen, aufstellen …) delegieren konnten. Mit dieser achtsamen und auf den Klienten fokussierten Prozessbegleitung ist es möglich, auch mit Klienten, die sehr belastende Situationen erlebt haben, hilfreich und behutsam zu arbeiten.

## Literatur

Drexler, D. (2015). Einführung in die Praxis der Systemaufstellungen. Heidelberg: Carl Auer.

Huber, M. (2003). Trauma und Traumabehandlung. Teil 1, Trauma und die Folgen. Paderborn: Junfermann.

Huber, M. (2015). Der geborgene Ort: Sicherheit und Beruhigung. Paderborn: Junfermann.

Ruppert, F. (2002). Symbiose und Autonomie: Symbiosetrauma und Liebe jenseits von Verstrickungen. Stuttgart: Klett-Cotta.

Ruppert, F. (2016). Trauma, Bindung und Familienstellen: seelische Verletzungen verstehen und heilen (6. Aufl.). Stuttgart: Klett-Cotta.

Sautter, Ch. (2015). Wenn die Seele verletzt ist – Trauma – Ursachen und Auswirkungen (7. Aufl.). Wolfegg: Verlag für Systemische Konzepte.

# III Kombination mit anderen Methoden

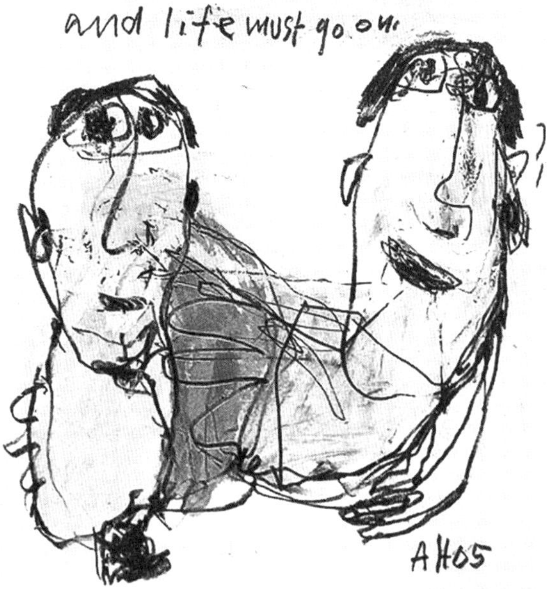
and life must go on
AH05

Christopher Bodirsky

# Lösungsorientierte Psychotraumatologie und Aufstellungen

## Lösungsorientierte Psychotraumatologie

»Trauma« war für mich lange Jahre ein Thema, das ich verdrängt hatte. Das lag vielleicht auch daran, dass ich einerseits während meiner vielen Aus- und Weiterbildungen oft gehört hatte, dass Trauma etwas ganz Schwieriges und Gefährliches sei und man sich nur nach jahrelanger Ausbildung daran trauen dürfe, aber andererseits die Meinung vertreten wurde, dass jeder Mensch ein Trauma habe – und dass sich das jederzeit zeigen könne! Das verwirrte mich sehr, so dass ich beschloss, das Thema vorerst auszuklammern.

Das änderte sich, als ich Hélène Dellucci mit ihrer »Lösungsorientierten Psychotraumatologie« kennenlernte. Sie ist Psychologin, Familientherapeutin und EMDR-Europa-Beraterin und hat zusammen mit Luc Isebaert, der als Facharzt für Neurologie, Psychiatrie und Psychotherapie und Chefarzt lange Jahre eine psychiatrische Klinik in Brügge geleitet hat, diese Variante der Traumaarbeit entwickelt.

Lösungsorientierung heißt auch hier, dass man sich weniger mit den Ursachen beschäftigt, sondern vielmehr darauf konzentriert, hilfreiche Lösungen für den heutigen Umgang damit zu finden. Dellucci definiert in diesem Zusammenhang »lösungsorientiert arbeiten« wie folgt:

- spezifisch und systematisch mit Ressourcen und Kompetenzen arbeiten,
- unspezifisch mit Problemen arbeiten, das heißt *nur dann,* wenn sie auftauchen,
- wobei die Strategie lautet: Aktionssysteme des Alltags aktivieren. Wir behandeln nicht das Trauma (also das, was einmal passiert ist), sondern den heutigen Umgang damit.

‹ Alexandra Huber, »and life must go on«, Zeichnung, 2005, 15 × 15 cm.

Weiterhin ist es wichtig, sich klar zu machen, was traumatisierte Klienten benötigen, um sicher an ihren Themen arbeiten zu können:

- Das Stammhirn, als ältestes Teil unseres Gehirns, bearbeitet die absoluten Grundbedürfnisse für das Überleben und braucht daher Sicherheit.
- Das Mittelhirn, unser »soziales Gehirn«, braucht eine gute Bindung zum Therapeuten.
- Das Großhirn mit der Sprache, dem Verstand und der Logik braucht die Hoffnung.

Stamm- und Mittelhirn sind dabei immer schneller und stärker als das Großhirn – daher funktioniert der logische Satz: »Hab' doch keine Angst«, bekanntlich auch nicht. Denn dieser Satz erreicht nur das Großhirn. Da also das Bedürfnis des Stammhirns, die Sicherheit, das Wichtigste ist, ist es ganz entscheidend, dass die Klientin den Ablauf bestimmt. Ein traumatisches Erleben wurde typischerweise als »fremdbestimmt« erlebt. Ein transparentes Arbeiten ist dementsprechend deshalb zentral, weil es die Sicherheit der Klientin entscheidend erhöht. Das heißt, dass alle Interventionen vorab detailliert erklärt werden und die Klientin bestimmen kann, ob – und wenn ja, wann – sie welchen Schritt gehen möchte.

Nachfolgend noch einige Kernaussagen von Hélène Dellucci aus ihren Seminaren:

- Das Wichtigste: Ich muss stabil bleiben! Dabei helfen mir die Kenntnisse von Erdungsübungen und Stabilisierungsmaßnahmen.
- Die Haltung bei der Arbeit mit traumatisierten Menschen macht 80 % aus, die Technik 20 %. Dabei ist eine gute Stabilisierung (Erdungsübungen) 50 % der Arbeit.
- Je größer das Trauma, umso größer die Überlebenskompetenz.
- In der Lösungsorientierung geht es nicht darum, die »Wahrheit« (das heißt die Ursache) zu finden, hilfreich ist es, alternative, plausible (!) Erklärungen anbieten zu können.
- Menschen mit bewältigten Traumata sind stärker als Menschen, die kein Trauma erlebt haben.
- Wenn die Motivation da ist und die Bindung zwischen Klient und Therapeut gegeben ist, ist Trauma heilbar.

Für Hélène Dellucci bedeutet Lösungsorientierung ganz konkret – und das ist ihr ein zentrales Anliegen –, dass man nicht nachfragt, wenn eine Klientin etwas Schlimmes berichtet. Sie kann natürlich berichten, so viel und umfangreich sie will, aber häufiger bleibt es bei einer kurzen Mitteilung oder einer Andeutung. Eine gute lösungsorientierte Frage ist: »*Und wie haben Sie es geschafft, aus dieser Situation herauszukommen/weiterzuleben/eine Familie zu gründen/ zu funktionieren/ …?*« Hinweis: Die Auslassungszeichen stehen im weiteren Verlauf dafür, dass nach den Sätzen Zeit für das Wirkenlassen gelassen wird. Mit derartigen Fragen werden der Klientin ihre Kompetenzen aufgezeigt, denn sehr oft sind ihr diese bisher nicht bewusst. Eine gute Methode kann es auch sein, das Bewusstmachen vorhandener Kompetenzen in eine Frage zu verpacken wie: »*Ist Ihnen schon einmal aufgefallen, über welche Kraft, welche Kompetenzen Sie verfügen müssen, um das alles überstanden zu haben?*« Sehr hilfreich sind dabei darüber hinaus tautologische Aussagen (also Aussagen, denen nicht widersprochen werden kann), zum Beispiel: »*Eines ist klar: Ihre Kraft muss auf jeden Fall größer sein als alles, was Sie erlebt und durchgemacht haben – sonst würden Sie nicht hier sitzen!*« (Und Letzteres kann wahrlich nicht bestritten werden!)

Das alles sind allererste Schritte, um der Klientin ihre auch vorhandenen Ressourcen aufzuzeigen – und das ist aus unseren Erfahrungen heraus ein sehr wichtiger, weil hilfreicher Schritt, der geeignet ist, das häufig anzutreffende negative Selbstbildnis ein klein wenig ins Wanken zu bringen. Und ein entscheidender Vorteil dieser Arbeitsweise ist der Umstand, dass, indem man nicht in die Geschichte geht, die Gefahr einer Retraumatisierung ganz erheblich reduziert ist. Ich habe mit vielen Klientinnen erfolgreich gearbeitet, ohne zu wissen, worum es letztlich geht, und manchmal weiß es auch die Klientin nicht – zum Beispiel bei einem transgenerationalen Trauma.

Ich möchte nachfolgend zunächst einige zentrale Punkte der lösungsorientierten Variante beschreiben, anschließend einige Interventionen, die ich im separaten Vorgespräch verwende. Zuletzt möchte ich von unseren Erfahrungen in der Kombination mit der Aufstellungsarbeit und darüber berichten, was aus unserer Sicht dabei hilfreich sein kann.

## Erdungsübungen

Mit Erdungsübungen kann die Klientin geerdet und somit stabilisiert werden, sie können bei einer eventuellen Über- oder Unteraktivierung eingesetzt und natürlich der Klientin mitgegeben werden. Ein großer Vorteil dabei ist, dass die Klientin etwas an die Hand bekommt, das sie bei Bedarf einsetzen kann. Das kann das Gefühl der Hilflosigkeit reduzieren helfen. Mit Erdungsübungen kann man zudem nie etwas falsch machen. Ich möchte kurz einige dieser Übungen vorstellen.

Die Atmung ist eine der stärksten hilfreichen Körperinterventionen, die wir haben. Man stellt sich neben die Klientin und fordert sie sehr direktiv auf, regelmäßig zu atmen. Dabei atmet man im gleichen Rhythmus mit. Wenn es darum geht, die Klientin wieder mit dem Hier und Jetzt zu verbinden, helfen Fragen und Aufforderungen wie: »Was ist heute für ein Tag? Was haben Sie gestern gegessen? Nennen Sie mir fünf rote Gegenstände im Raum …« Bei einer Unteraktivierung (abwesender Blick, kaum ansprechbar) bittet man die Klientin, aufzustehen, um den Stuhl zu gehen, sich umzudrehen und zu berichten, was sie sieht. Ebenso kann ihr ein weicher Gegenstand (ein kleines Kissen, ein Ball) zugeworfen werden. Der Greifreflex funktioniert in der Regel instinktiv. Dann bittet man, den Gegenstand zurückzuwerfen. Dies wiederholt man, bis sich Humor einstellt. Eine weitere gute Übung ist es, mit den Händen das Gesicht zu halten und zuerst berichten zu lassen, wie die Handflächen das Gesicht spüren, danach, wie sich die Wangen anfühlen, wenn die Hände dort aufliegen.

Eine weitere sehr hilfreiche Intervention ist die bilaterale Körperstimulation, die ich nachfolgend etwas ausführlicher beschreiben möchte.

## Die bilaterale Körperstimulation

Die bilaterale Körperstimulation (BKS, auch »Butterfly«/Schmetterling genannt) gehört heute neben der Augenbewegung zu den zentralen Werkzeugen des »Eye Movement Desensitization and Reprocessing (EMDR)«, einer Trauma-Behandlungsmethode, die auf Desensibilisierung und Verarbeitung durch Rechts-/ Links-Impulse setzt und so geht:

Man verschränkt die Arme vor der Brust, so dass die Fingerspitzen der Mittelfinger kurz unterhalb der Schlüsselbeine liegen. Die Hände und Finger sollen so vertikal wie möglich gehalten werden. Wer will, kann die beiden Daumen ineinander verschränken.

Nun beginnt man abwechselnd mit den Fingern sanft zu klopfen. Man kann die Augen dabei schließen oder offen lassen, ruhig oder kräftig atmen, die Geschwindigkeit bestimmt der Körper. Man beobachtet sich, welche Empfindungen man im Körper spürt, welche Gedanken, Gefühle, Bilder oder Geräusche kommen wollen, ohne sie zu beeinflussen, sondern sie einfach wie Wolken am Himmel ziehen zu lassen. Man beendet die Übung, wenn man sich beruhigt hat.

## Behälter und sicherer Ort

Bevor man mit der Bearbeitung eines Traumas beginnt, ist es sehr hilfreich, einen Behälter und einen sicheren Ort einzurichten. Beides sind Tranceelemente. Sie dienen als Hilfe während einer Traumabearbeitung, aber auch als sehr hilfreiche Interventionen, die man den Klienten mitgeben kann. Hier nur eine kurze prinzipielle Beschreibung:

Die Klientin wird gebeten, sich einen stabilen Behälter vorzustellen, der einen Verschlussmechanismus braucht. Häufig wird hier die Piratenkiste oder ein Banksafe genannt – manchmal aber auch eine Höhle mit einem Drachen als »Verschlussmechanismus« davor. In den Behälter können jederzeit weniger hilfreiche Emotionen wie Angst, Minderwertigkeitsgefühle, Zorn etc. möglichst sinnlich zwischengelagert werden (also auf die Geräusche, die Haptik, die Gerüche, die Optik achten), aber immer mit dem inneren Satz: »Ich kümmere mich darum, wenn es an der Zeit ist – aber nicht jetzt!« – oder einem ähnlichen Satz.

Beim sicheren Ort lässt man sich von der Klientin einen Ort, an dem sie sich absolut sicher fühlt, so sinnlich wie möglich beschreiben. Das kann man durch Fragen in der Art unterstützen, wie der Ort aussieht, was man dort riechen kann, wie man dort die Temperatur oder den Wind wahrnimmt, wo die Entspannung im Körper beginnt. Die Empfindungen können dabei mit einer langsamen bilateralen Körperstimulation gut verankert werden. Wenn andere Menschen benötigt werden, ist es kein wirklich sicherer Ort, Tiere können dagegen hilfreich sein. Bei Kindern kann aber zum Beispiel der Schoß der Mutter durchaus ein sicherer Ort sein.

Beide Interventionen kann man dann kombinieren. Wenn die Klientin also beispielsweise wieder von einer Furcht überfallen wird, packt sie diese wie beschrieben in den Behälter und geht anschließend kurz zum sicheren Ort. Das Entscheidende dabei: Sie ist nicht mehr ausgeliefert, sondern kann etwas tun! Und wenn es gerade passt, kann das mit der bilateralen Körperstimulation verstärkt werden. Wichtig ist, dass die Klientin diese Interventionen gerade in Situationen übt, in denen sie noch gar nicht nötig wären. Bei einer Reihe meiner Klienten waren bereits diese Maßnahmen ausreichend – und es braucht keine weitere Arbeit – und auch keine Aufstellung mehr.

In der weiteren Traumaarbeit werden diese zwei Interventionen neben den Erdungsübungen bei Über- oder Unteraktivierungen eingesetzt. Daher die Empfehlung, nicht mit einer Traumaarbeit zu beginnen, ohne einen Behälter und einen sicheren Ort eingerichtet zu haben.

Vereinzelt kommt es vor, dass es für die Klientin schwierig ist, sich einen sicheren Ort vorzustellen. Dann macht es keinen Sinn, weiterzugehen, sondern man muss beharrlich am sicheren Ort arbeiten. Vereinzelt habe ich einige Monate dazu verwandt – wenn aber ein sicherer Ort eingerichtet werden konnte, ist ein wesentlicher Schritt absolviert worden. Und manchmal ist so ein Ort, aus welchen Gründen auch immer, nicht mehr sicher – dann gilt es, einen neuen sicheren Ort zu finden.

Eine Klientin hatte für sich eine Kiste im obersten Regal einer IKEA-Filiale als sicheren Ort gefunden, mit zwei Löchern, aus denen sie die Menschen von weit oben beobachten konnte. Der Ort war leider nur so lange sicher, bis sie realisierte, dass ab und zu ein Gabelstapler kommt und die Kisten herunterholt – wir fanden dann einen neuen sicheren Ort.

## Das lösungsorientierte Genogramm

Ein lösungsorientiertes Genogramm besteht aus einer Erweiterung durch lösungsorientierte Fragen, mit denen die emotionalen Verbindungen ausgemacht und festgehalten werden, und der Ermittlung eines »Familien-Slogans«. Damit soll erreicht werden, dass nicht nur die problematischen Seiten einer Familie, sondern auch deren Ressourcen gesehen werden können.

Es wird auf diese Weise ein Genogramm über mindestens drei Generationen erstellt (die Situation der Klientin, ihrer Eltern und Geschwister und der jeweiligen Großeltern), da transgenerationale Traumata erfahrungsgemäß in drei Generationen sichtbar werden.

Es ist hilfreich, das Genogramm am Flipchart gemeinsam mit der Klientin zu erarbeiten und die lösungsorientierten Erfahrungen in Form kurzer Sätze aufzuschreiben.

Wenn Menschen sich in nicht-konstruktiven Beziehungen befinden (z. B. mit dem Täter zusammenleben), ist es nicht hilfreich, mit dem Genogramm anzufangen, da dadurch die momentane Ausweglosigkeit verstärkt werden kann.

Zuerst ist die aktuelle Sicherheit anhand der Sicherheitsskala abzufragen (»Wenn Sie an die Arbeit denken, die wir vor uns haben – wie sicher fühlen Sie sich auf einer Skala von eins bis zehn?« – »Kann ich noch irgendetwas tun, um Ihre Sicherheit zu erhöhen?«).

Nachdem die Familiensituation aufgenommen wurde, geht es darum, die emotionalen Beziehungen mit einzuzeichnen und mit Hilfe lösungsorientierter Fragen Ressourcen zu ermitteln. Wie bei Genogrammen üblich, werden Ressourcen und positive Beziehungen in grüner Farbe, problematische Beziehungen in roter Farbe eingetragen. Bei den problematischen Emotionen werden sogenannte Hot-Spots und Cold-Spots unterschieden:

- *Hot-Spot:* Emotionslosigkeit wird als leidvoll empfunden. Dabei handelt es sich um problematische Beziehungen, bei denen überbordende Emotionen festgestellt werden, wie Ängste, Wut, Schmerz, offene Konflikte und Ähnliches.

- *Cold-Spot:* Emotionslosigkeit ist die Rettung. Dabei handelt es sich um problematische Beziehungen, bei denen eine Unteraktivierung festgestellt wird, wie keine Emotionen, wo sie angebracht wären, fehlende Empathie, der Abbruch einer Beziehung, Schweigen usw.

Es folgt eine Auflistung möglicher lösungsorientierter Fragen, die im Laufe der Arbeit gestellt werden können:
- »Was waren gute Erlebnisse/Erfahrungen in der (jeweiligen) Partnerschaft, die Sie mitnehmen können?«
- Wenn Kinder da sind: »Konnten Sie das Ihren Kindern weitergeben?«
- Bei Berichten von schwierigen Situationen: »Welche positive Erfahrung konnten Sie daraus mitnehmen?«, »Wie sind Sie (trotzdem) groß geworden?«
- Bei einem Todesfall von Kindern kann ein Hinweis auf die große Ressource der Eltern, trotzdem funktioniert zu haben, hilfreich sein. Die mögliche Frage dazu: »Was vermuten Sie, wie haben Ihre Eltern es geschafft, trotzdem zusammenzubleiben/damit fertigzuwerden?«
- »Was haben Ihnen Eltern/Großeltern/Freunde/wohlwollende Verwandte Positives gelehrt/überliefert, das heute noch wichtig/hilfreich ist?«
- Wenn eine Person schlimme Dinge getan hat: »Wo hat sie das gelernt?«
- Wenn es zum Beispiel einen Hund gab, der wichtig war: »Was hat Sie der Hund gelehrt – und wie hat er Ihnen geholfen?«
- »Welche Ressourcen/Werte sind Ihnen so wichtig, dass Sie sie anderen vermitteln möchten – entweder den eigenen Kindern oder auch anderen Menschen?«

Zuletzt werden zentrale Aussagen herausgearbeitet, daraus positive Leitsätze gebildet und diese beim jeweiligen Familienzweig in grüner Farbe aufgeschrieben. Die abschließende Frage lautet: »Wenn man alle Ressourcen, also alles was in Grün eingetragen ist, betrachtet, gibt es einen Slogan, der es wert wäre, weitergereicht zu werden?«

Dieser Slogan wird (so knapp wie möglich) an einen separaten Platz gut sichtbar auf dem Genogramm notiert. Die Idee hinter dem Slogan ist, dass die Klientin über diesen positiven Slogan loyal gegenüber ihrer Familie bleiben kann, ohne das Leid übernehmen zu müssen.

Zuletzt können die nachfolgenden Fragen die Arbeit abschließen:
- »Gibt es neue Erkenntnisse?«
- »Was war hilfreich für Sie?«
- »Hätte ich etwas besser machen können?«

## Ermitteln eines Beziehungstraumas

Trauma wird in der Regel mit schlimmen Ereignissen und daraus folgenden Reaktionen wie einer emotionalen Über- oder Unteraktivierung verknüpft, die als »Posttraumatische Belastungsstörung (PTBS)« definiert sind. In meiner Praxis habe ich es relativ selten mit diesen Varianten zu tun, aber relativ häufig mit einem frühkindlichen Beziehungstrauma, und darum möchte ich kurz auf diese Variante eingehen. Erste Indikatoren sind für mich, wenn über mangelndes Selbstwertgefühl in vielfältigen Variationen berichtet wird sowie von Gefühlen von »nicht gesehen werden« und entsprechenden Problemfällen in Beziehungen oder in der Arbeitswelt.

Im Vorgespräch habe ich immer schon regelmäßig nachgefragt, wie die Kindheit empfunden wurde, und mich mit einem: »Im Großen und Ganzen okay«, zufrieden gegeben. Bis ich im Laufe der Zeit realisiert habe, dass es oft ein sehr merkwürdiges Verständnis darüber gibt, was eine »gute Kindheit« ist. Und mir wurde klar: Da jeder Mensch nur eine Kindheit erlebt, gibt es auch keine Vergleichsmöglichkeiten. Seitdem habe ich mir angewöhnt, zunächst Folgendes auszuführen: »Kinder brauchen eine mehrfache Sicherheit, um sich gut entwickeln zu können: die Sicherheit des Ortes (in der Regel gegeben), die Sicherheit der Bezugspersonen – das müssen nicht nur die Eltern sein. Aber wenn zum Beispiel eine heißgeliebte Oma, die die einzige Person war, die Sicherheit gegeben hat, in frühen Jahren gestorben ist, wäre das ein Thema. Und ganz wichtig: die Sicherheit, dass man in Ordnung ist, so wie man ist. Das bedeutet, dass man in den Arm genommen wird, dass einem der Rücken gestärkt wird, wenn es nötig ist, dass man das Gefühl entwickeln kann, dass man richtig ist, so wie man ist – mit allen Ecken und Kanten«, und direkt im Anschluss stelle ich dann folgende Frage: *»Wie war das bei Ihnen?«*

Seitdem ich auf diese Art frage, erhalte ich sehr häufig eine klare Beschreibung, dass dem nicht so war. Und das kann ein schlechtes Selbstwertgefühl und das starke Bedürfnis, gesehen/geliebt zu werden, mit allen sich daraus ergebenden Problemen im weiteren Leben erklären. Auch hier können die Methoden der lösungsorientierten Psychotraumatologie in Zusammenarbeit mit einer Aufstellung sehr gute Dienste leisten. In der Regel empfehle ich dann, zwei bis drei Sitzungen mit »Vorarbeiten« vor einer Aufstellung einzuschieben. Das Wort »Trauma« spreche ich in der Regel nicht an, da dies als eine Diagnose verstanden werden kann, die nicht immer hilfreich ist. Wer sich für die hypnotische Kraft von Sprache interessiert, dem empfehle ich Bücher von Gunther Schmidt wie »Liebesaffären zwischen Problem und Lösung« (2015) oder von Elisabeth Wehling wie »Politisches Framing« (2016).

## Trauma und Aufstellungen

Mit Klientinnen, die bei mir aufstellen wollen, führe ich immer ein separates Vorgespräch durch. Dies ermöglicht es mir, das Anliegen und ob wirklich eine Aufstellung das Mittel der ersten Wahl ist, zu klären. Ein lösungsorientiertes Genogramm ist für mich eine gute Basis für die weitere Arbeit, und bei der Gelegenheit überprüfe ich, ob es erste Hinweise auf traumatische Zusammenhänge gibt, und stelle in der Regel die bereits im vorherigen Abschnitt aufgeführte Frage zur Kindheit.

Ergeben sich Hinweise für traumatische Zusammenhänge, biete ich der Klientin an, einen Behälter und einen sicheren Ort einzurichten, und zeige ihr die bilaterale Körperstimulation. Das geschieht durchaus auch in einer zweiten Sitzung. Nicht selten arbeiten wir zunächst mit weiteren Interventionen der lösungsorientierten Psychotraumatologie. Dahinter steckt die Idee, die Klientin im Vorfeld einer Aufstellung zu stabilisieren. In den dann folgenden Aufstellungen sind, seitdem ich so vorgehe, keine Über- oder Unteraktivierungen mehr aufgetreten.

Bei der Beschreibung der Kombination von Trauma und Aufstellungen möchte ich zwei Varianten unterscheiden:

- die Arbeit mit Klienten, bei denen ein Trauma bearbeitet werden soll, dass sich im separaten Vorgespräch bzw. den Vorarbeiten ergeben hat,
- meine Vorgehensweisen, wenn sich in einer Aufstellung spontan ein als traumatisch erlebtes Ereignis zeigt.

### Aufstellung eines traumatischen Themas

Die Arbeit in einer Gruppe kann nicht den Schutz und die Sicherheit eines Einzelsettings bieten. Schutz und Sicherheit sind aber zentral – und das gilt natürlich grundsätzlich für jede Aufstellung. Wenn das Thema aber schon als belastend bekannt ist, werden die nachfolgenden Regeln vor der Aufstellung von mir noch einmal explizit angesagt:

- Nichts geschieht unkontrolliert. Kein Stellvertreter bewegt sich oder spricht unaufgefordert.
- Wenn außen Sitzende etwas wahrnehmen, melden sie sich. Auch hier spricht niemand unaufgefordert, noch stellt er sich unaufgefordert ins Feld.
- Wenn ich eine Stellvertretung auffordere, stehen zu bleiben, rührt sie sich nicht von der Stelle (das gilt verstärkt für die Stellvertretung des Täters).
- Ich muss mich auf die Einhaltung dieser Regeln absolut verlassen können.

Ich selbst sorge dafür, dass ich einen guten Kontakt zur Klientin halte und sie immer wieder miteinbeziehe. Weiterhin habe ich der Klientin erläutert, dass sie es in der Hand hat, jederzeit die Aufstellung zu beenden. Für mich bedeutet das auch, dass ich jedes Mal, wenn ich eine weitere Person oder ein Element hereinnehme, bei der Klientin nachfrage, ob das für sie in Ordnung ist.

Ist ein Vertreter »des Täters« im Feld, sorge ich dafür, dass dieser den größtmöglichen Abstand zum Fokus (das heißt zur Repräsentanz der Klientin, reduziert auf ihr Anliegen) einhält.

Wenn zwischen dem Fokus und einer anderen Vertretung ein Blickkontakt hergestellt werden soll, geschieht das immer mit der gleichzeitigen Aufforderung an den Fokus, den Abstand so zu vergrößern, wie es für ihn angenehm ist.

Sehr hilfreich ist es, mit mehreren Vertretungen (Anteilen) für den Fokus zu arbeiten. Hierbei ist allerdings bei der Benennung darauf zu achten, dass neutrale Bezeichnungen verwendet werden. Wird ein Anteil zum Beispiel als »Inneres Kind« bezeichnet, werden damit implizit innere Bilder kreiert, wie beispielsweise das Bild, klein, schutzbedürftig, schwach oder niedlich zu sein. Das mag oft stimmen – aber genauso gut kann es für die »jüngere Klientin« überlebenswichtig gewesen sein, sich abzugrenzen, aggressiv und stark zu sein, um in schwierigen Verhältnissen zu überleben. Außerdem ist ein »Inneres Kind« sehr unspezifisch: Eine Dreijährige ist ein anderes Kind als eine Achtjährige.

Hélène Dellucci ist es sehr wichtig, auch mit dem Begriff »Überlebensanteil« sehr vorsichtig zu sein, da Überlebende oft ein schlechtes Gewissen haben, weil sie überlebt haben. In den letzten Jahren habe ich immer mehr Respekt vor der hypnotischen Kraft der Sprache und den Tranceinduktionen, die damit unbewusst ausgelöst werden können, bekommen. Ich verwende daher Begriffe wie »die Fünfjährige/die Achtjährige« oder anhand der Benennung durch die Klientin »der jüngere/wütende/ängstliche/verzweifelte Anteil«.

Wenn es um Abgrenzung gegenüber den nicht-konstruktiven Eltern geht, verwende ich auch gerne neben der Klientin selbst zusätzlich einen »loyalen Anteil« – denn den gibt es auch. Nach meiner Erfahrung gelingt eine temporäre notwendige Abgrenzung von den Eltern umso besser, wenn die Perspektive einer späteren Wiederannäherung offen bleibt, ansonsten blockiert dieser loyale Anteil.

Manchmal erlebe ich, dass der Fokus (oder die Klientin, wenn sie schon im Feld steht) keine Notwendigkeit sieht, sich von den Eltern abgrenzen zu müssen. Hier hilft es, dies durch Hereinnahme des jungen Anteils (möglichst mit konkreter Altersbezeichnung) zu tun. Denn was für den Erwachsenen-Anteil kein Problem ist, kann für einen jüngeren, traumatisierten Anteil eine erneute schlimme Erfahrung sein.

## Ein traumatisches Ereignis zeigt sich

Als eine große Angst bei den Teilnehmerinnen meiner Weiterbildungen erlebe ich, dass sich ein Trauma – in der Regel ein Missbrauch – zeigt. Daher möchte ich anhand eines Beispiels einige Handlungsmöglichkeiten beschreiben:

1. Wenn eine Repräsentantin in eine Überreaktion kommt (typisch: Weinkrampf), stelle ich mich neben sie und versuche die Atmung zu regulieren, indem ich sehr direktiv anleite »Regelmäßig atmen … und einatmen…. und ausatmen …«). Ich fahre damit so lange fort, bis sie sich beruhigt hat. Ich versuche dabei, in ihrem Rhythmus mit zu atmen.
2. Wenn das zu keinem Erfolg führt, spreche ich sie in einer anderen Tonlage mit ihrem richtigen Namen an und bitte sie, mit einem Schritt zur Seite aus der Vertretung zu gehen.
3. Anschließend führe ich – soweit noch notwendig – Erdungsübungen bzw. auch die bilaterale Körperstimulation durch.

Wenn sich langsam die Idee entwickelt, dass eine »Missbrauchsenergie« vorhanden ist, zum Beispiel durch Reaktionen der Repräsentanten (hier in erster Linie des Fokus), ist es für mich wichtig, dieses anzusprechen. Tut man das nicht, kann es passieren, dass die Klientin eine nicht hilfreiche Information ungefiltert mitnimmt – und dann ist eine Aufstellung nicht hilfreich. Auch hier halte ich maximale Transparenz für essenziell. Wichtig ist, dass man einen Missbrauch nie als eine Behauptung im Sinne einer »systemischen Diagnose« anspricht, sondern als eine Hypothese fragend anbietet: »Also wenn ich die Reaktionen von X und Y betrachte, erscheint es mir so, als ob es hier auch um Missbrauch gehen könnte – macht das für dich einen Sinn?« (Hinweis: In Aufstellungen arbeite ich mit einem »Arbeits-Du«.) Hier erlebe ich typischerweise drei Reaktionen:

1. Manchmal antwortet die Klientin: »Ja – und es wird endlich Zeit, dass das auf den Tisch kommt!«
2. Häufiger kommt eine traurige Bestätigung, oft nur durch ein Nicken oder ein kurzes: »Ja.«

   Im Sinne der Lösungsorientierung ist es auch hier sehr wichtig, nicht nach Einzelheiten zu fragen. Stattdessen frage ich »Was war für dich das Schlimmste?« Dies ist eine Frage, die sehr selten gestellt wird, und in fast allen Fällen erhalte ich Antworten wie »Dass meine Mutter mir nicht geglaubt hat/Dass meine Mutter es gewusst und mir nicht geholfen hat/Dass ich die Familie zerstört hätte, wenn ich das gesagt hätte.« Denn oft ist für die Klientin nicht die Tat das Schlimmste, sondern wie damit umgegangen wurde. Und schon haben wir einen anderen Schwerpunkt und ich arbeite verstärkt mit der Mutter bzw. dem Umfeld.

3. Die dritte Gruppe antwortet »Nein, das macht für mich keinen Sinn.« Hier ist es außerordentlich hilfreich, das Thema »Transgenerationales Trauma« einzuführen. Damit wird der Klientin eine alternative plausible Erklärung mitgegeben, die verhindert, dass durch eine Aufstellung in der Klientin eine neue, nicht hilfreiche Idee generiert wird. Selbst wenn die Klientin ein derartiges Ereignis komplett dissoziiert hat, ist das eine hochkompetente Schutzfunktion ihres Unbewussten, und die gilt es zu respektieren. Kinder lernen viel in jungen Jahren anhand von Beobachtungen und Emotionen. So werden über die Spiegelneuronen viele Informationen aufgenommen, und man vermutet, dass darüber auch nonverbal Erfahrungen weitergereicht werden. Gerade in der Großelterngeneration war das Thema Missbrauch durch den Krieg sehr präsent – auch wenn den eigenen Großmüttern dieses Schicksal erspart geblieben ist. Ich habe oft erlebt, dass diese sehr plausible Erklärung für die Klientinnen außerordentlich hilfreich war.

## Reintegration in der Aufstellung

Eine gute Intervention ist die Reintegration eines jüngeren, abgespaltenen Anteils, der schlimme Erfahrungen erleben musste, dem niemand zur Seite stand und der bis heute unbewusst immer noch die Unterstützung und Hilfe von den Eltern sucht. Oft möchte er nur »gesehen« werden und fordert dies unbewusst nicht selten vom Partner oder einer anderen Person ein – mit allen daraus resultierenden Problemen. Hier kann eine Intervention helfen, die Insa Sparrer und Matthias Varga von Kibéd in ihren Seminaren vorgestellt haben und die auf Texten von Stephen Gilligan basiert (2005).

Im Fall, dass die Klientin selbst ihren Platz in der Aufstellung einnimmt, bleibt die Vertretung des Fokus ebenfalls im Feld und stellt sich links neben die Klientin. Dabei hält die Klientin die Hand des ehemaligen Fokus, die nun als jüngerer Anteil ihrer selbst fungiert.

Mit der »Erickson'schen Zahlenfrage« (Gilligan, 2005) ermittelt man das Alter dieses jüngeren Anteils (soweit nicht bekannt), indem man, während man mit der Klientin redet, sich kurz an den jüngeren Anteil mit der Frage wendet: »Gib mir eine Zahl …« Man redet weiter mit der Klientin und blickt danach fragend zum jüngeren Anteil. Antwortet sie mit einer passenden Zahl, wird diese Zahl verwendet. Das klappt in 80 % der Fälle. Ansonsten verwendet man »die Jüngere/die Ängstliche«, je nachdem, wie sie von der Klientin benannt wurde.

Nehmen wir nachfolgend an, die Antwort wäre: »Sechs«, gewesen. Nun sagt man – wobei man immer auf die jeweilige Person deutet:

»Du warst einmal die Sechsjährige …
und du bist groß geworden …
Du bist sechs …
und du bist vierzig … (das Alter hat man vorher erfragt)
und in ihr (der Erwachsenen) bist du immer da …
und du (die Sechsjährige) konntest damals nicht wissen, dass es einmal die Erwachsene geben wird …,
aber die Erwachsene weiß, dass es dich einmal gegeben hat …,
und in ihr (der Erwachsenen) bist du heute immer noch da …
und heute kannst du dich nur noch an die Erwachsene wenden …
und wenn in Zukunft die Sechsjährige wieder einmal anklopft, dann ist die Tür nicht mehr zu, sondern nur noch angelehnt …
und da du (die Erwachsene) jetzt weißt, was die Sechsjährige braucht, ist sie immer willkommen, und du (die Erwachsene) hast immer Zeit für sie …
Denn bei ihr (der Erwachsenen) hast du ab jetzt immer einen sicheren Ort …«
Nun lässt man den beiden etwas Zeit, um den Text zu verinnerlichen. Dann kann man nachtragen:
»Und ist es nicht gut, zu wissen, dass du sechs Jahre alt sein kannst und vierzig Jahre … zur gleichen Zeit …?«

## Abschließende Bemerkung

Für meine Aufstellungsarbeit hat sich die lösungsorientierte Psychotraumatologie als eine außerordentlich hilfreiche und nicht mehr wegzudenkende Ergänzung erwiesen. Und mein früheres Unwohlsein mit dem Thema »Trauma« hat sich dadurch gelegt – der Respekt ist geblieben.

## Literatur

Gilligan, St. G. (2005). Therapeutische Trance. Das Prinzip Kooperation in der Ericksonschen Hypnotherapie (4. Aufl.). Heidelberg: Carl Auer.

Schmidt, G. (2015). Liebesaffären zwischen Problem und Lösung. Hypnosystemisches Arbeiten in schwierigen Kontexten. Heidelberg: Carl Auer.

Wehling, E. (2016). Politisches Framing. Wie eine Nation sich ihr Denken einredet – und daraus Politik macht. Köln: Herbert von Halem Verlag.

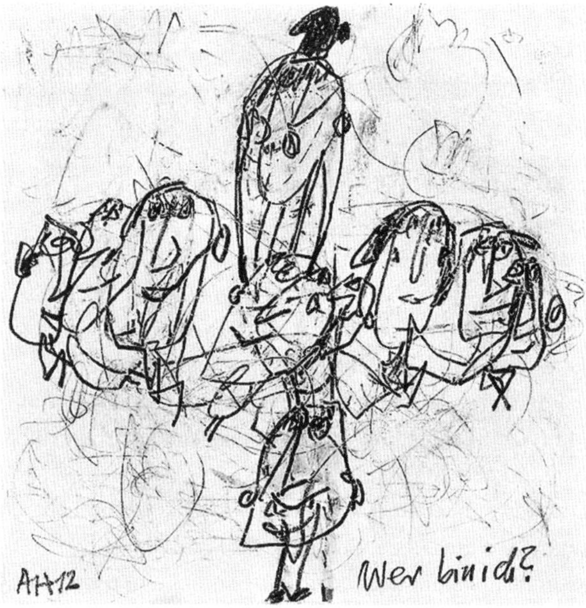
AH12
Wer bin ich?

Carmen Cortés

# Das Integrieren der inneren Familie

übersetzt aus dem Spanischen
von Alicia Gerike

Das Phänomen der repräsentativen Wahrnehmung, wie wir sie in den Familienaufstellungen kennen, können wir nicht nur nutzen, um die Beziehungen zwischen Personen zu ergründen. Auch zur Beobachtung von Dynamiken zwischen Elementen jedweder Natur hat es sich als sehr nützlich erwiesen. Da das Leben und das Universum systemisch organisiert sind, existieren unendlich viele verschiedene Systeme. Systemische Aufstellungen sind daher ein außerordentlich ergiebiges und vielseitiges Instrument, das in zahllosen Bereichen einsetzbar ist. Ein sehr wichtiges Anwendungsfeld ist meines Erachtens unser inneres System: die verschiedenen Anteile, die wir alle in uns tragen.

In der Psychologie kennen wir verschiedene Ansätze, die sich auf die eine oder andere Art und Weise mit diesen inneren Anteilen und ihren wechselseitigen Beziehungen auseinandersetzen. Zu nennen ist in diesem Zusammenhang die maßgeblich von Roberto Assaglioli entwickelte Psychosynthese, die in den 1950er bis 1970er Jahren in Italien entstand und auf Erkenntnissen von C. G. Jung fußt. Ebenso ist die Arbeit mit den inneren Stimmen (Voice Dialogue) anzuführen, welche Hal und Sidra Stone in den 1970er Jahren in den USA bekannt machten. Die Transaktionsanalyse teilt ebenfalls dieses Verständnis von den verschiedenen inneren Anteilen, wie auch die Gestalttherapie. Der jüngste Ansatz ist das Modell des Inneren Familiensystems (IFS – Internal Family Systems), das in den USA von Richard Schwartz (2001) entwickelt wurde.

All den genannten Ansätzen ist, wenn auch mit gewissen Unterschieden, ein recht ähnliches Verständnis der menschlichen Psyche gemein. Die gemeinsame Grunderkenntnis dürfte darin bestehen, dass die Struktur unserer Psyche eher pluralistisch als individualistisch ist. Unsere Psyche umfasst verschiedene klar definierte und differenzierte Stimmen oder psychische Wesenheiten. Um also mit unserem gegenwärtigen Leben und früheren Lebensumständen in Frieden zu kommen, müssen wir uns um die Bedürfnisse dieser inneren Anteile kümmern, damit sie harmonischer miteinander in Beziehung treten können.

◂ Alexandra Huber, »wer bin ich«, Zeichnung, 2012, 15 × 15 cm.

## Das Innere Familiensystem (IFS)

Um die inneren Dynamiken zu begreifen und Zugang zu ihnen zu bekommen, ist das Modell des IFS meines Erachtens ausgesprochen hilfreich, das ich im Folgenden näher beschreiben möchte. Das IFS-Modell betrachtet die Anteile unserer Psyche als Unterpersönlichkeiten mit jeweils eigenen Gefühlen, Glaubenssätzen, Verhaltensweisen und Fähigkeiten. Diese Struktur ist uns Menschen eigen und Teil unserer Natur und besteht folglich nicht nur bei einem mehr oder minder schweren Trauma. Allerdings werden traumatisierte Personen die Fragmentierung und den inneren Konflikt zwischen ihren Anteilen auf eine intensivere und belastendere Weise erleben.

Das IFS-Modell nimmt folgende Typisierung der inneren Anteile vor:
- beschützende Anteile, die sich aufteilen lassen in *Manager* und *Feuerbekämpfer,*
- verbannte Anteile bzw. die *Verbannten.*

Die beschützenden Anteile werden so genannt, weil sie die Funktion haben, das System vor den Verbannten zu schützen, die sie als gefährlich oder destabilisierend wahrnehmen. Die Manager übernehmen dabei eine präventive Funktion. Ihre Intention ist es, das System innerhalb eines komfortablen Rahmens aufrechtzuerhalten. Die Feuerbekämpfer treten dagegen in Aktion, wenn eine Destabilisierung akut droht oder bereits begonnen hat.

Die Verbannten sind Anteile, die in die Tiefe unserer Psyche verwiesen wurden. Sie sind zu ihrem eigenen Schutz und zum Schutz des restlichen Systems isoliert. Es sind die traumatisierten Anteile einer Person, Anteile, die mit Gefühlen tiefen Schmerzes, Scham, Schuld, Unzulänglichkeit, Ohnmacht, Traurigkeit usw. behaftet sind. Sie bleiben isoliert oder verbannt, denn es könnte zu verstörend und schmerzhaft sein, mit ihnen und ihren Belastungen, Gefühlen, Erinnerungen und Ähnlichem in Kontakt zu treten. Das System schützt sich folglich, indem es diese Anteile verkapselt und an einen tiefen und dunklen Ort verbannt, um sie ignorieren zu können. Verbannte sind in der Regel mit konkreten Erfahrungen und Momenten des Lebens verbunden, und wenn einer mit ihnen in Kontakt tritt, tauchen die Erinnerungen an diese Erfahrungen wieder auf.

Das Ziel der Manager ist die Etablierung von Ordnung und Sicherheit. Sie ermöglichen die Herausbildung von Elementen, die die Stabilität unterstützen, und sorgen vor, um konkrete Situationen oder den Kontakt mit Gefühlen zu verhindern, die sie als gefährlich einstufen. Mit zumeist hohem Kraftaufwand versuchen sie, die Kontrolle aufrechtzuerhalten. Generell tragen sie die Bürde großer Verantwortung. Einige ihrer üblicheren Rollen sind der Perfektionist, der Problemlöser, der Kümmerer, der Zuvorkommende, der Besorgte, der Kritiker, der Zu-Hilfe-Eilende oder der Analysierende.

Im Gegensatz dazu zeigen die Feuerbekämpfer extremere Verhaltensweisen und können in ihren Handlungen ausgesprochen verstörend sein. Ihre Aktionen werden erst dann nachvollziehbar, wenn wir ihre Funktion im Gesamtsystem verstehen, die darin besteht, das aufzuhalten oder zu unterbinden, was die Feuerbekämpfer als erhebliche Destabilisierung wahrnehmen. Sie treten in Aktion, wenn der Versuch der Manager gescheitert ist, einen Verbannten daran zu hindern, aktiv zu werden. Ihr Ziel ist somit, vom intensiven Gefühlsfeuer der Verbannten abzulenken und es zu löschen. In diesem Sinn haben alle Anteile eine positive Absicht bezüglich des Systems. Häufige Verhaltensweisen der Feuerbekämpfer sind Süchte, selbstzerstörerische Verhaltensweisen, wie zum Beispiel Selbstverletzung, waghalsiges Verhalten, Wutausbrüche, suizidale Tendenzen, Dissoziation, Krankheit usw.

Das Schöne am IFS-Modell ist, dass es einen weiteren, sehr wichtigen Aspekt der Person berücksichtigt, nämlich das Selbst, das sehr viel mehr als nur ein innerer Anteil ist. Es ist unser Wesenskern, unser essenzielles Ich, das weder vom Trauma beeinträchtigt noch von den anderen Personen abhängig ist und dessen ureigene Qualitäten Zuversicht, Klarheit, Mitgefühl, Neugierde, Gelassenheit, Kreativität, Verbundenheit und Mut sind.

In der Arbeit mit IFS stärkt der Therapeut die Führung durch das Selbst, das heißt, er unterstützt den Klienten, diesen Platz einzunehmen und von dort aus mit den anderen Anteilen in Beziehung zu treten. Das Selbst ist fähig, den verschiedenen Anteilen zu lauschen, sie zu akzeptieren und zu integrieren. Dank ihm kann der Klient mit den Verbannten in Kontakt treten und sich so um sie sorgen, dass deren Belastung zurückgeht. Wenn er mit den Feuerbekämpfern und Managern in Beziehung tritt, wird es ihm möglich, sowohl die häufig undankbare Aufgabe, die diese erledigen, anzuerkennen, indem er die gute Absicht, die dahintersteht, würdigt, als auch auf diese Weise jedem einzelnen für seine Bemühungen und seine Hingabe zu danken.

Wenn das Selbst die Führung übernimmt und die anderen Anteile seiner gewahr werden, beginnt der Weg der Integration. In Kontakt mit dem Selbst können die Wunden der Verbannten heilen – die traumatisierten Anteile finden Gehör und werden von ihrem Leid entlastet. In der Folge sind sie keine Verbannten mehr, was das ganze System erleichtert: Die Manager und die Feuerbekämpfer brauchen ihre rigiden oder extremen Verhaltensweisen nicht länger, können die Funktion, die sie so lange Zeit ausgeführt haben, sein lassen und zur Ruhe kommen (Schwartz, 2001; Earley, 2009).

## Das systemische Verständnis

IFS beruht auf einer systemischen Sichtweise, es betrachtet die Psyche als ein komplexes System aus Anteilen, die permanent miteinander interagieren und von denen jeder eine eigene Funktion erfüllt. Dieses Verständnis macht den Einsatz der systemischen Aufstellungen zur Darstellung des inneren Systems ganz natürlich und einfach: Die Aufstellungsarbeit ist eine große Hilfe, um die Beziehungen zwischen den einzelnen Anteilen kennenzulernen, zu erforschen und zu integrieren.

Betrachten wir unsere innere Familie als ein System, so können wir die Gesetzmäßigkeiten anwenden, die auch in anderen Systemformen vorherrschen und von denen wir wissen, dass sie dem Gemeinwohl und dem Wohl jedes einzelnen Elementes dienen. Zum Beispiel kennen wir zur Sicherung von Harmonie und Wohlbefinden in menschlichen Systemen die fundamentale Regel, dass alle Mitglieder gesehen und anerkannt werden wollen. Das Gleiche gilt für unsere verschiedenen inneren Anteile: Jeder einzelne von ihnen fühlt sich wohl, wenn er gesehen und gehört wird. Sobald wir dies tun, können wir erkennen, welche Funktion ein Anteil für das System erfüllt. Auf dieser Grundlage kann dann Anerkennung und Dankbarkeit entstehen.

Hierzu möchte ich ein persönliches Beispiel erzählen: Ich habe einen Manager, der übermäßig besorgt ist und eine eiserne Kontrolle über meine Lebensumstände ausüben will. Notfalls bereitet er mir schlaflose Nächte, in denen meine Gedanken unaufhörlich um die Aufgaben kreisen, die ich am folgenden Tag zu erledigen habe. Als ich schließlich erkannte, dass dieser Anteil als Antwort auf einen verbannten Anteil in mir entstanden war, der mit starken Gefühlen von Unsicherheit und Überforderung belastet war, die mit früheren erheblichen Veränderungen in meinem Leben zusammenhingen, konnte ich diesen übermäßig besorgten Anteil endlich verstehen und ihm für seine gute Absicht auch dankbar sein. Denn auf seine Weise will dieser Anteil sicherstellen, dass ich nie wieder in eine derart stressige und beängstigende Situation gerate. Als ich diesem Anteil für seine Bemühungen und seine gute Absicht danken konnte, erwuchs in mir aus dieser Anerkennung und Wertschätzung heraus inneres Wohlbefinden. Dies trug zweifelsohne dazu bei, dass mein Schlaf beständiger wurde.

Der integrierende, anerkennende und mitfühlende Blick entsteht aus dem Selbst heraus. Es ist unser Selbst, das über die Fähigkeit verfügt, jedem einzelnen unserer inneren Anteile einen würdigenden Platz zu geben.

## Wie integriert man IFS und Familienaufstellungen?

Bei der Arbeit mit der Methode der Familienaufstellung trifft man unweigerlich auch auf Klienten, die persönliche Traumata als Thema haben. Solche Personen wurden beispielsweise in ihrer Kindheit oder Jugend missbraucht oder misshandelt, in wichtigen Phasen ihrer Entwicklung vereinzelt oder längerfristig vernachlässigt oder der Verwahrlosung anheimgegeben. Oder sie haben sonstige überfordernde und extrem schwer zu bewältigende Erfahrungen gemacht. Meiner Beobachtung nach ist die Anwendung einer traditionellen Familienaufstellung, bei der man die Beziehungsaspekte und systemischen Aspekte der Familie bearbeitet, in solchen Fällen weder angemessen noch hilfreich. Um das persönliche Trauma anzugehen, war offenkundig eine Veränderung und Anpassung der Vorgehensweise notwendig (Bourquin, 2013).

Die Behandlung persönlicher Traumata auf systemisch-beziehungstechnischer Ebene kann kontraproduktiv sein. Zum Beispiel hat eine Frau, die als Kind von ihrem Vater misshandelt wurde und dieses Trauma bisher nicht ernsthaft aufgearbeitet hat, höchstwahrscheinlich noch immer verbannte Anteile, auf denen starke Gefühle wie Angst oder Entsetzen, Erniedrigung oder Scham lasten. Wenn wir nun eine Familienaufstellung machen, in der Stellvertreter für sie und für ihren Vater eingesetzt werden, können im Verlauf der Aufstellung, in der die Erinnerung an die Situation der Misshandlung wachgerufen wird, eben diese verbannten Anteile aktiv werden und das innere System der Klientin mit den ihnen anhaftenden Gefühlen überschwemmen.

Dank des Konzeptes des Toleranzfensters (Siegel, 1999) wissen wir, dass eine Person Aspekte eines Traumas nur innerhalb bestimmter Grenzen des Aktivierungsgrades verarbeiten kann. Bei zu starker Aktivierung laufen wir Gefahr, eine Retraumatisierung zu bewirken, weil die Person in den Zustand der Hyperaktivierung gerät. Umgekehrt kann auch eine Dissoziation die Folge sein, das heißt, die Person tritt in einen Zustand der Hypoaktivierung ein, in der eine Verarbeitung des Geschehenen ebenfalls nicht möglich ist.

Auf diesem Hintergrund stellt die Bearbeitung von Themen mit mehr oder weniger hohem traumatischem Gehalt auf der intrapsychischen Ebene eine Möglichkeit dar, die Sicherheit des Klienten zu gewährleisten. Denn auf dieser Ebene wird die Person nicht der Situation ausgesetzt, die das Trauma ursprünglich verursacht hat, sondern man konzentriert sich auf die innere Dynamik des Klienten. Der Heilungsprozess der traumatisierten oder verbannten Anteile erfolgt so nicht auf der interpersonellen Beziehungsebene, sondern innerhalb der Person. Das folgende Fallbeispiel verdeutlicht dies:

Elisa war Anfang sechzig. Sie wollte an einer inneren Spannung zwischen verschiedenen Persönlichkeitsanteilen arbeiten, die sie häufig empfand und die ihr große Schwierigkeiten bereitete. Sie berichtete, dass sie auf der einen Seite einen wagemutigen Teil in sich spürte. Dieser war vergnügt, wünschte sich neue Erfahrungen und wollte all das, was das Leben zu bieten hatte. Auf der anderen Seite überkamen sie häufig Gefühle, sich zu schämen und klein und dumm zu fühlen, die mit einer großen Angst einhergingen, sich zu zeigen und gesehen zu werden. Weiterhin erwähnte sie einen anderen inneren Anteil, der ernst war, vernünftig, verantwortungsbewusst. Er hatte sie in ihrem Leben sehr geplagt und zur Arbeit angetrieben. Für diesen Anteil war Vergnügen zumindest eine Dummheit. Als ich Elisa nach ihrem Anliegen für die Aufstellung fragte, antwortete sie, ihr Ziel sei, dass ihre innere Spannung geringer werde, dass sie in sich selbst ruhen und ihre inneren Anteile besser verstehen könne. Elisa erwähnte kurz ihre schwierige Kindheit und Jugend, in der sie häufig körperlicher Gewalt, verbalen Misshandlungen und Demütigungen seitens ihrer Mutter ausgesetzt gewesen war.

Als wir die Stellvertreterinnen für diese inneren Anteile von Elisa aufstellten, die sie so gut kannte, wurden die schwierigen Beziehungen unter ihnen erkennbar. Der wagemutige Anteil begann, sich mit tänzerischen und energiegeladenen Schritten durch den ganzen Raum zu bewegen; dabei schaute er den ernsten Anteil herausfordernd an. Der ernste Anteil schaute mit einem missbilligenden Gesichtsausdruck zurück und nahm eine starre Haltung mit vor der Brust verschränkten Armen ein, offensichtlich belästigt durch das Verhalten des anderen. Der beschämte Anteil zog sich in eine Ecke des Raumes zurück und setzte sich auf den Boden. Seine Stellvertreterin legte die Arme um die Knie und versteckte ihr Gesicht darin. Sie sagte, dass die anderen beiden in ihr große Angst und Unruhe auslösten, vor allem der wagemutige Anteil. Als die Wagemutige den verschämten Anteil anschaute, reagierte sie stark mit Überdruss und Wut und sagte: »Ich kann sie nicht ertragen, sie macht mich krank.« Und als die Ernste den beschämten Anteil ansah, wurde sie ebenfalls kritisch und brachte Missfallen und Ablehnung zum Ausdruck: »Ich verstehe nicht, was mit ihr los ist. Sie ist ein Dummkopf. Sie soll aufstehen und mir folgen. Mir geht es gut!«

Nachdem ich diese Reaktionen eine Weile beobachtet hatte, bat ich Elisa, eine Stellvertreterin für ihr Selbst hineinzustellen. Als die Stellvertreterin des Selbst ihren Platz eingenommen hatte, nahm sie sich die Zeit, um jede einzelne der anderen Stellvertreterinnen einen Moment lang anzuschauen. Danach setzte sie sich zum beschämten Anteil auf den Boden. Sie näherte sich ihm vorsichtig und mit einem liebevollen Ausdruck in den Augen. Sie berührte die Beschämte, legte eine Hand auf ihre Schulter und streichelte mit der anderen Hand sachte ihre Hände, wobei sie diesen Anteil in einer leichten und liebevollen Umarmung hielt. Während die

Stellvertreterin des Selbst in dieser Position verblieb, schaute sie die anderen Stellvertreterinnen an. Ein leises Lächeln trat auf ihr Gesicht, ohne jegliche Verurteilung. Im Gegenteil, in ihrem Blick las man Wertschätzung. Sie war im Einklang damit, dass die anderen so waren, wie sie waren. Sie konnte jeder Einzelnen einen Platz einräumen.

Die Gegenwart des Selbst hatte eine unmittelbare Wirkung auf die anderen Anteile. Die Wagemutige hielt in ihren Bewegungen inne und beobachtete mit großem Interesse, was sich zwischen dem Selbst und der Beschämten abspielte. Die Ernste öffnete die Arme und näherte sich leichtfüßig mit einem fragenden Ausdruck im Gesicht. In einer Mischung aus Zweifel und Hoffnung äußerte sie: »Ich bin mir nicht sicher … aber es scheint, dass ich ihr vertrauen kann«, und meinte damit die Stellvertreterin des Selbst.

Währenddessen hob die Beschämte im Kontakt mit dem Selbst den Kopf, löste die Arme und damit ihre gesamte Haltung und schaute dem Selbst in die Augen. Nach einer Weile lehnte sie den Kopf an dessen Schulter, schloss die Augen und atmete tief durch. Ihr Gesichtsausdruck hatte sich völlig verändert, er war jetzt entspannt, ruhig, mit einem leisen Lächeln. Es schien ihr gut zu gehen. Als ich sie nach ihrem Befinden fragte, sagte sie: »Sie versteht mich. Hier kann ich mich ausruhen. Jetzt habe ich keine Angst mehr.«

Während dies geschah, hatten sich die anderen Stellvertreterinnen langsam genähert und zu der Beschämten auf den Boden gesetzt. Von dort aus schauten sie abwechselnd die Beschämte und das Selbst an, aber auch einander. Und allmählich wurden ihre Gesichter gelassener, und die Akzeptanz zwischen ihnen wuchs. Nach einer Weile positionierten sie sich so, dass die Wagemutige sich hinter die Beschämte setzte und sie von hinten umarmend stützte. Die Ernste begleitete sie und liebkoste sachte Kopf und Arme der Beschämten. Beide sahen die Beschämte liebevoll an und sie alle lächelten einander zu. Die Stellvertreterin des Selbst ließ genügend Platz, damit die beiden Anteile sich um die Beschämte kümmern konnten. Dabei ging ihr Blick zwischen ihnen allen hin und her. Auf meine Frage antworteten alle Anteile, dass sie sich in der Gegenwart der anderen sehr wohl fühlten und den Wert und die Wichtigkeit jedes Einzelnen anerkennen würden. An diesem Punkt reagierte die Klientin, die zu Beginn aufgewühlt die großen Schwierigkeiten der Anteile miteinander beobachtet hatte, emotional sehr bewegt und sagte im Anschluss, sie fühle sich nun »ganz«. Zudem äußerte sie das Gefühl, in ihr habe sich ein heller und friedlicher Raum geöffnet, von dem aus sie jeden Einzelnen der anderen mit Liebe anschauen könne. Dieser Raum, von dem die Klientin sprach, war zweifelsfrei das Selbst.

## Der Therapeut und das Selbst

Im Kontext der zuvor exemplarisch gezeigten Aufstellung von Elisa möchte ich einen Faktor ansprechen, der meines Erachtens von großer Bedeutung ist. In einer Aufstellungsgruppe wie auch in jedem anderen therapeutischen Setting ist der Therapeut richtungsweisend. Es ist der Therapeut, der explizit – mit seinen Worten und Handlungen – und implizit – mit seiner Präsenz und Syntonie – am meisten dazu beiträgt, einen heilenden Raum zu schaffen, in dem gearbeitet wird (Bourquin, 2012). Deshalb ist die innere Haltung, aus der heraus der Therapeut agiert, von großer Bedeutung. Wenn der Therapeut aus dem Selbst heraus arbeitet und begleitet, ist seine Präsenz von den bereits genannten Qualitäten des Selbst erfüllt, also von Mitgefühl, Neugier, Zuversicht, Klarheit, Gelassenheit, Mut, Kreativität und Verbundenheit. Diese wohltuenden Einflüsse kommen der Gruppe, den Klienten und dem Therapeuten selber zugute.

Was die Klienten abgeht, habe ich folgende Beobachtung gemacht: Eine gute Verankerung des Therapeuten im Selbst ermöglicht häufig auch dem Klienten, sich im Laufe der Aufstellung an diesen inneren Ort zu begeben. Wenn ich diese Wahrnehmung von ihm habe, stelle ich keinen Stellvertreter des Selbst des Klienten auf, sondern lade ihn ein, selber hineinzugehen und mit den Stellvertretern seiner aufgestellten Anteile in Beziehung zu treten. In der Regel manifestiert der Klient dann die Energie des Selbst, bezieht sich mit Mitgefühl und Einfühlungsvermögen auf seine Anteile und ist fähig, sie alle mit einbindenden Bewegungen zu integrieren.

Mit der Frage, von welchem inneren Ort aus der Therapeut arbeitet, nähern wir uns zugleich dem Thema der Gegenübertragung. Es ist sehr interessant, die Gegenübertragung des Therapeuten im Sinne von seinen Anteilen her zu verstehen, die im Kontakt mit dem Klienten aktiviert werden. Das heißt: Wenn der Therapeut in die Gegenübertragung gerät, dann verlässt er das Selbst und lässt zu, dass ein anderer Anteil mit seinen Gefühlen und Reaktionen die Führung übernimmt. Dieser Prozess kann so rasant eintreten, dass er bereits einige Zeit in Gang sein kann, bevor wir ihn erstmalig bemerken. Andererseits können wir in dem Moment, wo wir ihn bemerken, zugleich den Anteil erkennen, der sich aktiviert hat. Und im Erkennen lösen wir uns davon: Wenn wir ihn sehen, sind wir nicht länger mit ihm verschmolzen. Und von dieser Position des Beobachters aus öffnen sich die Pforten, dank der wir uns wieder mit der Energie des Selbst verbinden können. In diesem Augenblick kann es für eine unbehinderte weitere Arbeit unabdingbar sein, seinen aktivierten Anteil bewusst wahrzunehmen und ihm zu versichern, dass man sich in naher Zukunft um ihn kümmern wird, damit dieser Anteil zur Seite tritt und uns erneut vom Selbst aus arbeiten lässt.

Wenn der Therapeut sich dem Trauma seiner Klienten aussetzt, ist es durchaus möglich, dass diejenigen Anteile des Therapeuten aktiv werden, die mit seinen eigenen ungelösten und verbannten traumatischen Aspekten zu tun haben. Dasselbe gilt für seine Anteile, die auf diese reagieren – die Manager und Feuerbekämpfer. Diese Anteile des Therapeuten können sich mit den drei Grundreaktionen des Menschen auf Bedrohung zu Wort melden: Flucht, Kampf oder Erstarrung.

Zum Beispiel würde ein flüchtender Anteil des Therapeuten in der Aufstellung vielleicht anfangen, an andere Dinge zu denken. Vielleicht fängt er auch an, auf die Uhr zu schauen – er will hier weg! Ein kämpferischer Anteil würde sich vielleicht mit großem Eifer darauf versteifen, die Gesundheit des Klienten wiederherstellen zu wollen – hier würde der Retter in Aktion treten. Auch erboste Reaktionen auf den Klienten können sich vom kämpferischen Anteil des Therapeuten aus kundtun und den Klienten insgeheim oder offen kritisieren: »Du willst dich nicht ändern«, oder »Du versuchst es gar nicht, du gibst dir nicht genug Mühe.« Erstarrende Anteile dagegen würden eher bewirken, dass der Therapeut angesichts der Last, die der Klient trägt, Dinge übersieht oder vergisst, seine Kraft und Energie verliert, verstummt, den Faden verliert und sich vielleicht hilflos, bedrückt oder ohnmächtig fühlt.

Ich glaube, man kann nie genug auf die Wichtigkeit der fortdauernden persönlichen Arbeit des Therapeuten an sich selbst hinweisen. Nur so lässt sich verhindern, dass sich im therapeutischen Prozess mit dem Klienten nicht die eigenen Themen des Therapeuten in den Vordergrund drängen und seine Präsenz mindern.

Meiner Erfahrung nach verstärkt die Arbeit mit den systemischen Aufstellungen unsere Fähigkeit, uns auf das Selbst einzulassen. Die offene, zuversichtliche, empfängliche, integrierende und mitfühlende Haltung, die wir bei jedem guten Aufsteller kennen, sind eindeutig Ausdruck des Selbst. Und ich glaube, wir alle haben schon die Erfahrung gemacht – sei es als Leiter oder als Teilnehmer –, in diesen Zustand eines etwas erweiterten und urteilsfreien Bewusstseins einzutreten, von dem aus eine Zustimmung zur Wirklichkeit möglich wird und somit Heilung geschehen kann.

## Literatur

Bourquin, P. (2012). Heilung ist ein Raum: über die Kunst der Psychotherapie. Darmstadt: Synergia Verlag.

Bourquin, P. (2013). Vom Umgang mit Trauma im Familienstellen. Praxis der Systemaufstellung, 2, 102–110.

Earley, J. (2009). Self-Therapy. Larkspur: Pattern System Books.

Holmes, T. (2007. Reisen in die Innenwelt. Systemische Arbeit mit Persönlichkeitsanteilen. München: Kösel.

Schwartz, R. (2001). Introduction to the Internal Family Systems Model. Oak Park: Trailheads Publications

Siegel, D. (1999). The Developing Mind. New York: Guilford Press.

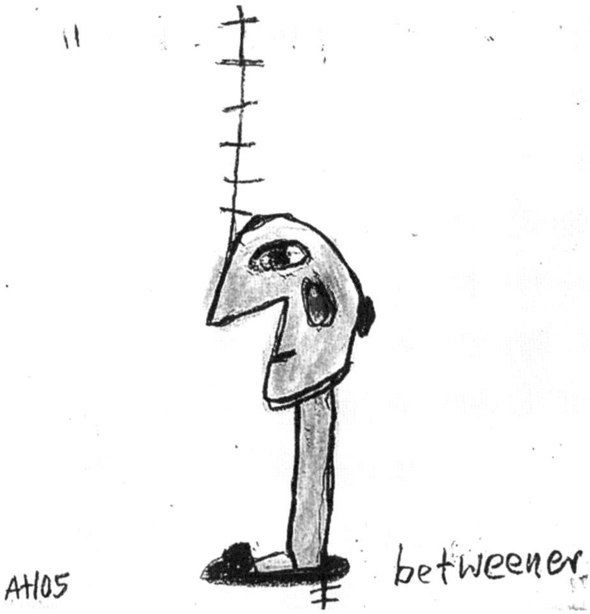
AH05
betweener

Karin Huyssen

# Traumatherapeutische Aufstellungen nach dem Modell der Ego-State-Therapie[1]

Persönliches Trauma ist nicht der Fokus in traditionellen Familienaufstellungen. Weil wir aber als Aufsteller oft mit traumatisierten Klienten konfrontiert werden, sind Aufstellungen mit inneren Anteilen im Laufe der letzten Jahre immer mehr in den Vordergrund getreten. Ich sehe sie als eine (psycho-)logische Entwicklung, die aus dem Verständnis von Dissoziation als Traumafolgeerscheinung (z. B. Phillips u. Frederick, 1995) entstanden ist. Ich verweise den Leser auf die Literatur, in der verschiedene Ansätze mit inneren Anteilen beschrieben oder vorgestellt werden (z. B. Ruppert, 2007; Eidmann, 2009; Langlotz, 2011, 2015; Bourquin, 2012, 2013, 2015).

In dieser Arbeit gehen wir davon aus, dass die Persönlichkeit eines Menschen aus verschiedenen Anteilen besteht. Im besten Falle helfen uns diese, uns mit einem differenzierten Rollenrepertoire im Büro, auf dem Fußballfeld oder bei einem Kindergeburtstag angemessen zu verhalten. Im schlimmsten Falle, wie bei einer dissoziativen Identitätsstörung, wissen die Anteile nichts voneinander. Menschen, die mit Essstörungen, Suchtverhalten, Selbstmordgedanken usw. »kämpfen«, spüren deutlich, wie sie von inneren Konflikten zerrissen werden, denen gegenüber sie sich hilflos ausgeliefert fühlen. In ihnen agieren verschiedene Anteile, die oft über Jahrzehnte konsequent ihre Muster instand halten, und trotzdem sind sie den meisten Klienten nicht bewusst. Es ist klar: Je mehr sich die verschiedenen Anteile kennen und respektieren, miteinander kommunizieren und sich gegenseitig liebevoll unterstützen, desto besser. Jemand, der mit sich selbst »im Reinen« ist, kann seine inneren und äußeren Ressourcen einsetzen, um das Leben zu meistern.

In jeder Aufstellung geht es letztendlich um Integration, ungeachtet der Tatsache, ob es sich nun um das Familiensystem handelt, welches mehrere Generationen umfasst, oder um die »innere Familie«. Die Aspekte, die aufgrund von

---

1 Dieser Artikel ist in einer etwas anderen Fassung in Huyssen (2015) erschienen.

‹ Alexandra Huber, »betweener«, Zeichnung, 2005, 15 × 15 cm.

Trauma oder psychischer Überforderung aus dem kollektiven oder persönlichen Bewusstsein verdrängt wurden, müssen (wieder) angenommen werden, damit sie sich nicht durch Symptome zu äußern brauchen.

## Ego-State-Therapie

In meiner Aufstellungsarbeit hat sich das Modell der Ego-State-Therapie als eine besonders sinnvolle Ergänzung bei Menschen erwiesen, die traumatisiert sind. Die Genauigkeit und Sorgfalt, mit der die verschiedenen inneren Anteile oder Ego States kennengelernt und respektiert werden, sagt mir besonders zu. Ich wende diese Methode am liebsten in Gruppen an. Sie kann aber auch gut bei individuellen Aufstellungen genutzt werden (Rechberg, 2007).

Über die Ego-State-Therapie ist in den letzten Jahren viel geschrieben worden (z. B. Phillips u. Frederick, 1995; Fritzsche u. Hartman, 2010; Emmerson, 2010; Fritzsche, 2013). Die Ego-State-Therapie wurde von John und Helen Watkins entwickelt (1997). Mit Hilfe des Modells kann unlogisches oder destruktives Verhalten auf leicht zugängliche Weise erklärt werden, therapeutische Interventionen sind effektiv und führen relativ schnell zum Ziel.

Ego States oder Ich-Zustände entstehen als Folge normaler Differenzierung (in unterschiedlichen Situationen sind auch unterschiedliche Verhaltensweisen nötig), als Folge von Introjektionen (unbewusste Übernahme von Werten und Normen anderer Personen, die dann als Teil des eigenen Selbst erlebt werden) oder als Folge von Traumata (Abspaltung oder Dissoziation als Überlebensfunktion; siehe Watkins u. Watkins, 1997). Introjekte können als Ressourcen dienen, zum Beispiel als liebevolle Stimme eines unterstützenden Vaters. Auf der anderen Seite der Skala gibt es die äußerst destruktiven Introjekte, die für unglaubliches Leid sorgen (siehe Huber, 2013). Dabei können Ego States als fast eigenständige »Persönlichkeiten« oder nur als Fragmente ausgeprägt sein. Der Klient weiß von manchen seiner Ego States, andere sind ihm unbewusst. Ego States arbeiten miteinander, gegeneinander oder in völliger Isolation. Sie haben heimliche Koalitionen, tragen mehr oder weniger offene Konflikte aus oder sie verstecken sich ängstlich und hoffen, dass niemand sie bemerkt. Manche wollen in Beziehungen sein, andere haben Angst vor Nähe. Manche wollen bloß nichts fühlen, andere stürzen sich in Abenteuer, um sich lebendig zu fühlen. Manche wollen sterben, andere um jeden Preis überleben – auch wenn sie dabei sterben könnten. Es gibt die bizarre Situation bei Patientinnen mit Anorexia Nervosa, bei denen der für das Hungern zuständige Ego State (schlank sein ist für das Glück lebensnotwendig) den Tod herbeiführt.

In der Arbeit mit vor allem traumatisierten und destruktiv wirkenden Ego States wird ein fundiertes Wissen von Psychopathologie, Entwicklungspsychologie, Familientherapie und vor allem von Traumatherapie vorausgesetzt. Ein Schuss Diplomatie kann auch nicht schaden. Wer diese Arbeit in Gruppen macht, sollte sich natürlich mit Gruppendynamik und -prozessen auskennen. Dabei ist klar, dass man Klienten mit äußerst destruktiven Ego States nicht in einer Gruppe behandeln sollte.

Da sich die Ego-State-Therapie aus der Hypnotherapie entwickelt hat, arbeiten die meisten Ego-State-Therapeuten in individueller Therapie mit Hypnose. Andere gebrauchen leere Stühle, Papiere, Figuren oder kreative Medien (z. B. Ton).

Eine wichtige Voraussetzung ist, dass der Klient stabilisiert ist und über genügend Ressourcen verfügt, bevor irgendeine aufdeckende Arbeit mit traumatisierten Ego States gemacht werden kann. Darüber hinaus ist es hilfreich, zuerst stärkende oder helfende Ego States zu aktivieren, damit der Klient nicht überwältigt und damit erneut traumatisiert wird. Diese Helfer sind während der ganzen Arbeit wichtig.

Ziel der Therapie ist es, dass die für ein Problem verantwortlichen Ego-States gemeinsam auf dasselbe Ziel hinarbeiten, um der »Gesamtpersönlichkeit« dienen zu können. Die Rolle des Therapeuten ist, ihnen zu helfen, sichtbar zu werden, sich kennenzulernen, miteinander ins Gespräch zu kommen und Verständnis und Empathie füreinander zu entwickeln. Oft muss Entwicklungsarbeit oder Psychoedukation geleistet werden, damit in Trauma steckengebliebene Ego States nachträglich versorgt werden können. Langsames Arbeiten ist hier wichtig, damit neue Informationen wirklich aufgenommen und integriert werden können. Während dieses Prozesses trägt der Therapeut Sorge dafür, dass alle zu Wort kommen, auch die Verschreckten und Versteckten. Sie werden ermutigt, sich an bestimmte Gesprächsregeln zu halten, damit keiner sich angegriffen fühlt und sich wieder zurückzieht oder den ganzen Prozess sabotiert. Es ist unrealistisch, auf gegenseitige Unterstützung zu hoffen, wenn sich Ego States am liebsten gegenseitig eliminieren möchten. Wie wir an politischen Konflikten sehen können, nützen Friedensverträge nichts, wenn die Parteien sich die Existenzberechtigung absprechen.

## Elemente der Ego-State-Therapie in der Aufstellungsarbeit

Die Grundhaltung der Aufstellungsarbeit und der Ego-State-Therapie ist dieselbe. Alle Mitglieder der (inneren) Familie müssen einen guten Platz im System bekommen. Dabei werden vor allem die anerkannt, die aus dem Bewusstsein ausgeschlossen wurden. Das sind meistens die, die ein schweres Schicksal erlitten haben oder von denen wir nichts wissen wollen, weil sie für viel Leid sorgen.

Im Folgenden möchte ich auf einige Aspekte der Ego-State-Therapie eingehen, die in Aufstellungen mit inneren Anteilen sinnvoll einbezogen werden können. Ich werde von »Anteilen« sprechen, weil diese Aspekte auch bei Aufstellern, die keine Ego-State-Therapeuten sind, berücksichtigt werden sollten und weil es sich bei diesen Aufstellungen nicht um die gängige Ego-State-Therapie handelt.

## Klärung der Beziehungsebenen

Zunächst einmal ist es meine Aufgabe zu klären, wer als Klient neben mir sitzt. Ist es der beobachtende Anteil des Klienten, der die Fähigkeit hat, alle seine Anteile zu erleben und sachlich zu betrachten? Oder ist es der Anteil eines dreijährigen traumatisierten Kindes? Ist es vielleicht ein erwachsener Anteil, der schon lange versucht, ein Problem zu lösen, dessen Versuche aber immer wieder durch einen anderen Anteil zunichte gemacht werden, weil der panische Angst vor der Veränderung hat?

Fritzsche und Hartman (2010, S. 69) beschreiben vier Beziehungsebenen, die auch in Aufstellungen geklärt werden sollten, damit eine sinnvolle Arbeit geleistet werden kann, nämlich die Ebenen:

1. zwischen dem Therapeuten und dem Klienten (die »Gesamtpersönlichkeit«),
2. zwischen dem Therapeuten und den Anteilen des Klienten,
3. zwischen dem Klienten und seinen Anteilen,
4. zwischen den Anteilen.

Hieraus wird klar, wie komplex die Beziehungen sind, denn auf allen Ebenen gibt es mehrere Mitspieler. Fritzsche (2013) nennt noch eine wichtige fünfte Ebene, nämlich die zwischen den verschiedenen Anteilen der Therapeutin und den Anteilen des Klienten, auf die ich aber hier nicht weiter eingehen werde, deren sich Aufsteller aber immer bewusst sein sollten.

## Vorstellungs- und Willkommensrunde

Wir können in der Arbeit mit inneren Anteilen nicht davon ausgehen, dass diese wissen, wer die anderen Anteile sind, welche Rolle der Aufsteller hat und wer der Klient ist. Dissoziation ist ein erstaunliches Phänomen, und Dinge, die für andere offensichtlich sind, sind den Klienten oft nicht bewusst.

So wie in einer Aufstellung oft Rollen geklärt werden, ist es sinnvoll, dass die Beziehungen ganz konkret klargestellt werden, wie in folgendem Fallbeispiel von Joyce:

»Weißt du, wer du bist?«

Erstaunt: »Nein.«

»Du bist der Teil von Joyce, der schlimme Angst hat. Und da sitzt Joyce. Sie hat mich gebeten, ihr zu helfen. Kennst du sie? Schau sie dir mal genau an. Du gehörst zu ihr. Ich bin eine Therapeutin. Und dort sitzt ein anderer Teil von Joyce, der sich wegen dir schämt. Vielleicht weiß sie gar nicht, was du alles durchgemacht hast? Vielen Dank, dass du bereit bist, mit mir zu reden. Das wird Joyce sehr helfen.« Usw.

Aufgrund der Wichtigkeit dieser Vorstellungsrunde kann diese oft lange dauern, denn dabei kommt heraus, welche Anteile voneinander wissen, wie sie zueinander stehen, wie die Klientin zu ihnen steht, wer noch fehlt usw. Oft kommen erst im Laufe des Prozesses noch andere wichtige Anteile zum Vorschein. Meistens sind es die Ausgeklammerten, die für die Lösung unerlässlich sind. Wie in einer Familienaufstellung suchen wir die, die fehlen. Die Art, wie wir mit ihnen oder über sie reden, kann bestimmen, ob sie willig sind, sich zu zeigen, oder ob sie sich resigniert zurückziehen.

## Kennenlernen der Anteile

Wenn jemand seine inneren Anteile aufstellt, die für das zu lösende Problem wichtig sind, ist es unerlässlich, diese erst einmal genau kennenzulernen. Wie alt fühlen sie sich, was ist ihre Funktion, sind sie männlich, weiblich oder sächlich, seit wann sind sie Teil des Klienten, warum kamen sie damals im Leben des Klienten zur Entstehung, was sind ihre Ängste, was motiviert sie, wie denken sie, was sind ihre Überzeugungen usw. In klassischen Aufstellungen ermutigen wir oft ein genaues Hin*schauen* und Hinein*fühlen*. Weniger Worte verdichten die Arbeit. Bei Aufstellungen der inneren Anteile geht es vor allem um ein genaues Hin*hören*. In diesen Aufstellungen lasse ich oft relativ viel Dialog zwischen den Stellvertretern zu und als Vermittlerin nehme ich eine sehr aktive und oft direktive Rolle ein, damit alle zu Wort kommen. Durch genaues Zuhören bekommt die Aufstellerin Zugang zu der Dynamik der inneren Anteile. Und wenn sie diese versteht, zeigen sich oft Lösungsansätze.

## Beachtung der traumatisierten Anteile, ihres Alters und ihrer Entwicklungsphasen

Oft braucht ein traumatisierter Anteil einfach Zeit und Raum, um sich neu zu orientieren. Die Haltung des Aufstellers und die Aktivierung der Anteile, die als Ressourcen aufgestellt wurden, sind hier von großer Bedeutung. Der traumatisierte Anteil des Fallbeispiels Joyce, die mit vier Jahren vergewaltigt worden war, brauchte in einer Aufstellung sehr viel Zeit, die Tatsache aufzunehmen, dass der Täter seit vielen Jahren tot war, dass Joyce inzwischen 44 Jahre alt war und sich gut behaupten konnte. Es war, als ob sie sehr langsam aus einer Trance erwachte. Die Klientin, die sich dies alles anschaute, reagierte ähnlich.

Wenn ich mit einem vierjährigen Anteil arbeite, ist eine einem vierjährigen Kind angemessene Sprache zu gebrauchen. Weil es in einer Person Anteile aller Altersgruppen geben kann, sollte der Aufsteller auf alle anders eingehen. Es ist oft hilfreich, eine konkrete Sprache zu benutzen und Dinge so oft zu wiederholen, bis sie aufgenommen werden können. Mit jugendlichen Anteilen kann der Therapeut die Ausdrucksweisen anpassen, ohne entfremdend auf die älteren Anteile zu wirken.

Viele Aufsteller erwarten vom Klienten erwachsenes Verhalten in einer Aufstellung (z. B. Versöhnung mit den Eltern). Wenn es sich aber um einen kindlichen Anteil handelt, der ein Bindungstrauma oder körperliche Gewalt erlebt hat, wird diese Forderung des Aufstellers zu einer Überforderung. Es wird vom inneren Kind etwas erwartet, was es gar nicht kann – auch wenn der erwachsene Anteil dazu bereit ist und die Versöhnung gerne will. Wenn der Aufsteller aber auf den kindlichen Anteil eingeht und ihn in Sicherheit bringt, dann kann der erwachsene Anteil des Klienten sich mit der Realität auseinandersetzen, zum Beispiel damit, dass die Eltern wegen ihres eigenen Traumas nicht verfügbar oder sogar gewalttätig waren.

Aufstellungen, in der die Entwicklungsstadien der Anteile, die für die Lösung wichtig sind, nicht berücksichtigt werden, gehen oft an diesen Anteilen vorbei, ohne einen bleibenden Eindruck zu hinterlassen. Diese Anteile verstehen wahrscheinlich gar nicht, was passiert, oder sie wehren sich dagegen, nicht berücksichtigt zu werden. Eine Aufstellerin, die mit dem erwachsenen Anteil eines traumatisierten Klienten arbeitet, ohne den kindlichen Anteil dabei zu berücksichtigen, kann davon ausgehen, dass sich grundlegend nichts ändert, außer dass das innere Kind sich wieder nicht verstanden fühlt und lernt, sich in Zukunft besser zu verstecken. Oder es kann dem Gefühl nicht entfliehen, die Aufstellerin zufriedenstellen zu müssen und so zu tun, als sei alles in Ordnung. Retraumatisierung geschieht meines Erachtens meistens dann, wenn die ursprüngliche

Dynamik, die zu der Traumatisierung beigetragen hat, in der Aufstellung reinszeniert wird. Der bedürftige Kind-Anteil wird wieder alleingelassen und überwältigt, weil niemand bemerkt, was er wirklich braucht.

Vor allem bei Traumata, die in früher Kindheit geschehen sind, gibt es Anteile, die über längere Zeit gestärkt werden müssen, damit sie neues, angemesseneres Verhalten lernen und dies in einer vertrauensvollen Beziehung einüben können. Eine einmalige Aufstellung ist für diese Arbeit meistens nicht genug. Klienten wissen trotz der neuen Einsicht nicht automatisch, wie sie sich in Zukunft anders verhalten können. Das Fallbeispiel von Joyce verdeutlicht auch dies:

Joyces vierjähriger traumatisierter Anteil glaubte, dass sie Schuld an dem Missbrauch war, denn der Täter hatte sie dies natürlich so glauben lassen. Direkt mit diesem Anteil konnte ich erst nicht reden – die Stellvertreterin zappelte herum und war nicht aufnahmefähig. Aber ich unterhielt mich mit einem verständnisvollen erwachsenen Anteil über das schreckliche Unrecht, was ihr angetan worden war, und darüber, wie sehr ich diesen Anteil respektierte, der das Trauma auf sich genommen hatte und es für Joyce in all den Jahren getragen hatte. Im Laufe der Zeit beruhigte sich der Anteil und hörte interessiert zu.

Joyce musste unter anderem lernen, destruktive Freundschaften zu beenden und sich ohne Aggression vor den Übergriffen ihrer stark traumatisierten Mutter zu schützen. Erinnerungen an den Missbrauch kamen hoch und mussten in der Einzeltherapie durchgearbeitet werden. Es war ein langer Prozess der Heilung.

## Psychoedukation

In der Arbeit mit inneren Anteilen sind viele Erklärungen nötig, damit verpasste Entwicklungsschritte nachgeholt werden können. In der Dissoziation zu leben heißt, viele Dinge einfach nicht mitzubekommen. Im Fallbeispiel von Joyce hieß dies:

Als Therapeutin musste ich einem Anteil von Joyce beibringen, was kleine Kinder an Zuwendung brauchen, da sie bis jetzt dem inneren Kind nur mit unglaublich harter Kritik begegnete. Dem vierjährigen Anteil von Joyce musste glaubhaft erklärt werden, dass Kinder nie Schuld am Missbrauch haben. Da Joyce Rechtsanwältin war, gab es einen Anteil, der wunderbar geeignet war, es der Kleinen mit der nötigen Autorität klarzumachen.

Wenn Dynamiken ans Licht kommen, wie zum Beispiel ein Double Bind, nehme ich mir die Zeit, diese dem Klienten und den Anteilen zu erklären. Den Klienten ist die Absurdität dieser Kommunikation meistens nicht deutlich, weil sie sie ein ganzes Leben als normal erlebt haben. Sie haben dann die Möglichkeit, diese Muster im täglichen Leben schneller zu identifizieren und in andere Bahnen zu lenken.

## Vorteile der Aufstellung innerer Anteile in der Gruppe

Obwohl die meisten Ego-State-Therapeuten Klienten in der Einzeltherapie betreuen, finde ich die Arbeit in Gruppen besonders befriedigend und effektiv. Ich nenne hier nur drei Aspekte, die anderswo (z. B. Eidmann, 2009) ausführlicher beschrieben werden:

1. *Externalisierung des inneren Prozesses:* Der Klient kann aus der sicheren Distanz des Zuschauers seine Anteile betrachten und ist gleichzeitig ganz aktiv dabei. Die Aufstellerin kann durchweg mit ihm in Kontakt bleiben und nachfragen, ob das, was er sieht, für ihn so Sinn macht. Sie kann neben ihm sitzen, seine Reaktionen beobachten und die nötige Unterstützung anbieten.
   Aufstellerin und Klient können gleichzeitig auf allen vier Ebenen arbeiten: Sie bleibt die ganze Zeit in Kontakt mit dem Klienten, die verschiedenen Anteile des Klienten sind in Kontakt miteinander, der Klient kann sich mit seinen Anteilen direkt austauschen und die Aufstellerin kann mit den Anteilen im Gespräch sein. Der Klient kann während der Aufstellung seine Position verändern und er hat jederzeit die Möglichkeit, die Arbeit zu unterbrechen.
2. *Repräsentative Wahrnehmung:* Der größte Vorteil der Gruppe ist natürlich, dass Informationen über die repräsentative Wahrnehmung der Stellvertreter zur Verfügung stehen und ganz konkret dargestellt werden können. Durch die Stellvertreter kommen die versteckten Dynamiken schnell ans Licht. Wie auch bei Familienaufstellungen ist hier darauf zu achten, dass es sich nicht um die »Wahrheit« handelt, sondern um eine »Wirklichkeit« der Klientin, die sie bestätigen oder verwerfen kann.
   Weil die Anteile durch Stellvertreter »verkörpert« werden, stehen Aspekte der nonverbalen Kommunikation wie Bewegungsimpulse, Körperhaltung und -empfindungen, Augenkontakt, Blickrichtung usw. als zusätzliche Informationen und vor allem als Ressourcen zur Verfügung. Die Möglichkeit, dass sich die verschiedenen Anteile in die Augen blicken können, sich anfassen können, sich aufeinander zubewegen oder voneinander abwenden können, ist von unschätzbarem Wert.
3. *Die Gruppe als Ressource:* Gruppenteilnehmer können sich gegenseitig anders unterstützen, als Aufsteller das können. Sie tauchen vor den Augen der

Klienten in deren inneres Leben ein und entwickeln ein tiefes Verständnis füreinander. Dies ist vor allem dann wichtig, wenn es sich um ein Problem handelt, das beim Klienten Schamgefühle ausgelöst hat. Die therapeutischen Faktoren (Yalom, 1995), die zur Effektivität der Therapiegruppen beitragen, kommen hier zum Tragen, auch wenn es sich nicht um eine traditionelle Gruppentherapie handelt. Es sind vor allem das Wecken von Hoffnung, die Universalität, der Altruismus und die Gruppenkohäsion, die ich an dieser Stelle hervorheben möchte. Die Tiefe der Empathie, die in einer Aufstellungsgruppe erlebt wird, ist besonders hilfreich.

Das Fallbeispiel von Joyce verdeutlicht noch einmal die Vorteile der Gruppe:

Joyce hatte ihren Missbrauch lange als etwas abgetan, was nicht so schlimm sei, weil es so ja vielen Frauen passiere und schon so lange her sei. Durch die Betroffenheit der Gruppenteilnehmer konnte sie zum ersten Mal begreifen, wie schlimm das Trauma wirklich gewesen war. Hier dienten die Gruppenteilnehmer als Realitätsprüfung. Joyce traumatisierter Anteil fühlte sich außerdem zum ersten Mal verstanden und war folglich bereit, aus dem Exil wieder zurückzukehren.

## Der Aufstellungsprozess

Wie auch in einer Familienaufstellung wird im Vorgespräch geklärt, welche Anteile aufgestellt werden. Nur die Anteile, die für die Lösung des Problems erforderlich sind, sollten aufgestellt werden. Manchmal frage ich den Klienten direkt, wie alt die Anteile sind, wie lange sie schon da sind usw. In anderen Fällen verlasse ich mich auf die repräsentative Wahrnehmung der Stellvertreter und frage dann beim Klienten nach, ob das so stimmig sei. Meistens fange ich mit ein oder zwei Anteilen an und bringe im Laufe der Aufstellung noch andere dazu.

Alle Anteile werden gefragt, wie es ihnen geht, ob sie wissen, wer ich bin, wer sie sind, wer der Klient ist, wer die anderen Anteile sind und warum sie hier sind. Dann versuche ich Kontakte herzustellen, Motivationen herauszuarbeiten, zu helfen, dass sie Verständnis füreinander entwickeln können, und kümmere mich um verletzte, traumatisierte Anteile. Ich sorge immer dafür, dass helfende oder stärkende Anteile dabei sind und gebrauche diese oft als Ratgeber. Sie helfen mir, wenn der nächste Schritt nicht klar ist. Sie wissen oft, wer fehlt oder was ein anderer Anteil braucht. Hier können entweder innere Anteile aufgestellt werden (z. B. innere Stärke, Kreativität, ein mütterlicher Anteil usw.) oder, wie in einer Familienaufstellung, ein unterstützendes, unbelastetes Familienmitglied.

Oft wird während der Aufstellung klar, dass jemand fehlt. Dann frage ich zuerst den Klienten, ob er weiß, wer das ist. Manchmal weiß es aber auch ein Anteil oder ich habe selbst eine Ahnung, wer es sein könnte, weil er sich im Vorgespräch schon gemeldet hat. Es handelt sich hier oft um Anteile, die den Prozess sabotieren, oder um Anteile, die Angst haben, gesehen zu werden.

Für destruktiv wirkende Anteile ist es wichtig, dass eine neue Aufgabe für sie gefunden wird. Ein Anteil, der den Klienten die ganze Zeit mit harter Kritik fertig gemacht hat, kann seine Fähigkeit, kritisch zu denken, dafür einsetzen, die Kommentare anderer Menschen oder anderer Anteile einer genauen Prüfung zu unterziehen, um den Klienten in Zukunft zu schützen. Dabei entsteht dann häufig eine Identitätskrise, vor allem, wenn der Klient lange geglaubt hat, dass er schlecht sei oder nichts Gutes verdiene. Spätestens hier wird deutlich, dass in diesen Fällen eine weiterführende Therapie erforderlich ist. Teil dieser Therapie ist oft Trauerarbeit, weil so viel Leben verpasst wurde.

Als Therapeutin ist es also meine Aufgabe, mich mit allen Teilen zu verbünden, dafür zu sorgen, dass alle einen Platz und eine Stimme bekommen, und zu helfen, dass sie sich am Ende alle im Interesse des Klienten einsetzen können.

## Fazit

Aufstellungen mit inneren Anteilen machen intrapsychische Prozesse sichtbar und können damit eher tiefenpsychologisch zugeordnet werden. Es ist, als ob wir in ein Mikroskop schauen. Klassische Aufstellungen machen interpersönliche und generationsübergreifende Prozesse sichtbar und können damit eher systemisch zugeordnet werden. Dort schauen wir eher durch ein Teleskop. Wenn wir ganz genau hinsehen, ist es eigentlich genau dasselbe – und doch ganz anders. Es sind verschiedene Instrumente, die verschiedene Aspekte zeigen. Das Wesentliche ist wohl, dass die Instrumente oder Methoden nie wichtiger sein dürfen als die Menschen, die mit ihren Anliegen zu uns kommen.

## Literatur

Bourquin, P. (2012). »Mir selbst begegnen« oder wie sich innerpsychische Beziehungen heilen lassen. Praxis der Systemaufstellung, 2, 54–57.

Bourquin, P. (2013). Vom Umgang mit Trauma im Familienstellen. Praxis der Systemaufstellung, 2, 102–110.

Bourquin, P. (2015). Was bedeutet »die Eltern nehmen?« Praxis der Systemaufstellung, 1, 83–87.

Eidmann, F. (2009). Trauma im Kontext. Integrative Aufstellungsarbeit in der Traumatherapie. Göttingen: Vandenhoeck & Ruprecht.

Emmerson, G. (2010). Ego State Therapy. Bethel: Crown House Publishing.

Fritzsche, K. (2013). Praxis der Ego-State-Therapie. Heidelberg: Carl Auer.

Fritzsche, K., Hartman, W. (2010). Einführung in die Ego-State-Therapie. Heidelberg: Carl Auer.

Huber, M. (2013). Der Feind im Innern: Psychotherapie mit Täterintrojekten; wie finden wir den Weg aus Ohnmacht und Gewalt? Paderborn: Junfermann.

Huyssen, K. (2015). Aufstellungen nach dem Modell der Ego-State-Therapie. In C.-H. Mayer, S. Hausner (Hrsg.), Salutogene Aufstellungen. Beiträge zur Gesundheitsförderung in der systemischen Arbeit (S. 173–188). Göttingen: Vandenhoeck & Ruprecht.

Langlotz. E. R. (2011). Seelisches Trauma und Abspaltung. Praxis der Systemaufstellung, 1, 40–45.

Langlotz, E. R. (2015). Das Symbiosemuster in Systemaufstellungen. Praxis der Systemaufstellung, 1, 88–99.

Phillips, M., Frederick, C. (1995). Healing the Divided Self. New York: Norton.

Rechberg, R. (2007). Die Babuschka-Methode. Praxis der Systemaufstellung, 1, 89–94.

Ruppert, F. (2007). Seelische Spaltung und innere Heilung: traumatische Erfahrungen integrieren. Stuttgart: Klett-Cotta.

Watkins, J., Watkins, H. (1997). Ego-States. Theory and Therapy. New York: W. W. Norton & Company.

Yalom, I. (1995). Group Psychotherapy. New York: Harper Collins.

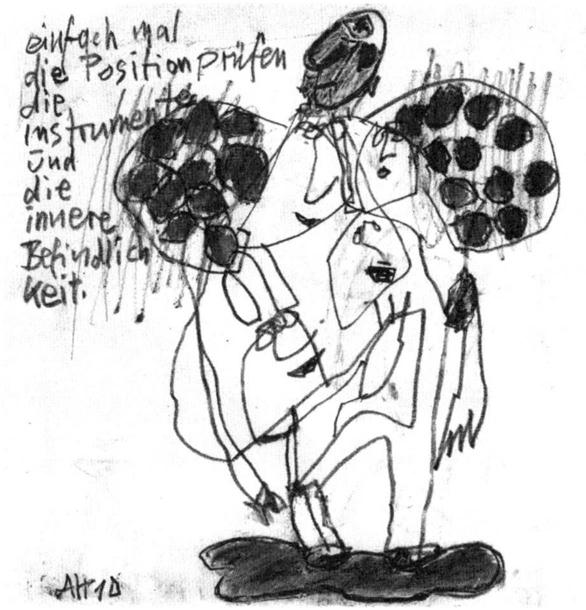
einfach mal
die Position prüfen
die
instrumente
und
die
innere
Befindlich
keit.

Hedy Leitner-Diehl

# Somatic-Experiencing in der Aufstellungsarbeit

»Bei einem Trauma geht es kurz gesagt um den Verlust der Verbindung zu uns selbst, zu unserem Körper, zu unseren Familien, zu anderen Menschen und zu der uns umgebenden Welt. Dieser Verlust der Verbindung ist oft schwer zu erkennen, weil er nicht mit einem Mal passiert. Er kann sich langsam einstellen, allmählich, und mitunter passen wir uns an diese subtilen Veränderungen an, ohne sie überhaupt zu bemerken. Das sind die versteckten Auswirkungen eines Traumas, die die meisten von uns in sich tragen.« – Das schreibt Peter Levine in seinem Buch »Vom Trauma befreien. Wie Sie seelische und körperliche Blockaden lösen« (2008).

Der Begriff Trauma ist heutzutage allgegenwärtig. Verschiedenste traumatherapeutische Verfahren mit den unterschiedlichsten Ansätzen und Vorgehensweisen in der Heilung von traumatisierten Menschen verbreiten sich immer mehr. In meinen Ausführungen beschränke ich mich auf die Somatic-Experiencing-(SE®)-Traumatherapie.

## Was ist Somatic Experiencing (SE®)

Somatic Experiencing ist eine körperzentrierte Traumatherapie, die von Peter Levine begründet wurde (alle im Folgenden genannten Bezüge beziehen sich auf die Publikationen Levine, 2008; Levine u. Frederick, 1998). Das von ihm entwickelte Modell zur Überwindung und Integration traumatischer Ereignisse beruht auf Verhaltensbeobachtungen in der Tierwelt und berücksichtigt die körperlichen Prozesse, die während eines bedrohlichen Ereignisses ablaufen. Erleben wir eine Situation als bedrohlich, mobilisiert unser Körper alle Energie, um uns auf Flucht oder Kampf vorzubereiten. Gelingt uns eines von beiden, findet unser Organismus auf natürliche Weise wieder sein Gleichgewicht.

◂ Alexandra Huber, »einfach mal die Position prüfen, die Instrumente und die innere Befindlichkeit«, Zeichnung, 2010, 15 × 15 cm.

Wenn in bedrohlichen Situationen Flucht und Kampf unmöglich sind oder als unmöglich wahrgenommen werden, erstarren wir – unser Körper friert ein.

Die Natur hat die Erstarrungsreaktion aus zwei wichtigen Gründen entwickelt. Zum einen ist das unsere letzte Überlebensstrategie – das Sich-tot-Stellen –, und zum anderen treten wir dabei in einen veränderten Bewusstseinszustand ein, in dem das Schmerzempfinden betäubt ist. In der Erstarrung sind aber die physiologischen Mechanismen, die den Körper auf Flucht und Kampf vorbereiten, noch voll mobilisiert, und die bereitgestellte Energie bleibt in diesem hochaktiven Modus abgespalten.

Tiere in der Wildnis sind, obwohl sie in ständiger Bedrohung leben, nicht nachhaltig traumatisiert. Sie verfügen über angeborene Mechanismen, die es ihnen ermöglichen, die hohe, im Überlebenskampf mobilisierte Stressenergie wieder abzubauen, so dass keinerlei Nachwirkungen zurückbleiben. Sehr eindrücklich ist dies in einem Videofilm der National Geographic Society aus dem Jahre 1982 mit dem Titel »Polar Bear Alert« zu sehen: Ein Eisbär wird nach einer Verfolgungsjagd mit einem Jeep von einem Betäubungspfeil getroffen. Während der Bär aus der Betäubung erwacht, zittert er, dann schüttelt er sich und setzt noch auf dem Rücken liegend die Fluchtbewegungen mit den Beinen fort. Seinen Kopf bewegt er nach rechts und links wie bei der Verfolgungsjagd, bei der er auf diese Weise die Verfolger im Blick behalten hat.

Wir Menschen sind grundsätzlich mit den gleichen instinktgeleiteten Mechanismen ausgestattet, doch diese werden häufig durch den »rationalen« Teil unseres Gehirns gehemmt und außer Kraft gesetzt. Dann bleibt die von unserem Körper im Alarmzustand bereitgestellte Überlebensenergie im Nervensystem gebunden. Der Organismus reagiert in diesem Überlebensmodus weiterhin auf die Bedrohung der Vergangenheit, und die in der Gegenwart zu beobachtenden Reaktionsweisen und Verhaltensmuster sind oft mit den erschreckenden Erfahrungen der Vergangenheit gekoppelt.

Zudem werden traumatisierte Menschen häufig von ähnlich bedrohlichen Situationen immer wieder angezogen. So ist es zum Beispiel oft so, dass Menschen die in Verkehrsunfälle verwickelt waren, sich immer wieder in gefährliche Situationen im Straßenverkehr begeben. Es scheint so zu sein, als suche der Organismus die Gelegenheit, die im Nervensystem eingeschlossene aktivierte Stressenergie wieder in Fluss zu bringen und zu entladen (Heller u. Heller, 2003; Rothschild, 2002).

Bleibt ein Organismus über längere Zeit in diesem hochaktiven Überlebensmodus, treten häufig und oft Jahre später körperliche und psychische Symptome auf, bei denen ein Zusammenhang mit dem Trauma nicht immer offensichtlich ist. Traumasymptome entstehen laut Levine und Frederick (1998) nicht durch das traumatische Ereignis selbst, sondern durch die erstarrte Stressenergie, die nach dem Abklingen des traumatischen Erlebnisses nicht aufgelöst worden ist. Typische Symptome einer sogenannten posttraumatischen Belastungsstörung sind unter anderem Ängste, Panik, Hypervigilanz, Desorientiertheit, Dissoziation, Anspannung und Verkrampfung, Übererregbarkeit, Verlust von Körperempfindungen, Gefühl von Entfremdung, Bindungsstörungen, Konzentrationsschwierigkeiten, Erschöpfung, Schlaflosigkeit, Nacken- und Rückenverspannungen, Migräne, Verdauungsbeschwerden.

Somatic Experiencing nutzt das besondere Gewahrsein der Körperempfindungen im Menschen, um das traumatische Ereignis körperlich und geistig neu zu verhandeln. Es ist nicht notwendig, das Trauma noch einmal zu durchleben. Die Neuverhandlung kombiniert Elemente vom ursprünglichen traumatischen Erleben mit den Kräften und Ressourcen, die zur Zeit der Bedrohung nicht verfügbar waren. Die unvollständige Überlebensreaktion kann dadurch zum natürlichen Abschluss kommen, traumatischer Stress abgebaut und die im Nervensystem gebundene aktivierte Energie in kleinen Schritten entladen werden. Die Angst, dem traumatischen Ereignis wiederzubegegnen – ob tatsächlich oder in der Erinnerung –, kann gleichfalls abgebaut und der Gefahr einer Retraumatisierung entgegengewirkt werden. Traumafolgen können sich verringern oder auflösen, und Lebensenergie, die in diesen gebunden war, kann wieder frei werden.

## Vorgehensweisen im Somatic Experiencing

Nachfolgend werden vier für das Vorgehen im Somatic Experiencing wichtige Begriffe kurz vorgestellt: der Felt Sense, die Titration, das Pendeln und das Containment.

### Die Arbeit mit dem Felt Sense

Der Begriff »Felt Sense« (ganzheitliches inneres Empfinden) wurde von Eugene T. Gendlin geprägt. Er schreibt in seinem Buch »Focusing – Technik der Selbsthilfe bei der Lösung persönlicher Probleme« (1981): »Ein ›Felt Sense‹ ist keine geistige, sondern eine physische Erfahrung, ein körperliches Wahrnehmen einer Situation, einer Person oder eines Ereignisses« (S. 54).

Der Felt Sense ist ein wichtiges therapeutisches Instrument in der SE-Arbeit. Über diesen »körperlichen Spürsinn« wird die Aufmerksamkeit des Klienten auf das unmittelbare Aufspüren und körperliche Erleben im Hier und Jetzt gelenkt.

Eine Traumatisierung geschieht vorrangig auf einer instinktiven Ebene. Deshalb sind unsere Erinnerungen an überwältigende Erlebnisse als lückenhafte Erfahrungen in unserem Körper gespeichert und nicht in den rationalen Teilen unseres Gehirns. »Wenn es uns gelingt, durch den ›Felt Sense‹ Zugang zu unseren Körpererinnerungen zu finden, können wir mit der Entladung jener instinktiven Überlebensenergie beginnen, die wir zum Zeitpunkt des bedrohlichen Ereignisses nicht einsetzen konnten« (Levine, 2008, S. 39).

Damit einhergehend braucht es die rezeptive Fähigkeit des Therapeuten, auf die inneren und äußeren Erfahrungsprozesse des Klienten zu achten und seinen Prozess zu begleiten. Dies bezeichnet man im SE® als Tracking.

## Die Titration

Bei einem Trauma geschah etwas zu schnell, war zu viel oder zu heftig. Titration ermöglicht es, diese Erfahrung umzukehren, so dass die gebundene und häufig explosive Ladung langsam, in kleinen Schritten und verdaubaren Portionen im System integriert und transformiert werden kann. Die traumatische Erfahrung kann sich mit guten Erfahrungen und dem gegenwärtigen sicheren Zustand mischen und allmählich verarbeitet werden.

## Das Pendeln

Es gibt eine natürliche Pendelbewegung des Organismus zwischen einem sicheren, ressourcenvollen Zustand und dem Zustand, den das traumatische Ereignis hervorruft. Im SE® wird diese Bewegung vom Therapeuten unterstützt und bei Bedarf forciert.

Beim Pendeln wird, wenn das Pendel zur Seite des traumatischen Ereignisses schwingt, Stück für Stück »traumatisches Material« aufgearbeitet. Auf der anderen, sicheren Seite der Ressourcen kommt es dazwischen immer wieder zu Erholung, Regeneration, zum Auftanken, zur Verinnerlichung und Reorganisation. Der Heilungsprozess deutet sich dabei oft nur durch kleine unbewusste Bewegungen an, durch die Veränderung der Atmung, durch Zittern und durch Hitze- oder Kälteschauer. Dies sind Anzeichen dafür, dass vorher gebundene Energie frei wird. Wenn der Organismus auf diese Weise aus der Erstarrung herauskommt, werden die instinktiven Reaktionsmuster von Flucht und Kampf wieder verfügbar. In Traumasitzungen kann man das oft in Bewegungen der Beine oder Abwehrbewegungen durch die Arme beobachten. Hat sich der Klient in sichere Distanz gebracht – ob in der Vorstellung oder im Vollzug –, folgen meist Aggression und danach der Schmerz. Diese Abfolge kann sich mehrfach wiederholen.

Wichtig ist ein guter und sicherer Ausgangszustand mit verlässlichen Ressourcen, ehe man sich vorsichtig der äußersten Schicht des Traumas nähert. Wirkungsvolle Ressourcen sind Ressourcen, die im Verlauf des traumatischen Ereignisses selbst zu finden sind, wie zum Beispiel ein beruhigender Arzt nach einem Unfall oder die Ressourcen, die im Körper per Felt Sense spürbar sind. Die instinktiven Ressourcen für erfolgreiche Selbstverteidigung, die im ursprünglichen Ereignis überwältigt wurden, werden dadurch wieder verfügbar.

### Containment

Ein weiterer wichtiger Begriff im SE® ist »Containment« – er bedeutet in diesem Zusammenhang das Verinnerlichen, das In-den-Besitz-Nehmen der Gefühle und steht ganz im Gegensatz zur Katharsis, in der die Gefühle ausagiert werden. Zunehmendes Containment zeigt sich in längeren Pendelschwüngen und einer breiteren Resilienz im Alltagsleben.

## Familienaufstellungen und traumatische Ereignisse

Wenn wir zu Beginn von Familienaufstellungen nach »besonderen Ereignissen« oder »Schuld« in der Familie fragen, dann geht es meist um traumatische Ereignisse: um Ereignisse im Krieg, um Flucht, Vertreibung, Gefangenschaft, Holocaust, um frühe Todesfälle von geliebten Menschen, um ein Verlassenwerden, um das Weggeben eines Kindes, um Trennung und Scheidung, um tragische Unfälle oder den Selbstmord von Angehörigen, um Gewalt und Terror, um Opfer und Täter und vieles mehr. In den Familienaufstellungen arbeiten wir ständig mit Ereignissen, die für unsere Klienten oder deren Angehörige traumatisch sind oder waren.

In der Aufstellungsarbeit gibt es Elemente, die den Klienten vor der Überflutung durch traumatische Ereignisse schützen können. Eines ist die Arbeit mit Stellvertretern, denn die Klienten können auf diese Weise von außen und so mit Abstand den Prozess verfolgen. Ein weiteres Element ist, dass wir nicht nur mit dem Problem eines Einzelnen, sondern mit dem gesamten Familiensystem arbeiten. Die Ahnen werden einbezogen und stellen für die Klienten und auch die Stellvertreter möglicherweise wichtige Ressourcen dar. Die Ordnungen der Liebe, die in den Familienbeziehungen wirken, und das lösungsorientierte Arbeiten können ebenfalls vor Überflutung schützen und als Ressourcen dienen. Auch das Lösungsbild am Ende kann eine wichtige Ressource sein.

Es stellt sich dennoch die Frage: Besteht in unserer Aufstellungsarbeit die Gefahr einer Retraumatisierung unserer Klienten oder der Stellvertreter? Die Traumatherapie geht davon aus, dass bei der Aufarbeitung traumatischer Erlebnisse die Gefahr der Retraumatisierung besteht. Peter Levine hat in den Fortbildungsseminaren »SE® für Familienaufsteller« wiederholt betont, dass er in Familienaufstellungen immer wieder Klienten oder Stellvertreter in hohe Aktivierung und Traumaerstarrung habe gehen sehen, ohne dass dies dem Aufstellungsleiter bewusst gewesen sei.

Persönlich erinnere ich mich an eine Aufstellung in einer Kollegenaustauschgruppe, in der ich als Stellvertreterin in »traumatisches Material« geriet und erstarrte. Ich war innerlich in totale Panik geraten, konnte aber in dem abgespaltenen Zustand nicht kundtun, dass ich in Not war, und da ich in einer Nebenrolle am Rand der Aufstellung mit Blick nach draußen stand, hat die Aufstellungsleiterin meinen Zustand nicht bemerkt. Erst nach der darauffolgenden Pause konnte ich wieder sprechen und um Hilfe bitten. Ich bin dankbar über diese für mich lehrreiche Erfahrung am eigenen Leib, da sie mir die Wichtigkeit des Themas Trauma eindrücklich vor Augen geführt hat. Darum finde ich es erfreulich, dass in den letzten Jahren die Erkenntnisse aus den unterschiedlichen Richtungen der Traumatherapie Bedeutung und Interesse in den Aufstellerkreisen erhalten haben.

## Aufstellungsarbeit und Somatic-Experiencing-Traumatherapie

Seit einigen Jahren verwende ich neben Aufstellungen sowohl in meiner Einzelpraxis als auch in meinen Seminaren und Weiterbildungen Somatic Experiencing bzw. Elemente aus dieser Methode. Dabei arbeite ich entweder mit einer der beiden Methoden – je nach Anliegen oder Thematik des Klienten – oder kombiniere die beiden Ansätze. Häufig entscheide ich mich auch vor einer Aufstellung, nach Absprache mit dem Klienten, für die körperbezogene SE®-Arbeit, wenn ich im Anfangsgespräch beispielsweise wahrnehme, dass der Klient wenig Kontakt zu sich oder zu seinem Körper hat, wenn er sehr verkrampft erscheint, große Angst vor der Aufstellung hat oder die Ereignisse ihn zu sehr aktivieren. Folgendes Fallbeispiel mit verändertem Namen veranschaulicht die Vorgehensweise bei derartigen Fällen:

In einem Aufstellungsseminar berichtete Daniel, ein Mann mittleren Alters, im Gespräch vor der eigentlichen Aufstellung von einer Reihe von sehr schweren Ereignissen in seiner Herkunftsfamilie. Er sprach unter anderem von mysteriösen Todesfällen kleiner Kinder, die nie aufgeklärt wurden, von seinem Onkel, der als

Kind seinen Freund erschossen hat, von den Geschwistern des Vaters, die vom Blitz erschlagen wurden, und vom Mord eines Großvaters.

Schon als Daniel auf dem Stuhl Platz genommen hatte, konnte man wahrnehmen, dass er den Atem anhielt und völlig angespannt war. Mit jedem Ereignis, das er erzählte, verstärkte sich die Anspannung, vor allem als er von seinem Onkel erzählte, der seinen Freund erschossen hatte, und aus seinem anfänglichen Zittern entwickelte sich ein inneres Beben, das er mit aller Kraft versuchte zu unterdrücken.

Um ihn bei der hohen Aktivierung zu begleiten, schlug ich ihm die Arbeit auf der Körperebene vor, dem er sofort zustimmte. Langsam und in winzigen Schritten konnte er in Kontakt mit seinen Körperempfindungen kommen - das ging vom Gefühl, nichts zu spüren, wie gelähmt zu sein, sich nicht bewegen zu können, nicht atmen zu können bis hin zum: »Ich will da nicht hinspüren«, »Ich hab das Gefühl, mich zerreißt es gleich.« Die ganze Zeit über konnte man Entladungen verfolgen, sein ganzer Körper machte Mikrobewegungen, reorganisierte sich, er schüttelte sich, fing an zu zittern, dann schlotterte er heftig, er klapperte mit den Zähnen, begann zu rülpsen, sein Atem vertiefte sich immer mehr. Irgendwann spürte er deutlich seine Beine, bewegte sie, Freude stieg in ihm auf, dass er sie bewegen und spüren konnte, er verspürte das Bedürfnis, aufzustehen und sich zu bewegen, er atmete tief und lachte, er spürte seine Hüften, bewegte sie, spürte seinen Bauch, seinen Brustkorb, seine Arme, ging ein paar Schritte nach vorne.

Ich schlug ihm vor, zu sagen: »Ich bin Daniel«, er lachte, wiederholte das und sagte danach immer wieder: »Ja, ja, ja« - ich schlug ihm vor, »im heute« zu sagen - er lachte, wiederholte das und danach sagte er wieder: »Ja, ja, ja«, und sein ganzer Körper nickte mit diesen Jas. Ich lud ihn zum Abschluss ein, eine Momentaufnahme seines Körpers und seiner Körperempfindungen mit den Worten zu machen: »Denn der Körper erinnert sich.« Da lachte er wieder und nickte - und dabei beließen wir es. Am letzten Tag des Seminars haben wir dann, als er sich meldete, mit einer Aufstellung gearbeitet. Dabei kam ans Licht, dass er mit seinem Onkel, der seinen Freund erschossen hatte, eng verbunden war.

In anderen Fällen verwende ich den Körperansatz nur zu Beginn der Sitzung und gehe dann in die Aufstellungsarbeit über. In den Einzelsitzungen kombiniere ich häufig die Figurenaufstellung mit SE®. In der Arbeit mit den Figuren ist es einfacher, die Aufstellung bei Bedarf zu unterbrechen und für eine Sequenz in die Körperarbeit zu gehen, als in den Gruppenaufstellungen mit Stellvertretern.

Aber auch in den Gruppenaufstellungen wende ich SE®, außer am Anfang, während einer Aufstellung an. Wenn beispielsweise ein Stellvertreter in zu hohe Aktivierung kommt, dann arbeite ich mit ihm innerhalb der Aufstellung, und manches Mal, wenn das zu viel Raum einnimmt oder die Reaktion des Stellvertreters zu heftig ist, unterbreche ich die Aufstellung, um mich seiner anzunehmen. Das Gleiche gilt natürlich für den Klienten. Hier ein Fallbeispiel, das die beschriebene Vorgehensweise bei Gruppenaufstellungen zeigt:

In einer Weiterbildung, als die Teilnehmer in Untergruppen eine Übung mit verdeckten Aufstellungen machten, geriet eine Teilnehmerin in einen Schockzustand - sie war kreidebleich, ihr Blick schaute ins Leere und sie wirkte, als sei sie dissoziiert. Als ich sie ansprach und zum Blickkontakt mit mir aufforderte, reagierte sie nicht. Da stellte ich mich neben sie, nahm sie fest an der Hand und sagte zu ihr: »Jetzt bist du ins Traumamaterial gekommen, ich werde mit dir jetzt einen Schritt zurückgehen.« Sie reagierte darauf, und wir beide machten vorsichtig einen Schritt zurück. Ich blieb mit ihr im Kontakt, sowohl mit dem Körper und dem Blick als auch vor allem mit der Sprache. Dabei nutzte ich die Arbeit mit dem Felt Sense. So zogen wir uns beide Schritt für Schritt und ganz langsam aus dem Feld zurück.

Auf meine Frage hin, was sie gerade erlebe, sagte sie nach einer Weile: »Mir ist sehr heiß, ich hab einen total trockenen Mund und Hals, kaum auszuhalten.« Ich fragte sie, was ihr jetzt helfen könne. Sie antwortete: »Kaltes Wasser an den Füßen, meine Beine fühlen sich wie Pudding an. Ich kann mich nicht bewegen und kann kaum stehen.« Ich bot ihr an, sich vorzustellen, dass sie draußen am Seeufer stehe und mit ihren Zehenspitzen das Wasser fühle. »Das tut gut«, sagte sie und nach einer ganzen Weile: »Da geh ich noch weiter rein« - man konnte sehen, dass sie ein wenig begann, sich zu entspannen. Dann sagte sie wieder: »Mein Mund und Hals ist total trocken. Ich will kaltes Wasser trinken.« Ein Gruppenmitglied brachte ihr kaltes Wasser. Sie trank ein paar Mal, erst nach einer ganzen Weile sagte sie: »Jetzt spüre ich meinen Mund wieder« - ich begleitete sie auf dem Weg, ihren Mund zu erforschen und wahrzunehmen, die Zunge, den Gaumen, den Schlund. Nach einer Weile sagte sie, sie spüre jetzt, wie der See ihren Nabel umspüle. Auf diese Weise arbeiteten wir mit Hilfe des Felt Sense weiter. Dann sagte sie: »Ich fühle eine angenehme und gleichmäßige Kühle.« Sie konnte ihre Beine wieder spüren, ihre Füße, dann erst war wirklicher Blickkontakt möglich. Sie schaute mich an, schaute sich um und sagte: »Es ist wie in eine andere Welt kommen.« Nach einer Weile konnte ich sie dann wieder zu ihrem Stuhl begleiten.

Da ich die Teilnehmerin schon seit längerer Zeit kenne, war mein Eindruck, dass durch die Stellvertretung, in der es auch um traumatisches Geschehen ging, ihr eigenes Trauma getriggert und aktiviert wurde.

In manchen Fällen rate ich nach einer Aufstellung auch zu einer Traumatherapie über einen längeren Zeitraum. Im folgenden Fallbeispiel kam eine junge Frau in die Gruppe:

Die junge Frau wollte für den Sohn etwas lösen. Der Sohn, sechs Jahre alt, kam mit Uretermündungsstenose (Harnleitermündungsverengung) und vergrößerter Niere zur Welt. Er musste sich schon als Baby mehreren Operationen und schwierigen und schmerzhaften Untersuchungen unterziehen. Auch in den folgenden Lebensjahren reagierte er etwa alle zwei Wochen mit dramatischen Symptomen, sehr hohem Fieber, Bauchschmerzen und Erbrechen, was immer wieder eine schnelle Einlieferung in die Kinderklinik zur Folge hatte. Für einen sechsjährigen Jungen ist das eine lange und dramatische Krankheitsgeschichte.

Die Mutter wirkte völlig traumatisiert von den schlimmen und beängstigenden Erlebnissen. Sie betonte immer wieder, wie schlimm das war und dass sie ihr Vertrauen verloren habe und ihre Kraft sie verlassen habe. Sie war zudem auch ganz verzweifelt darüber, was ihr Sohn schon alles ertragen musste. Sie hielt ihren Atem an, weinte bitterlich und war verzweifelt, sagte: »Ich kann nicht mehr.« Ich entschied mich, zunächst mit SE® zu arbeiten.

Erst nach längerer Zeit konnten wir eine wirkungsvolle Ressource finden: Sie erzählte, dass sie immer am Bett des Sohnes saß und dass es so schön war, dass ihr Mann dabei war und dass er, wenn es gar nicht mehr ging, am Bett des Sohnes saß und sie sich für einen Moment eine Auszeit nehmen konnte. Das war unsere Ressource, und in der Arbeit ließ ich sie immer wieder in diesen Moment der Auszeit gehen, sich dabei zurücklehnen und den Moment wahrnehmen. Dann kam erstmals ein langer Atemzug und sie sagte: »Jetzt kann ich mal wieder schnaufen, hab gedacht, das kann ich gar nicht mehr.« Ich ließ sie immer wieder im Felt Sense spüren, was sie in ihrem Körper erlebt. Es war schön, zu sehen, wie die Klientin im ganz natürlichen Pendelprozess war - wie sie immer wieder heftig weinend erzählte, wie schlimm das alles war, und wie sie dann wieder in »ihre Auszeit« ging und sich immer mehr entladen und entspannen konnte. Am Ende strahlte sie und sagte: »Schön, dass ich mal wieder lachen kann.«

Im zweiten Teil der Arbeit stellten wir ihre Gegenwartsfamilie auf: ihren Mann, sie und den Sohn. Sie stellte sich ganz nah neben den Mann und den Sohn ganz nah ihr gegenüber. Sofort wollte der Stellvertreter des Sohnes zurückgehen, und als ich ihn bat, der Bewegung zu folgen, ging er weit zurück und starrte wie in Panik auf den Boden vor der Mutter. Auch der Mann bewegte sich weg von ihr. Sie blieb erstarrt stehen und hatte nur den Sohn im Blick. Als ich ihren Vater dazustellte - sie hatte mir am Anfang erzählt, dass der mit 42 Jahren an einem Nierentumor starb -, sagte ihre Stellvertreterin, es verändere sich nichts. Ich bat sie, das Symptom des Sohnes zu stellen. Sie wählte eine Frau und stellte sie neben den Sohn. Diese folgte ihrer Bewegung rückwärts durch den Raum und ließ sich vor den Füßen des Vaters der Frau auf den Rücken fallen. Als die Stellvertreterin des Symptoms auf dem Boden lag, hatte sie ein entspanntes Lächeln im Gesicht. Die Klientin schaute nicht zum Vater - aber als das Symptom sich vor den Vater legte, wendete sie erstmals den Blick weg vom Sohn und schaute zu dem am Boden liegenden Symptom. Nach einer bewegenden Arbeit mit der Frau und ihrem Vater konnte der Vater zu ihr sagen: »Mein liebes Kind, du musst jetzt ganz stark sein - meine Zeit geht zu Ende, es gibt etwas Größeres das bestimmt, wann für mich die Zeit gekommen ist.« Das fühlte sich für den Vater sehr stimmig an, und er war bewegt. Der Sohn war sehr erleichtert.

Vor der Aufstellung hatte ich der Frau und auch ihrem Sohn zu einer Traumaarbeit geraten, damit dieser die sicher in seinem Nervensystem gespeicherten schlimmen Ereignisse auf der Körperebene Stück für Stück aufarbeiten kann. Das fiel mir am Ende wieder ein, und ich stellte eine Person für »die Traumaarbeit« hinter den Sohn. Er reagierte sofort darauf und atmete tief aus. Ich ließ ihn noch eine Weile spüren, wie er da Unterstützung hatte und dass das, was war, abfließen und auch vorbei sein konnte. Dann drehte der Sohn sich zur Seite und schaute zu seinem Vater und bewegte sich langsam in dessen Arme.

Die Frau erzählte am zweiten Tag des Seminars, dass ihr Mann ihr erzählt habe, dass der Sohn am Tag vorher, kurz nach Beginn des Seminars, wieder mit den gleichen beängstigenden Symptomen reagiert habe. Nach der Recherche der beiden war es zeitgleich mit der Aufstellung der Frau, als der Sohn sich laut Worten des Vaters »die Seele aus dem Leib gekotzt« habe. Danach sei er ins Bett gegangen, was er nie mache, weil er sich äußerst ungern schlafen lege, und im Anschluss sei er aufgestanden und wie verwandelt gewesen.

## Anregungen aus der SE®-Traumatherapie für die Aufstellungsarbeit

Zum Schluss möchte ich noch einige Anregungen aus der SE®-Traumatherapie aufführen, die mir für das Familienstellen im Zusammenhang mit Trauma als hilfreich erscheinen:

- Es geht darum, Schockzustände zu erkennen und aufmerksam dafür zu werden, wenn sie beginnen, sich zu entwickeln, und dahingehend unsere Wahrnehmung und unser Feingefühl zu sensibilisieren.
- Wir sollten die Klienten außerhalb des Feldes im Auge haben, um bei hoher Aktivierung handeln zu können. In dem Fall ist es oft wichtig, mehr auf den Klienten zu schauen, anstatt den Regeln zu folgen, wie Aufstellungen laufen sollen. So ist es auch möglich, Aufstellungen einzufrieren und abzubrechen, Pausen zu machen oder den nötigen Abstand für den Klienten herzustellen, damit dieser nicht weiter überflutet wird.

- Wichtig ist, dass wir aufmerksam dafür sind, wenn ein Stellvertreter überlastet ist, und dass wir mit ihm in Kontakt bleiben. Dafür hilfreich sind Fragen wie: »Geht es bei dir noch?« Eine weitere Möglichkeit ist es, den Stellvertreter aus der Rolle zu nehmen, wenn es zu viel wird.
- Wenn ein Stellvertreter in die Traumaerstarrung geht, gilt es, uns um ihn zu kümmern und notfalls auch die Aufstellung abzubrechen.
- Der Abstand spielt häufig eine wichtige Rolle – so beispielsweise, wenn ein Klient oder ein Stellvertreter nicht hinschauen kann, weil er das Geschehen als belastend erlebt. Da ist es oft sinnvoll, den Abstand so weit zu vergrößern, bis das möglich ist.
- Bei der Gefahr einer Überlastung scheint der Körperkontakt durch den Aufstellungsleiter hilfreich zu sein, den er herstellt, indem er zum Beispiel eine Hand auf den Rücken des Klienten oder Stellvertreters legt oder sich hinter oder neben diesen stellt und ihn an der Hand oder am Arm hält. Dabei geht es darum, den Klienten oder Stellvertreter zu unterstützen und Containment zu schaffen, das es ihm ermöglicht, zum Beispiel bei dem schlimmen Gefühl zu bleiben. Wenn wir mit traumatisierten Klienten arbeiten, ist es natürlich wichtig, sie zu fragen, ob das in Ordnung ist, dass wir sie anfassen.
- Die Titration scheint mir besonders wichtig für unsere Aufstellungsarbeit zu sein. Sie bedeutet, dass wir in kleinen Portionen und Schicht für Schicht arbeiten. Wir muten dem Klienten nur so viel zu, wie er im Moment verkraften kann, gehen in kleinen Schritten vor und verteilen unsere Arbeit, falls nötig, auf mehrere Aufstellungen.
- Außerdem ist es besonders wichtig, stets auf das Anliegen des Klienten zu achten. Insbesondere, wenn es ein schweres Schicksal gibt, sind wir manches Mal verleitet, weiter zu arbeiten, als der Klient es will.

Wenn wir uns mit den Erkenntnissen aus der Traumatherapie auseinandersetzen, verändert sich unsere Haltung und Arbeitsweise als Aufsteller. Unser verändertes Verständnis verhilft uns zu mehr Aufmerksamkeit und Umsicht den Klienten und Stellvertretern gegenüber, wenn es um überwältigende traumatische Ereignisse geht.

# Literatur

Gendlin, E. T. (1981). Focusing. Technik der Selbsthilfe bei der Lösung persönlicher Probleme. Salzburg: Otto Müller.

Heller, D. P., Heller, L. S. (2003). Crash-Kurs zur Selbsthilfe nach Verkehrsunfällen. Vermeidung und Auflösung von traumatischen Erlebnissen. Essen: Synthesis.

Huber, A. (2010). Von der Kraft der inneren Stärke – Die kleine Welt in 15 × 15. Berlin: Galerie Horst Dietrich.

Levine, P. A. (2008). Vom Trauma befreien. Wie Sie seelische und körperliche Blockaden lösen. München: Kösel.

Levine, P. A., Frederick, A. (1998). Trauma-Heilung. Das Erwachen des Tigers. Unsere Fähigkeit, traumatische Erfahrung zu transformieren. Essen: Synthesis.

Levine, P. A., Kline, M. (2006). Verwundete Kinderseelen heilen. Wie Kinder und Jugendliche traumatische Erlebnisse überwinden können. München: Kösel.

National Geographic Society (1982). Polar Bear Alert. Washington: National Geographic Society Educational Services.

Rothschild, B. (2002). Der Körper erinnert sich. Die Psychophysiologie des Traumas und der Traumabehandlung. Essen: Synthesis.

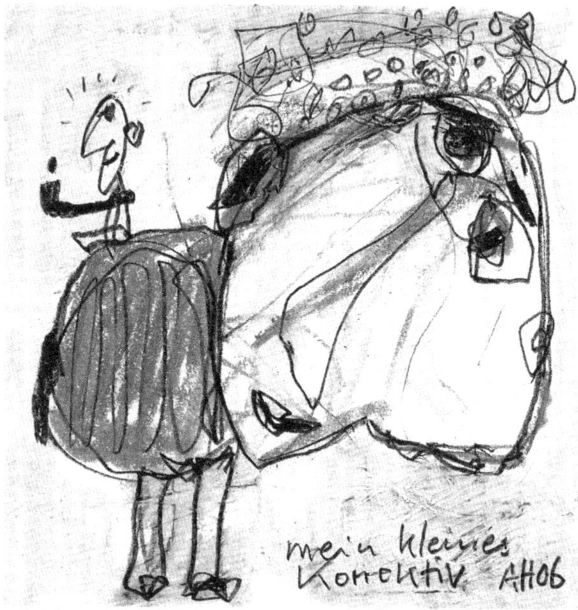
mein kleines
Kollektiv AH06

Heidi Baitinger

# Aufstellungsarbeit und energetische Klopftechniken in der Einzelarbeit

Viele Themen, die Familienaufstellungen in den Blick bringen, sind in ihrem Kern ein Trauma. Seien es Verluste durch frühen Tod, Gewalterfahrungen, Missbrauch, lang andauernde Familienkonfliktsituationen mit alkoholabhängigen Eltern, Kriegserlebnisse – sie alle konnten oftmals von den Betroffenen nicht ausreichend verschmerzt, verarbeitet und integriert werden und hinterließen Wunden oder Narben in der Seele.

Kinder nehmen in den frühen Bindungszeiten diese »Schatten auf der Seele« bei Mutter oder Vater wahr und reagieren darauf, wie es sich auf vielfältige Art und Weise in den Aufstellungen zeigt. Sie tragen mit, übernehmen das Leid oder die Schuld der anderen und richten so ihr eigenes Leben unter den Bürden der vorangehenden Generationen ein. Man spricht deswegen vom transgenerationalen Trauma.

In den überlebenswichtigen Bemühungen, zu seiner Familie dazuzugehören, formen sich im Kind Selbstbilder, die Überzeugungen und Annahmen enthalten, die das Kind aus seinen Bindungserfahrungen entwickelt. Schaut das Kind zum Beispiel zu einer emotional abwesenden, selbst traumatisierten Mutter, die ihr Kind nicht spiegeln und keine erfüllte Bindungserfahrung herstellen kann, bezieht das Kind das immer auf sich selbst: »Ich bin nicht liebenswert genug«, »Ich bin nicht wichtig« oder »Ich wäre besser weg, damit es Mama (oder Papa) besser geht.« Um doch noch die Eltern mit der kindlichen Bindungsliebe zu erreichen, nimmt das Kind unbewusst den Umweg über die Personen mit ihren Schicksalsereignissen, mit denen die Eltern verstrickt sind. Es nimmt deren »Abdrücke« in der Seele der Eltern, das von ihnen Verdrängte in sich auf, bringt so deren Traumata in die eigene Seele hinein und trägt sie mit.

Das, was Aufstellungen zeigen, kann man als das komplexe Familienbindungsgeschehen verstehen, das das Unbewusste des Kindes wahrgenommen und mit den oben beschriebenen kindlichen Deutungen und Selbstbildern ver-

‹ Alexandra Huber, »mein kleines Korrektiv«, Zeichnung, 2006, 15 × 15 cm.

arbeitet hat. Diese frühe komplexe Erlebensweise bleibt in unseren inneren Kinderanteilen bestehen, wenn wir erwachsen werden und neue reifere Anteile in unserer Persönlichkeit entwickeln. Es sind vor allem die in den Kinderanteilen eingespeicherten Verstrickungen, die einem das Leben schwer machen. Eine Aufstellung bringt diese traumatischen Dramen in die Wahrnehmung: Menschen, die ausgeschlossen wurden, werden wieder in die Familie aufgenommen; Schicksale werden gewürdigt, indem die Bürde oder die Schuld wieder zu denen zurückgegeben wird, zu deren Leben sie gehört. All diese Vollzüge sind klärend, entlastend und befreiend für den Klienten.

In meiner einzeltherapeutischen Praxis konnte ich aber immer wieder feststellen, dass trotz guter Aufstellungsarbeit einige der Symptome nach der Aufstellung oft weiter andauerten. Tiefe belastende Körperempfindungen und vor allem die Lebensgrundgefühle, die prägen, wie sich jemand in der Welt fühlt, beispielsweise: immer fremd, schuldig, nichts wert, verloren, so, als ob er seinen Platz nicht gefunden habe, und Ähnliches mehr blieben bestehen.

Im Jahre 2001 lernte ich die Energetische Psychotherapie EDxTM nach Fred Gallo kennen und fand in ihr eine Methode, die, ähnlich wie EMDR, im Körper eingespeicherte Traumata in erstaunlich kurzer Zeit auflösen oder mindestens wesentlich in ihrer destruktiven Macht reduzieren konnte. Sie integriert effektive Methoden der Kinesiologie, der Akupunkturmeridian-Psychologie und Weiterentwicklungen des ideomotorischen Signalisierens aus der Hypnotherapie.

Während der Klient auf sein Problem eingestimmt ist, werden bei Fred Gallo mit Hilfe des kinesiologischen Muskeltests nach einem bestimmten System Akupunkturpunkte gefunden, die dann mit den Fingerkuppen vom Klienten selbst beklopft werden. Die traumatische Belastung wird durch dieses Vorgehen schnell und erstaunlicherweise anhaltend reduziert und im besten Fall aufgelöst.

Es gibt unterschiedliche neurobiologische Wirkhypothesen für die Energetische Psychotherapie. Am plausibelsten erscheint mir, dass durch die Elemente der Energetischen Psychotherapie, durch Klopfen von Akupunkturpunkten, Sprechen von emotionsgeladenen Sätzen, Summen, Augenrollen etc. unterschiedliche neuronale Zentren zeitgleich aktiviert werden und erst eine Verstörung, gefolgt von einer Reorganisation der traumatischen Gefühle, Gedanken, Überzeugungen und Verhaltensmuster stattfindet (vgl. Bohne, 2013, S. 74 ff.).

Da diese Methode, so wie ich sie bei Fred Gallo lernte, einen gewissen Zeitaufwand mit sich bringt und aufgrund ihrer absoluten Andersartigkeit nur sehr schlecht in ein Aufstellungsgeschehen mit einer Gruppe integriert werden kann (meine Versuche, das zu tun, haben sich nicht bewährt), wende ich sie ausschließlich in der Einzeltherapie an. Mit Hilfe von Schablonen oder nur in der Imagination stellt der Klient seine Familie oder das System, um das es geht, auf und erlebt unmittelbar die ihn belastenden Empfindungen im Körper – zum Beispiel Panik oder den Sog, der zum Boden zieht – und seine inneren Überzeugungen, wie zum Beispiel: »Ich bin nie wichtig.«

Während der Klient auf die inneren Wahrnehmungen eingestimmt war, habe ich anfangs den gesamten Prozess der energetischen EDxTM-Methode durchgeführt. Mit der Zeit stellte sich heraus, dass dieses Vorgehen zu umständlich ist und die hilfreichen und lösenden Wirkungen auch einfacher und praxisfreundlicher zu erreichen sind.

Michael Bohne, der mit mir 2001 in Gallos erster Ausbildungsgruppe in Deutschland teilnahm, entwickelte die Gallo-Methode weiter und nennt die von ihm vereinfachte und auf die wesentlichen Elemente reduzierte Methode PEP, das heißt Prozess- und Embodimentfokussierte Psychologie. Unter »Embodiment« versteht Bohne, dass der Körper durch das Klopfen stimuliert wird, um an den Gefühlen und inneren Überzeugungen zu arbeiten. Bei dieser Methode (Bohne, 2013) wird auf den Muskeltest völlig verzichtet, die wirksamsten 16 Akupunkturpunkte werden einfach nacheinander beklopft, während der Klient auf sein Problem eingestimmt ist. Gleichzeitig kümmert sich die energetische Therapie um die sogenannten Sabotagekräfte, das heißt um die unbewussten Kräfte, die, obwohl das Bewusstsein das Problem lösen will, einen realen Erfolg verhindern. Man könnte auch sagen, dass hier die systemische Verstrickung direkt auf der Körperebene behandelt wird. Folgendes Fallbeispiel macht dies deutlich:

Eine Klientin will ihre Depression und Suizidalität loswerden, doch die Loyalität zum früh verstorbenen Vater wird unbewusst aufrechterhalten, weil ihr Kinderteil sich ihm im Symptom nah fühlt und meint, sie verliere diese innere Verbindung zu ihm, wenn es ihr gut ginge. Bei der Behandlung dieser Sabotagekräfte wird eine paradox wirkende Affirmation laut gesprochen, während gleichzeitig ein wirksamer Punkt gerieben wird: Die Klientin kreist mit den Fingern der rechten Hand auf der Mitte des linken Brustmuskels, während sie innerlich zu ihrem Vater schaut und ihm sagt: »Lieber Papa, auch wenn ich depressiv bin und am liebsten sterben will wie du, liebe und akzeptiere ich mich, wie ich bin.« Die Koppelung der Benennung der Loyalitätsbindung mit dem Selbstakzeptanzteil: »liebe und akzeptiere ich mich, wie ich bin«, bei gleichzeitiger Aktivierung eines energetisch-sensitiven neurolymphatischen Reflexpunktes lockert in der Gefühlsempfindung und im Körpergefühl den erlebten Verstrickungsdruck.

Die im Fallbeispiel vorgeführte Verbindung der Klopftechnik mit der paradox wirkenden Affirmation mag einem zunächst seltsam vorkommen. Man muss die Erfahrung am eigenen Leib erleben, die immer stimmig in den Prozess der lösenden Aufstellungsarbeit integriert sein sollte. Seit nun schon über 15 Jahren arbeite ich mit Methoden der Energetischen Psychotherapie, sei es die PEP-Methode, die Traumasequenz von Fred Gallo (2007), das heißt eine festgelegte, bewährte Reihenfolge von acht Klopfpunkten; oder mit Punkten, die ich klopfe lasse, weil sie mir intuitiv aufgrund von Wissen und Erfahrung gerade geeignet erscheinen. Das »Punktebeklopfen« ist für den Klienten schnell und einfach zu erlernen und lässt sich gut in die einzeltherapeutische Prozessarbeit integrieren. Der Klient kann die Punkte zudem als Selbsthilfe in seinem Alltag immer dann nutzen, wenn sein Problem wieder übermächtig wird.

## Wie helfen die Klopftechniken bei der Aufstellungsarbeit?

In der Einzeltherapie nutze ich die Energetische Psychotherapie (EP) kreativ und flexibel an die jeweilige therapeutische Situation angepasst. Dabei betone ich immer, dass das erwachsene Selbst im Hier und Jetzt der Ausgangsort für die therapeutische Prozessarbeit ist. Die Grundwirkung der EP im Klienten ist eine sofortige Reduzierung der gefühlten Belastung, eine Entstressung und Beruhigung. Der verkörperte Schrecken löst sich aus seiner Erstarrung und kann abfließen. Da diese Wirkungen leiblich im Hier und Jetzt geschehen und gefühlt werden, werden sie zugleich als wirklich, wahrhaftig und überraschend erlebt. Dabei entwickelt sich in der Regel ein natürlicher Trancezustand, der die Evozierung unbewusster Ressourcen und überhaupt den Zugang zum unbewussten Raum fördert. Obendrein erlebt der Klient dadurch, dass er sich selbst mit seinen Händen am eigenen Körper und in seinem Seelenraum therapiert, ein wichtiges Gefühl der Selbstwirksamkeit und Handlungskompetenz, das sein erwachsenes Selbst stärkt.

Im Folgenden beschreibe ich drei Formen der Kombination der EP mit der Aufstellungsarbeit: den »energetischen Nachvollzug« einer Gruppenaufstellung, die Reinszenierung des übernommenen Gefühls des Bindungstraumas und die Aufstellung der inneren Traumaanteile.

### »Energetischer Nachvollzug« einer Gruppenaufstellung

Die Kollegen, die mit Aufstellungen in Gruppen arbeiten, kennen die bewegenden Prozesse zwischen den Stellvertretern der Familienmitglieder. Doch ist meine Erfahrung, dass in den inneren Orten, in denen die traumatischen Erfahrungen im neuronalen System eingespeichert, sozusagen verkörpert sind, diese

Prozesse oft noch nicht richtig angekommen oder ausreichend vollzogen sind. Oft wiederhole ich dann in der nächsten Einzelsitzung das erinnerte Aufstellungsgeschehen aus der Gruppe noch einmal verlangsamt in der Imagination oder mit Schablonen und lasse immer dann, wenn »es klemmt«, das heißt, wenn der Klient verbal oder mit seinen Körpersignalen eine Blockierung anzeigt, die Traumapunkte klopfen. Die lösende Wirkung ist unmittelbar erfahrbar: »Jetzt erst fühle ich es in meinem Körper«, »Jetzt erst löst sich was im Inneren«, »Jetzt fließt wirklich etwas von mir ab und befreit.«

Häufig sind auch noch die Lösungssätze für eine Verstrickung gut in Erinnerung, wenn zum Beispiel eine Tochter für ihren Vater seine früh verstorbene Schwester unbewusst ersetzen musste. Wenn in solch einem Fall die Klientin in der Einzelsitzung innerlich zum Vater schaut, während sie zu ihm laut sagt: »Papa, das gehört zu deinem Leben, ich bin nur das Kind«, und gleichzeitig die Traumapunkte klopft, kann eine vertiefte leibliche Entlastung von dieser Verstrickung erlebt werden.

## Reinszenierung des übernommenen Gefühls des Bindungstraumas

Wie immer die Familiendynamik ist, in die Klienten verstrickt sind, die Verstrickung bewirkt zum einen ein mangelndes Selbstwertgefühl und Überzeugungen im Sinne von: »Ich bin nichts wert«, »Ich verdiene kein Glück und keinen Erfolg« oder »Ich werde immer übersehen«, und zum anderen ein leiblich gespürtes Körper- oder Existenzgefühl: »Da ist immer dieser Druck, diese Leere, dieser Sog, der wegzieht«, »Ich stehe immer neben mir« etc.

Die EP behandelt sowohl die inneren Überzeugungen wie auch die damit verbundenen Körpergefühle. Während ich die Klopftechniken anwende, ist der Klient immer auf seine inneren Familienbilder fokussiert, versetzt sich in eine imaginierte Aufstellung und sieht auf dieser inneren Bühne die mentalen Bilder der Menschen seines Familiensystems, um die es bei diesem Thema geht. Hierzu ein Fallbeispiel:

Eine mitteljunge Frau suchte therapeutische Hilfe, weil ihre Paarbeziehungen immer wieder scheiterten. Sie idealisierte anfangs den Mann, fühlte sich dann nach einiger Zeit enttäuscht von ihm, wurde wütend, machte ihm quälende Vorwürfe und wurde anschließend depressiv, bis es schließlich zur Trennung kam. Zuletzt fühlte sie nur noch eine lähmende innere Leere. Der Familienhintergrund zeigte, dass ihre Mutter ihr gegenüber extrem fordernd und gleichzeitig selbst unselbständig und schwach war. Die Mutter der Mutter wurde als kleines Kind sofort in ein Heim gegeben, als deren Mutter im Kindbett starb.

In einer Schablonenaufstellung positionierte die Klientin ihre Mutter dicht gegenüber von sich selbst und deren Mutter abgewandt in einiger Entfernung. Die Beziehung der Mutter zu ihrer Mutter wurde von ihr als kühl und distanziert beschrieben. Nachdem noch die im Kindbett gestorbene Uroma dazu gelegt wurde, ebenso abgewandt und die Klientin die einzelnen Positionen einnahm, erlebte sie sich anschließend auf fast allen Plätzen wie erstarrt, gefühllos und leer.

Ich ließ sie stellvertretend für die Oma auf deren Platz in der Aufstellung zur Uroma schauen und die Traumapunkte klopfen, begleitend von laut gesprochenen Sätzen, die das Drama dieses Verlusts und Schmerzes für die Oma ausdrückten. Zunehmend wich die Starre einem bewegenden Trauergefühl und sie fühlte den wie tot erlebten Körper lebendig pulsierend werdend; als Stellvertreterin der Oma konnte sie die Verbindung zur Uroma fühlen. Während dieses Prozesses lösten viele Klopfrunden den erstarrten Schrecken und Schmerz; die inneren Bilder sowohl von der Uroma wie von der Oma wandelten sich von unnahbar, kalt in eine zugewandte, emotional berührende Mimik und Bewegung, die sie in ihrem eigenen Körper spüren und in den imaginierten inneren Bildern sehen konnte. Dann wurde die Oma-Schablone der Mutter gegenüber gelegt, während die Klientin sich von ihrem viel zu nahem Platz bei der Mutter zurückziehen und aufatmen konnte. Die bereits erfahrene innere Verbindung zwischen jeweils Mutter und Tochter in der jetzt richtigen Ordnung floss allmählich bis zu der Klientin und ihrer Mutter weiter. Immer dann, wenn die Klientin auf den unterschiedlichen Plätzen eine Blockierung fühlte, half das Klopfen, dass sich diese löste und sich hilfreiche, neue Bilder oder veränderte, entlastende Bewegungen und Gefühle im Körper entwickelten. Dieser emotionale Prozess fand innerhalb der therapeutischen Sitzungsdauer von fünfzig Minuten statt.

In der Einzeltherapie muss der Klient sich zuerst unbedingt sicher fühlen und eine leibliche Wahrnehmung seiner Präsenz im Hier und Jetzt haben. Von diesem sicheren Ort aus kann er sich als eine der vielen therapeutischen Möglichkeiten in einer Schablonenaufstellung auf einen Stellvertreterplatz einer traumatisierten Person seiner Ursprungsfamilie stellen und die Traumapunkte klopfen. Ebenso ist es möglich, in der Imagination bei jedem Erleben, bei dem eine Erstarrung auftritt, die Traumapunkte zu klopfen, sei es, wenn es um das eigene Erleben des Klienten geht oder er sich in die Gefühlspositionen der wichtigen Bindungspersonen imaginativ hineinversetzt, zum Beispiel in die einer für ihn abweisenden Mutter, von der er weiß, dass sie selbst Trauma erlebt hat.

Die inneren Bilder und das erlebte Körpergefühl, das die Bindungspersonen und die traumatische Situation in ihm hervorrufen, wandeln sich durch die Klopfprozesse. Der Blick kann sich weiten und zuvor durch die Traumastarre verschüttete Ressourcen der anderen können wahrgenommen werden. Beispielsweise kann eine vom alkoholkranken Vater missbrauchte Tochter nach dem Klopfen erkennen, wie die Mutter sie in ihrem Leid doch wahrgenommen hat und auf ihre Weise versucht hat, ihr zu helfen.

Bindungsvollzüge können gefühlt werden, die vorher nicht möglich waren. Zum Beispiel: »Jetzt kann die Mutter mich, das Kind, anschauen und wirklich sehen.« Die Resonanz darauf findet im eigenen Körper im Hier und Jetzt statt und lässt sich mit dem Klopfen weiter gut unterstützen, so dass die Wirkung der jetzt möglichen gefühlten inneren Verbindung zur Mutter auch überall dahin im Klienten fließen kann, wo es heilsam ist. Ebenfalls lässt sich die Imagination einer eigenen guten Zukunft mit neuen ressourcevollen Bildern gelungener Kommunikation und gewünschtem Handeln durch das Klopfen gut unterstützen.

## Aufstellung der inneren Traumaanteile

Ein Trauma bedroht real oder gefühlt die eigene Existenz. In der Folge ist »Dissoziation die Essenz des Traumas: das überwältigende Erlebnis wird abgespalten und aufgeteilt, so dass die Emotionen, Geräusche, Bilder, Gedanken und physischen Empfindungen, die mit dem Trauma verbunden sind, ein Eigenleben zu führen beginnen. Die sensorischen Erinnerungsfragmente dringen in die Gegenwart ein und werden buchstäblich wiedererlebt. So lange das Trauma noch nicht aufgelöst ist, bleiben die Stresshormone aktiv, die der Körper zu seinem Schutz produziert, und die defensiven Augenblicke und emotionalen Reaktionen der ursprünglichen traumatischen Situation wiederholen sich unablässig« (van der Kolk, 2016, S. 82 f.).

Es gibt verschiedene Formen der Dissoziation. Neben Panikreaktionen, Übererregtheits- und ständigen Unruhezuständen, Wutausbrüchen (blockierte Kampf- und Fluchtimpulse) gibt es auch ein Abschalten jeglicher Gefühlsempfindungen, ein Erstarren und sich von sich selbst abspalten wie in einem Totstellreflex (Depersonalisation). Trauma, sei es ein selbst erlebtes oder ein übernommenes, führt häufig zu einer strukturellen Dissoziation (van der Haart, Nijenhuis u. Steele, 2008), das heißt im eigenen Selbst gibt es unterschiedlich fühlende und handelnde Anteile, die wie unterschiedliche Personen in einem selbst wirken und auch so erlebt werden können. Ein anscheinend normaler Persönlichkeitsanteil (ANP) »führt die Alltagsgeschäfte«, handelt und managt das tägliche Leben, während im Inneren ein oder mehrere emotionale Persönlichkeitsanteile (EPs) vorhanden sind, die durch unbewusst wahrgenommene Trigger, das heißt Auslösereize wie eine bestimmte Berührung, Geruch, Worte, Stimmlage oder Elemente der Umgebungssituation urplötzlich vehement hervorschießen und die Kontrolle übernehmen können. Dann gibt es Panikattacken, chaotisches, aggressives oder wirres Verhalten oder auch Erstarrung und Lähmung.

Wenn die emotionalen Anteile des Klienten in der Therapie identifiziert sind, lassen sie sich wie Personen in einer Schablonenaufstellung aufstellen. Das Klopfen kann dem Klienten hierbei sowohl beim oftmals angstmachenden Anblick der Anteile von der außenstehenden Beobachterposition her als auch beim Stehen auf einer dieser Positionen sehr hilfreich sein, um überhaupt einen als sicher erlebten Wahrnehmungszugang zu ermöglichen.

Die therapeutische Arbeit sucht die Integration und die innere Verbindung der verschiedenen Anteile. Dabei hilft das Klopfen, Über- oder Untererregungszustände zu regulieren und somit ein Klima von Sicherheit zu schaffen, in dem Kooperation und Integration der verschiedenen Anteile möglich werden können. Besonders bei der Arbeit mit Täter imitierenden Introjekten (Huber, 2013) kann das Klopfen bei vielen Aspekten dieser schwierigen Arbeit sehr helfen, Bedrohliches zu entschärfen und wieder Integration und Kooperation zwischen den verschiedenen inneren Anteilen zu ermöglichen.

Die Klopftechniken sind eine wertvolle Zusatzmethode, die sich gut in die unterschiedlichsten therapeutischen Verfahren integrieren lassen. Ich möchte sie bei der Aufstellungsarbeit in der Einzeltherapie nicht mehr missen.

## Literatur


Bohne, M. (Hrsg.) (2013). Klopfen mit PEP. Prozess- und Embodimentfokussierte Psychologie in Therapie und Coaching (2., akt. u. erw. Aufl.). Heidelberg: Carl Auer.

Bohne, M. (2016). Bitte klopfen! Anleitung zur emotionalen Selbsthilfe (5. Aufl.). Heidelberg: Carl Auer.

Gallo, F. (2007). Energy Tapping for Trauma. Oakland: New Harbinger Publications.

Huber, A. (2006). Klare Anweisung zum Dasein – Die kleine Welt in 15 × 15. Berlin: Galerie Horst Dietrich.

Huber, M. (2013). Der Feind im Innern. Psychotherapie mit Täterintrojekten. Wie finden wir den Weg aus Ohnmacht und Gewalt? Paderborn: Junfermann.

Van der Haart, O., Nijenhuis, E. R. S., Steele, K. (2008). Das verfolgte Selbst. Strukturelle Dissoziation und die Behandlung chronischer Traumatisierung. Paderborn: Junfermann.

Van der Kolk, B. A. (2016). Verkörperter Schrecken. Traumaspuren in Gehirn, Geist und Körper und wie man sie heilen kann. Lichtenau: Probst.

# IV Prävention von Re- und Sekundärtraumatisierungen

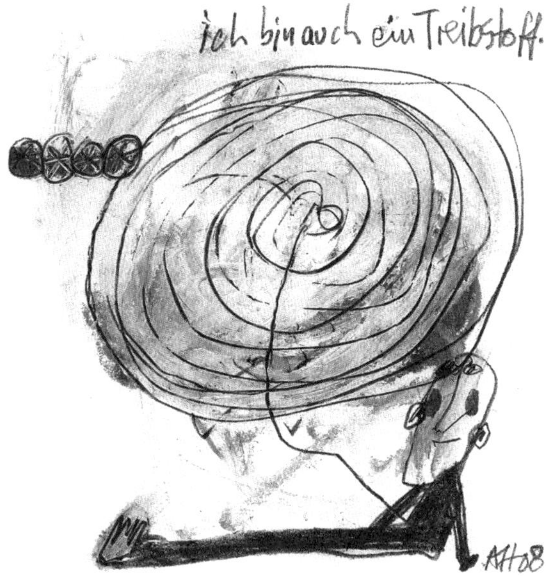
ich bin auch ein Treibstoff.
AH 08

Michael Reddy

# Emotionale und seelische Hygiene bei Familienaufstellungen – eine schamanische Sichtweise

übersetzt aus dem Englischen
von Angelika Fend

Obwohl ich selbst kein Native American bin, hatte ich das Privileg, von Schamanen indigener und anteilsweiser indigener Herkunft von 1986 bis 1994 ausgebildet zu werden, und leitete bis 2007 im kleinen Rahmen eine fortlaufende Gruppe für schamanische Spiritualität und Heilung. Ich lasse mich unter anderem am treffendsten als kulturübergreifend, neo-schamanisch Praktizierender bezeichnen. Ein wichtiger Teil der Arbeit bestand darin, zu lernen, mich selbst und andere in zwei Situationen so sicher wie möglich zu schützen: erstens, während man den normalen Fluss von Schmerz und Trauma erlebt, der bei vielen tiefgreifenden Heilbemühungen auftritt; zweitens, wenn man ernsthaften negativen Energien ausgesetzt ist, welche sich ab und zu während Schwitzhütten, Visionssuchen oder die ganze Nacht andauernden Feuer-Trommel-Tänzen zeigen.

Ein Teil des hier Aufgeführten beinhaltet Zusammenfassungen von Gedanken, die schon in Aufstellungskreisen verbreitet sind und auf die ich keine Urheberschaft beanspruche. Gleichzeitig spielt meine eigene Erfahrung auch mit hinein. Ich verdanke vieles von dem, was ich auf diesem Gebiet gelernt habe, meinen indianischen Lehrern und möchte hier meine Dankbarkeit für ihre Geschenke an mich und andere wie mich zum Ausdruck bringen. So wie die Situation zwischen den rassistisch konstruierten Kollektiven immer noch ist, sind diese Geschenke weder gegeben noch empfangen worden, ohne einen Preis dafür zu zahlen.

## Sorge für die Teilnehmer bei Aufstellungen

Auf dem Gebiet der Physiologie bezeichnet man mit »Hygiene« Maßnahmen, die im Zusammenhang mit möglichen äußeren Krankheitserregern stehen und die Gesundheit bewahren. Wir weiten den Begriff nun auf Methoden aus, die

◂ Alexandra Huber, »ich bin auch ein Treibstoff«, Zeichnung, 2008, 15 × 15 cm.

darauf abzielen, das emotionale und seelische Wohlbefinden in der Gegenwart von störenden Energien zu bewahren. Es folgen fünf Vorschläge, wie man sich um die Teilnehmer an Familienaufstellungen kümmern kann. Einige davon gelten nicht für Organisationsaufstellungen. Andere beinhalten eine Ebene oder eine Art von Ritual, mit der sich manche Begleiter vielleicht nicht wohlfühlen. Folgende Vorschläge bieten hoffentlich einen hilfreichen Rahmen für eine größere Achtsamkeit:

- *Weisen Sie ausdrücklich auf die Verpflichtung zur Vertraulichkeit hin.*

Was in Aufstellungsseminaren geschieht, ist extrem intim und privat. Die Teilnehmer sollten Details aus den Aufstellungen anderer nach dem Workshop sorgsam und vertraulich behandeln. Sie mögen denken, dass dies selbstverständlich sei. Leider wird es manchmal als »selbstverständlich« betrachtet, in dem Sinne, dass es nicht genug betont wird. Ich erinnere mich daran, es im Laufe der Jahre ein paarmal vergessen zu haben und es im Nachhinein bereut zu haben.

Auch während des Workshops sollten die Teilnehmer nicht mit jemandem, der gerade ein neues und tief empfundenes »emotionales Bild« erhalten hat, über die Aufstellung sprechen, aus der es entstanden ist. Normalerweise ist dies eher eine Frage der Wirksamkeit als der Hygiene. Diskussionen würden zum einen das Bild im Kopf des Klienten schwächen. Zum anderen können übergriffige Kommentare von anderen den anwesenden Klienten wirklich verunsichern. Dementsprechend kann es hier also auch um eine Frage der Sicherheit gehen.

- *Helfen Sie Stellvertretern dabei, erfolgreich »aus der Rolle herauszugehen«, achten Sie auf Fälle, wo dies nicht vollständig genug geschieht, und intervenieren Sie, falls nötig.*

Daan van Kampenhout (2001) stellt fest, dass bei systemischen Aufstellungen »dem Prozess der Trennung des Stellvertreters von der Person oder Energie, die er repräsentierte, nur wenig Aufmerksamkeit geschenkt« wird (S. 43). Dies entspricht auch meiner Beobachtung. Es ist jedoch wichtig, sicherzustellen, dass Ahnen oder tiefere Archetypen nicht über Gebühr in den Energiefeldern, Emotionen und sogar Körpern derjenigen hängenbleiben, die sie repräsentieren. Dies zu ignorieren, scheint entweder die Tiefe der Aufstellungen zu limitieren oder riskiert Nachwirkungen bei den Teilnehmern.

Im Allgemeinen können kleine Übungen oder Rituale nach jeder Aufstellung dabei helfen, sowohl die Stellvertreter als auch den heiligen Raum des Kreises selbst zu reinigen. Ich bitte alle aufzustehen, sich eine Minute lang zu dehnen (auch wenn es keine Pause geben soll), und schlage den Stellvertretern vor, sich auszuschütteln und an ihrem Körper entlang nach unten zu streichen. Ein Helfer lässt drei Mal einen klaren, angenehmen Glockenton erklingen. Wenn ein Stellvertreter lange für die »Rückkehr« zu benötigen scheint, »bürste« ich entweder mit meinen Händen seine Wirbelsäule nach unten und schlage anschließend mit den Händen auf den Boden, oder ich schüttele eine bestimmte Rassel seine Wirbelsäule entlang von oben nach unten. Wenn echte Schwere im Raum bleibt, machen wir manchmal Musik an und tanzen. Wenn dann alle wieder auf ihren Plätzen sitzen, schaue ich mir als Letztes die Körper und Gesichter an und frage bei jedem nach, der »abwesend« erscheint.

Gary Stuart hat ein anderes Ritual weitergegeben: »Ich schließe jede Arbeit mit einem Kreis von Stellvertretern. Alle, einschließlich des Klienten, halten sich an den Händen und verbeugen sich für das größte Wohl aller Beteiligten, Lebender und Toter. Wir überlassen es ihnen, damit zu tun, was ihnen gefällt [...]. Dann öffnen wir den Kreis, drehen uns mit dem Rücken zur Mitte [...] und gehen einen Schritt vorwärts in unsere eigene Zukunft« (Gary Stuart, per E-Mail in Constellation Talk, 18. August 2010).

– *Empfehlen Sie den Teilnehmern eine geeignete Selbstfürsorge nach dem Workshop.*

Die Stimmung der ersten ein oder zwei Tage nach einem Workshop kann sich für die Teilnehmer von »glückselig« über »wund« bis hin zu »schwierig« bewegen. Es ist hilfreich, einige Empfehlungen für den Umgang mit sich selbst in dieser Zeit zu geben. Das Gleiche gilt für die Abende bei mehrtätigen Seminaren. Nach intensiver emotionaler und seelisch fordernder Arbeit wirken verschiedene Aktivitäten erholsam. Neben dem einfachen »zur Ruhe kommen« ist duschen oder baden eine gute Idee. Bäder mit Salz können beruhigend und reinigend wirken. Native Americans sehen die Haare als seelische Antennen an; sie zu waschen kann dabei helfen, sich von anhaftenden Energien zu reinigen. Eine Badebürste entfernt abgestorbene Hautzellen (mehr Energie), und ein Kleiderwechsel koppelt einen weiter ab von Assoziationen mit Ereignissen des Workshops. Ein Spaziergang in der Natur kann gut sein. Eine bodenständige Mahlzeit erdet ebenso. Folgende Empfehlung füge ich immer noch hinzu: »Wenn Sie in den nächsten ein oder zwei Tagen irgendwelche Störungen empfinden, von denen Sie glauben, dass sie mit dem Workshop in Zusammenhang stehen könnten, rufen Sie mich bitte an.« Auch wenn ich selten solch einen Anruf bekomme, wirkt die Zusicherung, dass Hilfe verfügbar ist, als solche schon beruhigend.

– *Achten Sie ständig auf Stellvertreter, die in schwierige Rollen »zu tief hineingehen«, befragen Sie sie rechtzeitig und tauschen Sie sie aus, falls nötig.*

Gelegentlich können Stellvertreter eine Energie nicht sicher halten. Dies hängt von einer Reihe Faktoren ab. Die wichtigsten sind: der Grad an Dysfunktion im Familiensystem des Klienten; die Intensität, mit der größere mit dieser Dysfunktion in Verbindung stehende Archetypen (Völkermord, Folter, Kindesmissbrauch usw.) in der aktuellen Aufstellung wirklich präsent werden; die unterschiedliche Fähigkeit von Personen, ihren Körper und ihre Emotionen für eine Repräsentation zur Verfügung zu stellen; das Ausmaß, in dem Energien die eigenen persönlichen und systemischen Themen des Stellvertreters triggern, und das Ausmaß, in dem die Stellvertreter bereits von vorherigen Aufstellungen beansprucht sind.

Üblicherweise tritt eine Überforderungssituation dann auf, wenn zwei oder drei der Faktoren zusammenkommen. Es ist nicht schwierig, auf beginnende Überforderung bei Stellvertretern zu achten: Welche starken Emotionen und welche »Phantomschmerzen« haben sie gespürt? Wie lang und wie sehr haben sie geweint? Was geschieht mit ihren Augen und ihrer Körperhaltung? Wirken sie »katatonisch«? Erscheinen sie höchst aufgewühlt oder liegen vielleicht zusammengekrümmt und weggetreten auf dem Boden? Wie schwer fällt es ihnen zu sprechen, und wie viel Widerspruch liegt anscheinend in dem, was sie sagen oder tun?

Zusätzlich zu diesen Beobachtungen, und ungeachtet dessen, was sie mir auf Nachfragen mitteilen, frage ich mich: Bin ich der Meinung, dass die Rolle sie erschöpft? Wie viele schwierige Rollen sind der jetzigen schon vorausgegangen?

– *Leisten Sie bei einem zeitweilig überforderten Stellvertreter emotionale und seelische »Erste Hilfe«, pausieren Sie die Aufstellung dafür, falls notwendig.*

Der Zustand von Stellvertretern verändert sich manchmal unmerklich oder auch sehr plötzlich von »in Ordnung« hin zu »zu tief in der Rolle«. Was geschieht, wenn man nicht in der Lage war, die Person dort herauszuholen, bevor sie begann, wirklich zu viel von dem zu spüren, was nicht ihre eigene Realität ist? Ruhe und zentrierte Energie auszustrahlen, hat die oberste Priorität, was auch immer man sonst noch unternimmt. Da die meisten Episoden innerhalb einiger Minuten bis zu einer halben Stunde von selbst nachlassen, kann es schon ausreichen, eine Pause in der Aufstellung einzulegen, um diese Energie liebevoll auf die Person zu fokussieren. Ein fürsorglicher körperlicher Kontakt, verbunden mit zuversichtlicher Beruhigung wird die Betroffenen in den meisten Fällen dazu bringen, zurück zur Gegenwart und den realen Gefühlen zu kommen. Wenn die Person sie möchte, können Bach-Notfalltropfen helfen, ebenso beruhigende Gesänge. Wenn später die Rückkehr zu langsam zu erfolgen scheint, kann man zu energischeren Maßnahmen greifen. Ein mehrmaliges lautes Klatschen ist seit langer Zeit dazu benutzt worden, Leute von schamanischen Reisen zurückzuholen. Probieren Sie es aus! Achten Sie darauf, dass die Augen geöffnet bleiben. Lassen Sie die Person aufstehen und umhergehen.

Sollten Sie sich in solch einer Situation wiederfinden, denken Sie daran, dass die *Transpersonale Führung* Sie wahrscheinlich dieser Herausforderung gegenübergestellt hat, weil Sie bereit dafür sind. Nehmen Sie sie ernst, aber bleiben Sie »leicht«. Wenn Sie genügend sachkundige Personen haben, die dabei helfen können, umso besser – denn die Aufstellung muss ja auch weitergehen. Falls nicht, sollte die »Erste Hilfe« an vorderster Stelle stehen. Lassen Sie es nicht zu, dass wohlmeinende, jedoch unerfahrene Leute die Person umringen.

## Den natürlichen Schutz des Aufstellungsbegleiters aufrechterhalten

Für uns als regelmäßige Begleiter von Aufstellungen ist die Situation extremer als für die Teilnehmer. Erstens sind wir immer wieder über längere Zeit ernsthaft unausgeglichenen Energien ausgesetzt. Zweitens dienen wir unseren Klienten als seelische Anker. Wir erden und stützen regelmäßig ganze Gruppen gegenüber solchen Energien. Der dafür nötige Kraftaufwand kann uns verletzlicher machen. Und drittens befinden die meisten von uns sich gleichzeitig in einem beträchtlichen, fortlaufenden Heilungsprozess unserer eigenen systemischen und verhaltensbedingten Wunden. Hier kommt einem der häufig für Schamanen verwendete Begriff »verwundeter Heiler« in den Sinn.

Bevor wir uns darüber unterhalten, wie wir unser psychisches Immunsystem stärken können, tauchen grundlegendere Fragen auf: Wie gut unterstützen und nähren wir es? Bekommt es in unserem komplett durchgeplanten persönlichen und beruflichen Leben die Ruhe und Erholung, die es braucht, um widerstandsfähig zu bleiben? Viele von uns müssen ihre anstrengende Heilarbeit vermarkten und verkaufen, ihre Durchführung organisieren und sie dann ausüben – und sie im Anschluss noch auf verschiedene Arten dokumentieren. Äußerst erfolgreich zu sein, kann ebenso Auswirkungen haben, wie alles anzunehmen, was uns angeboten wird. Anhaltender Stress in all seinen Formen schwächt unser seelisches Immunsystem. Obwohl das in der Hetze des modernen Lebens und bei der Erfüllung, die es bringt, anderen zu helfen, oft vernachlässigt wird, bleibt wichtig, auf die Widerstandskraft unseres natürlichen Schutzes zu achten und die nötigen Schritte zu unternehmen, sie zu erhalten.

## Was macht Rituale wirksam?

Ich setze einmal voraus, dass wir unter »Übungen«, »Gewohnheiten« oder »Praktiken« Vorgehensweisen verstehen, die entweder für die fünf Sinne oder deren wissenschaftliche Erweiterungen fassbar sind. So zum Beispiel ist es eine Praktik, vor einem Workshop für genügend Schlaf zu sorgen. Verfahren, die über die Anwendung von Symbolen auf weniger gut geklärte Weise wirken, könnten wir dann »Rituale« nennen. Es ist ein Ritual, vor jedem Workshop den eigenen Familienaltar aufzusuchen und die Ahnen anzurufen. Auf diese Weise voneinander abgegrenzt, überschneiden sich die beiden Begriffe gegenseitig. Die einzelnen Leiter platzieren vielleicht die gleiche Prozedur auf unterschiedlichen Stellen des Spektrums zwischen Übung und Ritual. So mögen zum Beispiel einige Leser die von mir soeben beschriebenen Methoden als rein vom Verstand über Suggestionen ausgehend ansehen; andere dagegen könnten sie als durch eine Art unabhängige Instanz wirkend betrachten.

Wenn man meinen Werdegang als Hinweis nehmen kann, dann ist auf alle Fälle die Festigung unseres umfassenden Schutzes als Begleiter wichtig, es gilt, Methoden anzuwenden, die irgendwo in dieses Praktik-Ritual-Spektrum hineinfallen. Wie können wir jedoch die Wirksamkeit einiger Rituale verstehen? Was könnte Aufstellern, die für Experimente offen sind, sich aber noch nicht mit dem rituelleren Ende des Spektrums wohl fühlen, einen sicheren Halt geben? Zum einen befindet sich die westliche wissenschaftliche Weltsicht mit ihrer externalen, mechanistischen und reduktionistischen Ausrichtung mitten in einem Paradigmenwechsel. Da sich ihr Horizont erweitert, werden immer mehr vorher unerklärliche Daten verstanden. Eine intellektuell solide Herangehensweise an Rituale ist es also, sich mit einem Urteil zurückzuhalten (besonders wenn das Ritual wirkt) und so lange zu warten, bis dieses Wissen aufgeholt hat.

Ich bin zum Beispiel bereits vor langer Zeit zu der Überzeugung gelangt, dass »Bürstenstriche« entlang der Wirbelsäule, manchmal zusammen mit einem Abschlagen auf dem Boden, hilfreich zur Klärung der Energie einer Person sind. Dies war ein empirisches Ergebnis meiner eigenen Experimente. Für mich war es rein rituelles Verhalten, da ich keinerlei Vorstellung davon hatte, warum dem so sein sollte. Eines Tages las ich jedoch James Oschmans »Energiemedizin. Konzepte und ihre wissenschaftliche Basis« (2006). Das Buch bietet eine aufschlussreiche Auflistung von seit Jahrzehnten vergessener Experimente, die das Ausmaß und die Komplexität von messbaren elektromagnetischen Feldern aufzeigen, die vom menschlichen Körper ausgestrahlt werden, besonders von den Händen von Heilern während ihrer Tätigkeit. An diesem Punkt verschob sich meine Einordnung der Rückenstreichungen um einige Grad in Richtung

Praktik. Es gab zumindest für die Wirkungen, die ich beobachtete, in diesen Experimenten eine eindeutig physikalische Grundlage. Reale physikalische Felder aus meinen Händen strichen durch eine mit dem Feld des Klienten »angefüllte« Zone. »Subtile« nicht-physikalische Energien (obwohl es sie geben mag) waren nicht länger vonnöten.

Obwohl wir vielleicht nicht verstehen, wie die Verwendung von Symbolen bestimmte Wirkungen erzielt, sind die bei einem Erfolg vorhandenen Faktoren nicht schwer zu beschreiben. Abbildung 1 zeigt die Bausteine, die an den meisten, wenn nicht allen effektiven Ritualen beteiligt sind. Das Fundament besteht darin, dass Rituale auf natürlicher Symbolik und häufig auch auf früherem Gebrauch beruhen. Zum Beispiel betrachtete einer meiner Lehrer Rasseln als »Chaosmedizin«. Das bedeutet, man konnte mit ihnen vorhandene Muster aufbrechen.

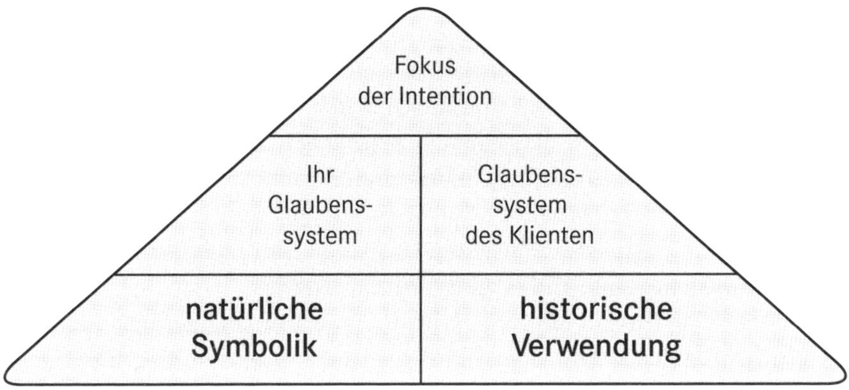


**Abbildung 1:** Was Rituale wirksam macht

Sowohl das scharfe rasselnde Geräusch (natürliche Symbolik) als auch das Vorbild von langem zeremoniellem Gebrauch in der Vergangenheit (historische Verwendung) waren dabei hilfreich. Man kann rein auf natürlicher Symbolik basierende Rituale aufbauen, andererseits bauen Sie eventuell schneller Kraft auf, wenn Sie Ihr Ritual mit der Vorlage einer zeremoniellen Verwendung verknüpfen, besonders mit einer aus Ihrer eigenen systemischen Überlieferung.

Im Sinne von Sheldrakes (1990) morphogenetischen Feldern drücken natürliche Symbole »Gewohnheiten« der Natur aus und historischer Gebrauch »Gewohnheiten« von Kulturen. Genau wie bestimmte Kristalle sich nach einer Reihe von Versuchen leichter formen, hat ein Ritual mit mehr Vergangenheit im Hintergrund so etwas wie einen Vorsprung. So stellt die historische Verwendung eines natürlichen Symbols einen ersten Aspekt der Wirksamkeit eines Rituals dar.

Jegliche Wirkung würde jedoch verhindert werden, wenn Sie oder der Klient sich über die Möglichkeit lustig machten, dass das Schütteln einer Rassel irgendetwas bewirken könne. Der zweite Aspekt der Funktionstüchtigkeit eines Rituals ist also eine positive Beeinflussung des Glaubenssystems des Klienten. Sie sollten nach Ritualen Ausschau halten, die Ihren eigenen Glauben ansprechen. Wenn diese nicht für sich stehen, müssen Sie sie mit genügend Autorität und Ausstrahlung vollziehen, um das Vertrauen der Teilnehmer zu gewinnen oder zumindest vorübergehend den Zweifel beiseitezuschieben. Ich selbst brauchte, was die Rasseln anging, sowohl die Beobachtung der Wirkungen, die meine Lehrer mit Rasseln erzielten, als dann auch eine Reihe von eigenen Experimenten, bevor ich sie akzeptieren konnte. Das größte Hindernis stellte für mich meine kulturell verankerte Einschätzung von Rasseln als Spielzeuge für Babys dar. Zuallererst dachte ich, ich hätte noch nie zuvor etwas Untauglicheres und Wirkungsloseres gesehen, ohne zu erkennen, dass dies auf jener Erinnerung beruhte.

Schließlich ist Ihre eigene Intention ein dritter entscheidender Faktor für ein wirksames Ritual. Wenn Sie Ihre Rassel rein mechanisch schütteln, mit den Gedanken woanders, ist es sehr unwahrscheinlich, etwas zu bewirken. Es funktioniert nicht so, als würde man einen Lichtschalter betätigen. Schütteln Sie sie mit der klaren, hingebungsvollen, fokussierten Absicht, eine Energie zu klären oder ein festgefahrenes Muster zu durchbrechen, und Sie werden die Kraft der ganzen Pyramide aktivieren. Verfahren Sie so mit dieser Intention hundert Mal ein oder zwei Jahre lang, und es wird instinktiv werden.

Hier noch ein letztes Wort zu sich entwickelnden Paradigmen: Die westliche mechanische Weltsicht betrachtet unbelebte Dinge und Kräfte als grundlegend. Sie muss daher alles, letzten Endes einschließlich des Bewusstseins selbst, als aus ihnen hervorgehend erklären. Der Schamanismus beginnt beim Bewusstsein und erklärt Kräfte und Objekte als aus diesem entstehend (wie es auch die Vedische Spiritualität tut). Ersteres erschafft eine im Wesentlichen tote Welt, in der Leben und Bewusstheit Anomalien darstellen. Im zweiten Fall ist das, was wir mit unseren Sinnen erfassen, immer nicht einfach nur lebendig, sondern existiert auf einer bestimmten Bewusstseinsebene, und ist daher in der Lage zu kommunizieren. Die schamanische Weltsicht drückt dies mit einer eleganten und kindlichen Einfachheit aus, indem sie einfach alles personifiziert. Native Americans sprechen folglich sehr anschaulich vom »Steinvolk«, »Pflanzenvolk« und Ähnlichem.

Aus diesem Blickwinkel waren Talismane und Amulette keine »Werkzeuge« oder »tote Gegenstände« für mich, und ich habe sie nicht »bedient«. Langsam aber sicher gelangte ich dorthin, sie als kleine Freunde auf einer anderen Bewusstseinsebene wahrzunehmen. Sie besaßen kleine Leben und jedes seine eigene Bestimmung – bisweilen die, an andere weitergegeben oder von ihnen empfangen zu werden. Manche waren erschöpft davon, mir zu helfen, und zerbrachen oder »baten« darum, in der Erde begraben zu werden. Einige verschwanden einfach so. Wenn dies geschah, so wurde ich gelehrt, war dies häufig deshalb der Fall, weil ich die Funktion dieses speziellen Verbündeten verinnerlicht hatte und seine äußere Form nicht mehr benötigte. Es war ein natürlicher Vorgang und nichts, über das man sich hätte ärgern müssen.

## Wachstumszyklen des umfassenden Schutzes

Aus diesen Beispielen zeichnet sich ein interessantes Wachstumsmuster ab. Es charakterisiert die umfassenden seelischen Immunsysteme von Aufstellern (oder ähnlichen Heilern), die sich ständig weiterentwickeln. Es beginnt mit dem stetigen Bemühen darum, den natürlichen Schutz, den wir bereits jederzeit besitzen, zu unterstützen und nicht überzustrapazieren. Ebenso beruht es auf einem sorgfältig aufgebauten Bewusstsein für unsere eigenen Schwachstellen, unsere Dysfunktionen, und wie sie denen unserer Klienten entsprechen. Wir eignen uns bewusste Übungen und Rituale an, die uns helfen, im Gleichgewicht zu bleiben – im Allgemeinen, aber besonders da, wo die Störungen unserer Klienten den unseren ähneln. Denn paradoxerweise können wir hier am effektivsten sein, sind hier aber manchmal auch am meisten verwundbar. Diese bewussten Handlungen regeln, wie eng wir uns mit negativen Energien verbinden, die unsere eigenen ansprechen können. Mit der Zeit werden unsere Übungen und Rituale instinktiver. Einige verschmelzen vollständig mit einem jetzt gestärkten, umfassenden Immunsystem. Andere bleiben bewusste, aber eher schnelle und mühelose Bewegungen.

Nehmen wir einmal an, dass wir so verfahren und dies gut machen. Besitzen wir nun einen gepanzerten, kugelsicheren Schutz vor Negativität? Sollte unser Abwehrsystem nie durchbrochen werden? Insoweit wir unvollendete Produkte unserer selbst sind, wäre dies vielmehr ein Fehler. Das wäre zu viel Schutz. Wir müssen auch wachsen, und die wertvollsten Gelegenheiten für Wachstum ergeben sich, wenn unsere Abwehr strauchelt, aber nicht zusammenbricht. Wir können also nur hoffen, dass unser umfassender Schutz (der natürliche und der bewusste) durchaus von Zeit zu Zeit (jedoch eher sanft) durchbrochen wird und dass wir uns, wenn dies geschieht, zunehmend unterstützt fühlen und bereit für einen weiteren Schritt hin zu unserer Heilung. Ein widerstandsfähiger, aber nicht undurchdringlicher Schutz ist somit der beste. Er rechnet mit diesen kontinuierlichen Wachstumszyklen und arbeitet mit ihnen.

## Können wir *für* Klienten leiden?

Bisher sind in diesem Beitrag drei verschiedene Arten der Interaktion mit negativen Energien vorgekommen. Alle drei sind unterschiedliche Beispiele von Resonanz. Wir können die Energien in uns hineinlassen, sie jedoch dann mit nur geringen Auswirkungen auf uns selbst wie durch ein glattes Rohr durch uns durch und in die Erde abfließen lassen. Wir können das, was unseren eigenen emotionalen und seelischen Stoffwechsel destabilisieren würde, abschirmen und von uns fernhalten, um so heil und wohlbehalten zu bleiben. Und wir wissen, dass dies manchmal am besten ist, wenn der Schutzschirm versagt oder das Rohr zu porös wird, so dass den unseren ähnliche negative Energien hineingelangen, stecken bleiben und wir uns mit ihnen auseinandersetzen müssen. Auf diese Weise wachsen wir. Und wieder läuft es darauf hinaus, dass der beste Schutz darin besteht, das Richtige zur richtigen Zeit zu tun.

Es gibt jedoch noch einen vierten Ansatz. Wie sieht es damit aus, negative Energie von anderen zu übernehmen, dadurch für sie zu leiden, um ihnen so ihre Krankheit oder Störung zu erleichtern? Hier stoßen wir auf ein Paradoxon. Einerseits lernen wir in der systemischen Arbeit, dass es nicht gut für später geborene Familienmitglieder ist, das Schicksal oder den Schmerz von früher Geborenen zu übernehmen. Diese Dinge geraten dadurch an den falschen Platz, was für beide Parteien Probleme verursacht. Andererseits zeigen die von mir erfahrenen, mündlich weitergegebenen schamanischen Traditionen und das wenige schriftlich vorhandene Material deutlich auf, dass einige indigene Heiler über Jahrhunderte so verfuhren (Daan van Kampenhout schreibt darüber an verschiedenen Stellen in »Die Heilung kommt von außerhalb«, 2001). Ihre Heilweise besteht darin, die Krankheiten oder Traumata anderer in ihren Körper und ihre Seele hineinzunehmen, um sie so zu lösen, auch wenn sie selbst dann unangenehme Stunden oder Tage verbringen, während sie diese negative Energie in den alles umarmenden Grund von Mutter Erde strömen lassen. Außerdem bieten in der nordamerikanischen Welt Schwitzhütten und Sonnentänze sicherlich klassische Beispiele für Menschen, die freiwillig für die Heilung anderer leiden.

Sadhana Needham machte mich auf eine buddhistische Technik, die »Atisha Herzmeditation«, aufmerksam, bei der man das Leid eines anderen – und im weiteren Sinn alles Leiden der Welt – direkt in sein Herz einatmet, es vollständig in sich aufnimmt und stattdessen Liebe und Mitgefühl ausatmet. Moira Canes schrieb in der 2003 von Walsh gegründete Constellation Talk Yahoogruppe über ihre Anwendung einer tibetisch-buddhistischen »Tonglen«-Praktik, wie sie von Pema Chödrön in dem Buch »Wenn alles zusammenbricht« (2001) gelehrt wird, bei der ähnlich verfahren wird. Beide erklärten, dass diese Praktik für sie in ihrer derzeitigen Aufstellungsarbeit gut funktioniere und auch für andere hilfreich sein könne. Ist dies nun also eine direkte Empfehlung, Negatives in sich hineinzulassen und *für* andere zu leiden?

Auch wenn es zu wichtig ist, um es hier auszulassen, eröffnet dieses vierte Modell Fragestellungen, die an dieser Stelle zu weit führen würden. Gleichwohl sind einige anfängliche Beobachtungen von Nutzen. Zuerst einmal beinhaltet das systemische Verständnis sehr wohl ein Leiden für andere, in dem Sinne, dass die Familienseele das Leiden den Nachkommen auferlegt als eine vorübergehende, jedoch notwendige Maßnahme zum Lastenausgleich. Wenn wir dies als »falsch« bezeichnen, meinen wir damit eher, dass es nicht so bleiben sollte. Schicksale und Traumata sollten zu ihren rechtmäßigen Eigentümern zurückkehren, sobald es die Notwendigkeit erlaubt. Das größere Heilsystem, von dem wir ein Teil sind, könnte uns also vielleicht erlauben oder sogar beauftragen, die Last von manchen Klienten zu erleichtern, indem wir für eine bestimmte Zeit für sie leiden. Vielleicht gelangen sie so an einen Punkt, wo sie das zu ihnen Gehörige wieder zurücknehmen und ähnliche Probleme selbst lösen können.

Einerseits würde ich dies allerdings als eine riskantere oder vielleicht fortgeschrittenere Technik bezeichnen, die nur von jemandem angewendet werden sollte, der in der Entwicklung seines eigenen umfassenden seelischen Immunsystems schon sehr weit ist. Darüber hinaus muss man dafür bestimmt schon eine Menge persönliche Attribute abgelegt haben und tief im göttlichen Mitgefühl verankert sein. Andererseits einmal angenommen, bei Ihrer Schwachstelle im Leben dreht es sich darum, für einen missbräuchlichen oder gewalttätigen Vorfahren zu büßen. Sie ziehen zu viel Schmerz von anderen an sich, bleiben unschuldig, aber furchtbar belastet und tendieren in Richtung Selbstschädigung. Wäre es nicht notwendig für Sie, bei diesem Thema selbst erst einmal wieder ins Gleichgewicht zu gelangen, bevor das Leiden für andere für Sie zu einem wertvollen Werkzeug werden kann? Und befinden sich nicht viele Heiler auf dem Weg heraus aus dieser Büßerrolle?

Letztlich ist mir hinsichtlich der Atisha- und Tonglentechniken zum jetzigen Zeitpunkt nicht klar, zu welchem Modell sie gehören. Ist das Ins-Herz-Hineinatmen des Leidens von anderen so etwas wie eine Impfung? Ist es eine Möglichkeit, sich mit göttlichem Mitgefühl zu verbinden, die den Mutter-Erde-Staubsauger stärker und das innere Rohr glatter macht? Wenn ja, gehört es nicht wirklich zum vierten Modell und könnte außerordentlich gut für Heiler sein, die zu sehr im Sühnemodus sind. Wenn es allerdings tatsächlich bedeutet, für andere zu leiden, sind wir wieder bei einer sehr fortgeschrittenen Technik, die wahrscheinlich nur für sehr weit Entwickelte geeignet ist.

## Literatur

Constellation Talk: groups.yahoo.com/neo/groups/ConstellationTalk/info

Chödrön, P. (2001). Wenn alles zusammenbricht. Hilfestellung für schwierige Zeiten. München: Goldmann.

Huber, A. (2008). Im Gegenwind – Die kleine Welt in 15 × 15. Berlin: Galerie Horst Dietrich.

Oschman, J. (2006). Energiemedizin. Konzepte und ihre wissenschaftliche Begründung. München u. Jena: Elsevier, Urban & Fischer.

Sheldrake, R. (1990). Das Gedächtnis der Natur. Das Geheimnis der Entstehung der Formen in der Natur. München: Scherz.

Van Kampenhout, D. (2001). Die Heilung kommt von außerhalb. Schamanismus und Familien-Stellen. Heidelberg: Carl Auer.

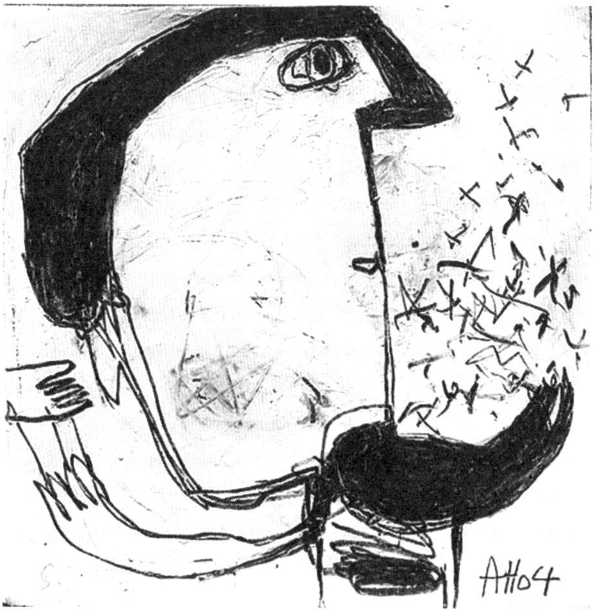

Simone Rießinger

# Sekundäre Traumatisierung und der Umgang mit Überlastungsphänomenen

»Wer mit traumatisierten Menschen arbeitet, muss drei Dinge beherzigen: Erstens: Gut essen, Zweitens: Viel feiern, Drittens: Wütend putzen.«
(Lang, 2009, S. 220)

Die Sekundäre Traumatisierung (ST) gelangt immer mehr ins Bewusstsein aller Fachkräfte. Durch das stetig steigende Interesse an der neuen Fachdisziplin der Traumapädagogik, die Basiswissen der Traumaphysiologie, Grundregeln für pädagogisches Handeln mit primär Traumatisierten, traumapädagogische Haltungen der Fachkräfte und Grundkompetenzen für professionelles Handeln vermittelt, kommen nun auch die Fachkräfte selbst in den Fokus. Und das ist dringend notwendig. Egal, ob wir ambulant oder stationär, in Einzel- oder Gruppensettings, fördernd oder beratend tätig sind: Wir Fachkräfte benötigen Fachwissen über die »Ansteckungsgefahr« innerhalb der Arbeit mit traumatisierten Menschen; Fachwissen darüber, was eine Sekundäre Traumatisierung ist und wie sie sich auswirken kann; Fachwissen dazu, wie wir uns abgrenzen und schützen können; Fachwissen im Hinblick darauf, wie wir selbst Selbstfürsorge anwenden und so uns selbst gesund halten, um weiterhin mit Spaß und Freude und Engagement unseren Job ausüben zu können.

Bekannt geworden und somit in das öffentliche Bewusstsein und gesellschaftliche Interesse gerückt ist die Sekundäre Traumatisierung durch schlimmste traumatische Ereignisse. Zu diesen zählen das Zugunglück in Enschede 1998, die Terroranschläge in New York 2001, der Amoklauf in Erfurt 2002, in Winnenden 2009 sowie viele andere, bei denen die Helfer aufgrund des Ausmaßes der Traumatisierung der primär Betroffenen, Opfer und Verletzten enormen psychischen Belastungen ausgesetzt waren, überlastet wurden und manche auch dauerhaft erkrankten. Die ST ist die »Erkrankung« der Helfenden, das heißt, es ist das Risiko und die Gefahr der eigenen Traumatisierung, die helfende Fachkräfte eingehen, wenn sie sich um primärtraumatisierte Menschen kümmern und sie in Ausübung ihrer Tätigkeit versorgen. Zunächst wurden zu diesem Personenkreis helfende Berufsgruppen aus dem Katastrophenbereich gezählt: Rettungshelfer, Ärzte, Polizisten, Feuerwehrleute, Seelsorger, Krankenschwes-

◂ Alexandra Huber, ohne Titel, Zeichnung, 2008, 15 × 15 cm.

tern und Krankenpfleger. Für diese Berufsgruppen wurden deshalb frühzeitig Fachwissen, Methoden im Umgang mit Überlastungsphänomenen, Selbstschutz und Selbstfürsorge zur Verfügung gestellt.

Mit der Anerkennung und Klassifizierung der Posttraumatischen Belastungsstörung in den 1980er Jahren und der rasanten Entwicklung der Psychotraumatologie und den Therapiemöglichkeiten wurden auch hinsichtlich des Risikos einer Sekundären Traumatisierung auf Seiten der Psychologen/Psychologinnen und Therapeuten/Therapeutinnen vielfältige Methoden und eine vielfältige Prophylaxe im Umgang mit Sekundärem Traumatischen Stress entwickelt und in Ausbildungsgänge etabliert und eingebunden. Bislang fehlt dieses Fachwissen in allen Ausbildungen, in allen Berufsbereichen für Fachkräfte, die mit traumatisierten Kindern, Jugendlichen und Erwachsenen arbeiten, beispielsweise Erzieher/-innen, Lehrer/-innen, Heilerzieher/-innen, Sozial- und Diplompädagogen bzw. -pädagoginnen, Behinderten- und Heilpädagogen bzw. -pädagoginnen, Kranken- und Kinderkrankenpfleger/-innen, Ergotherapeuten bzw. -therapeutinnen, Logopäden bzw. Logopädinnen.

## Begriffsinflation

In der Forschungsliteratur lassen sich über zwanzig Begriffe zur ST finden. Diese »Begriffsinflation zur Sekundären Traumatisierung« beschreibt Lemke und zeigt eine Begriffsentwicklung im Kontext der Psychotraumatologie auf (vgl. 2010, S. 17). Figley prägte den Begriff der »Secondary Victimization« bereits 1983, den er später in »Compassion Fatigue« – Mitgefühlserschöpfung oder Mitgefühlsstress (2002) – und »Secondary Traumatic Stress« – Sekundäre Traumatische Belastung oder Sekundären Traumatischen Stress – umformulierte (vgl. Lemke, 2010, S. 49 ff.). Bekannt sind auch die Begriffe der »stellvertretenden Traumatisierung« von Frey (2001), die von McCann und Pearlman (1990) geprägte »indirekte Traumatisierung« und die »Sekundärtraumatisierung« von Daniels (2008).

## Entstehung oder: Wie erfolgt die Ansteckung, die Infizierung?

Als eine Art ansteckender Krankheit beschreibt Frey die Sekundäre Traumatisierung in Analogie zu Infektionskrankheiten. Bei einer Infektionserkrankung sind die Faktoren, die den Grad der Ansteckung bestimmen, die Virulenz (die Infektionskraft und Vermehrungsfähigkeit), die Art der Übertragung, das soziale Umfeld (hygienische Verhältnisse) und die aktuelle immunologische

Widerstandskraft des Infizierten. »In ähnlicher Weise beeinflussen bei einer psychischen Ansteckung die Form, Heftigkeit, Dauer und die Wiederholungen der traumatischen Ereignisse […], die sozialen Umstände (Kontexte), in welchem die Traumatisierungen und deren emotionale und kognitive Verarbeitung stattfinden, sowie die Verletzlichkeit (Vulnerabilität) und Widerstandskraft (Resilienz) der Betroffenen die nachfolgenden Auswirkungen« (zit. nach Lemke, 2010, S. 15 ff.)

## Was passiert im Gehirn?

Judith Daniels (2007) beschreibt drei neurobiologische Faktoren, die bei der Sekundären Traumatisierung eine entscheidende Rolle spielen:

1. *Empathie* ist die Fähigkeit, mitfühlen zu können, sich die mentalen Perspektiven eines Menschen zu erschließen sowie sich in seine emotionale Verfassung hineinzuversetzen. Dies geschieht neurobiologisch mit Hilfe der Spiegelneuronen im Gehirn
2. *Kindling* ist eine zunehmende Sensibilisierung bestimmter Hirnareale (Amygdala) durch wiederholte, unterschwellige Aktivierung, das heißt, durch die wiederholte Konfrontation mit traumatischen Material des primär Geschädigten wird das Gehirn, die Amygdala der Helfer und Helferinnen gereizt.
3. *Dissoziation* ist eine Notfallreaktion des Menschen, die ihm ermöglicht, lebensbedrohliche Situationen zu überstehen, indem er das Geschehen abspaltet und es zum Beispiel wie einen Film oder als nicht real empfindet. Durch die wiederholte Amygdalareizung erfolgt ein erhöhtes Erregungsniveau, das wiederum die Dissoziation bedingt (vgl. Daniels, 2007). Auch Daniels (2011) beschreibt die ST als eine »Ansteckung«, und zwar als eine Ansteckung mit den typischen posttraumatischen Symptomen der Klienten bzw. Klientinnen.

## Was ist die Sekundäre Traumatisierung?

Die Sekundäre Traumatisierung ist die Erkrankung der Helfer/-innen, die allein durch das Anhören der Berichte über traumatische Ereignisse entstehen kann. Eine übertragene Traumatisierung kann zustande kommen, ohne dass die Helfer/-innen bzw. das Fachpersonal selbst mit dem traumatischen Ereignis konfrontiert sind/ist. Zunächst seien einige für das Verständnis und die Definition des Begriffs wichtige Zitate aufgeführt:

> »Überall dort, wo professionelle HelferInnen es mit der Betreuung von traumatisierten Menschen zu tun haben, sind sie in der Gefahr, selber Schaden zu nehmen und die gleiche Symptomatik zu entwickeln wie bei einer Posttraumatischen Belastungsstörung (Übererregung/Angstzustände, Vermeidung/Entfremdung und Intrusion/Wiedererleben)« (Scherwath u. Friedrich, 2012, zit. nach Rießinger, 2015, S. 3).

> »Sekundärtraumatisierung wird durch die dissoziative Verarbeitung von Traumamaterial ausgelöst. Dissoziative Verarbeitung zeigt sich z. B. in emotionaler Taubheit oder einer veränderten Zeitwahrnehmung während man mit traumatischen Material konfrontiert wird. Das eigene Handeln wird als automatisiert, wie auf Autopilot, erlebt, während die äußere Welt unreal und traumähnlich erscheint« (Daniels, 2008, S. 3).

> »Sekundärer traumatischer Stress ist ein Risiko, das wir eingehen, wenn wir uns empathisch mit einem Erwachsenen oder Kind befassen« (Perry, 2003, S. 10).

> ST ist »eine natürliche, vorhersehbare, behandelbare und verhinderbare unerwünschte Folge der Arbeit mit leidenden Menschen« (Figley, zit. nach Lemke, 2010, S. 60).

> Empathie ist die notwendige Voraussetzung, um mit traumatisierten Kindern und Jugendlichen zu arbeiten, gleichzeitig ist Empathie die Gefahr und das Risiko. Laut Daniels ist die ST kein Zeichen mangelnder Professionalität, sondern »ein Resultat traumatogener Informationsverarbeitung auf der Basis ausgeprägter Informationsverarbeitung« (zit. nach Scherwath u. Friedrich, 2012, S. 181).

Zusammenfassend lässt sich also sagen, dass Fachkräfte der unterschiedlichen Berufsgruppen jederzeit und sobald sie mit traumatisierten Menschen zusammenkommen und empathisch ihren beruflichen Aufgaben nachgehen, durch die Konfrontation mit Traumamaterial eine Sekundäre Traumatisierung erleiden können. Ihre persönliche Vulnerabilität und Vorgeschichte kann ein Risikofaktor sein, ihre Resilienz und Widerstandskraft ebenso ein Schutzfaktor. Wiederholte ST kann zu einer Sekundären Traumatischen Belastungsstörung führen.

## Risikofaktoren

Wichtigste Risikofaktoren einer Sekundären Traumatisierung sind:
- frühere eigene Traumatisierungen einschließlich vorangegangener ST,
- allgemeine Lebensumstände wie Stress und psychische Gesundheit,
- Merkmale des sozialen Umfeldes,
- demografische Faktoren wie Alter, Geschlecht, soziale Schicht,
- Ressourcen und Bewältigungsmechanismen.

## Symptome des Sekundären Traumatischen Stresses (STS)

Fachkräfte erleben ähnliche Symptome wie sie von Traumaopfern beschrieben werden: Alpträume, intrusive Gedanken und Bilder, Depression, Gereiztheit, Bedrohungsgefühle, einhergehend mit sozialem Rückzug, Konzentrationsschwierigkeiten, erhöhtem Konsum von Alkohol und Medikamenten. Die Symptome der ST können sich in allen Lebensbereichen und Reaktionen des Ichs äußern:
- emotionale Reaktionen: Angst, Beklemmung, Anspannung und Niedergeschlagenheit, Zorn und Reizbarkeit, pathologischer Kummer, Depression,
- kognitive Reaktionen: Konzentrationsstörungen, Vermeidungsverhalten, Veränderung innerer Werte und Einstellungen, Intrusionen,
- psychische und psychosomatische Reaktionen: Schlafstörungen, Appetitverlust, häufige Erkältungen, Kopf-, Bauch-, Nacken- und Rückenbeschwerden, gesteigerte Unfallhäufigkeit, Hautirritationen, Ausschläge, reduziertes Sexualleben, Erschöpfungszustände,
- gesundheitsschädigende Copingstrategien: Überdecken von Müdigkeit durch Koffein und Nikotin, aktives gesundheitsschädigendes Verhalten (übermäßiger Gebrauch von Sucht- und Beruhigungsmitteln, wie Alkohol, Zigaretten, Drogen),
- soziale Auswirkungen: Distanzierung, sozialer Rückzug, Zynismus, Konflikte in der Partnerschaft, Streit zu Hause nach belastenden Erlebnissen (vor allem bei Frauen), Leugnen der Symptome, gesteigerte Sensibilisierung für Unrecht und Gewalt, der Eindruck, dass die Familie/Freunde sich zu sehr um einen kümmern oder einen gar nicht verstehen,
- Beeinträchtigung der geistigen Gesundheit: die Grundannahmen der Fachkräfte zum Ich und der Welt werden durch traumatische Erfahrungen, durch Sekundären Traumatischen Stress erschüttert; die Vorstellung der persönlichen Unversehrtheit, die positive Weltsicht und die Vorstellung in eine

geordnete und sinnvolle Welt wird beeinträchtigt oder geht ganz verloren (vgl. Udolf, 2008; Rießinger, 2011, 2013).

Eine dauerhafte Belastung und Überlastung stellt eine Gefahrenkette dar, die eintreten könnte (siehe Abbildung 1). Aus der Überlastung entsteht nicht zwangsläufig ein Burnout (deshalb ist auf der Abbildung die Burnout-Pfeil-Linie gestrichelt); aus Überlastung und »Ansteckung« mit Traumamaterial kann Sekundärer Traumatischer Stress entstehen (vgl. Jung, 2011).

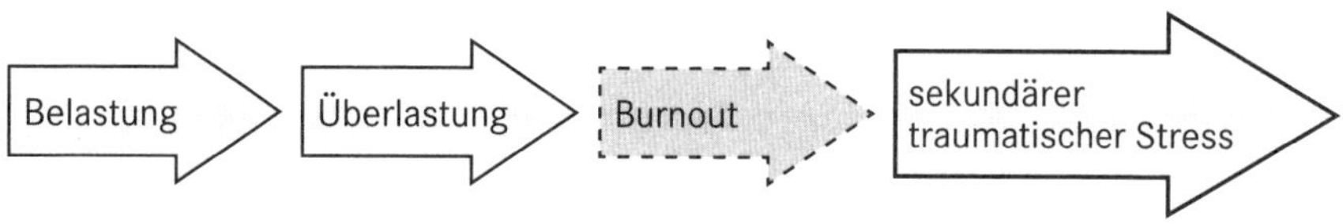


**Abbildung 1:** Gefahrenkette eines Burnouts

## Vermeidung von Unterstützung

Bislang vermeiden die Fachkräfte, sich Unterstützung von außen zu holen, wenn sie Überlastungsphänomene an sich feststellen. Wieso ist das so? Warum kommt es bei den pädagogischen Fachkräften zu Symptomen, die diese nicht ernst genug nehmen? Das hängt damit zusammen, dass diesen einerseits traumaspezifisches Fachwissen fehlt, welches oft ungewöhnliche oder bizarre Verhaltensweisen der Primärbetroffenen erklärt und nachvollziehbar macht und somit den Umgang mit den Betroffenen erleichtert. Durch dieses Wissen würden die eigene Belastung und Überlastung verringert. Andererseits fehlt den Fachkräften das Wissen im Umgang mit traumatischem Stress und Überlastungsphänomenen, es fehlt an Wissen über präventive Methoden, Anerkennung und Pflege der eigenen Selbstfürsorge und Psychohygiene. Leider neigen pädagogische Fachkräfte daher immer wieder dazu, über ihre Belastungsgrenzen hinauszugehen und ihre Symptome des Sekundären Traumatischen Stresses aus Unwissenheit zu bagatellisieren und/oder zu leugnen. Es wäre weitaus hilfreicher, wenn sie die Symptome der ST anerkennen, diesen mit Respekt begegnen und Hilfe und Unterstützung zum Beispiel bei Kollegen und Kolleginnen, im Team, bei Vorgesetzten oder der Einrichtungsleitung angstfrei einfordern würden.

## Prävention, Selbstfürsorge und Psychohygiene

Die *Prävention* von Sekundärem Traumatischem Stress umfasst die Verringerung von überflutendem Stress und seiner Folgeerscheinungen. Die Präventionsmaßnahmen sollen sowohl die Intensität des gerade erfahrenen Stresses, zum Beispiel die Schilderung eines traumatischen Erlebnisses von einer betroffenen Person, verringern helfen als auch die Resilienz der Fachkräfte fördern und stärken.

Zur Prävention und Minimierung von Sekundärem Traumatischen Stress gehören zum einen das Erkennen und Akzeptieren eigener Grenzen sowie das Erkennen und Akzeptieren der Grenzen des Gegenübers. Mit dazu gehören zum anderen das Zuordnen von Verhaltensweisen der betroffenen Menschen, die Arbeit mit »dem guten Grund/weil …« und die Vermittlung eines Basisfachwissen (innerhalb der Traumapädagogik), das die Grundhaltungen der Fachkräfte und die Grundkompetenzen für professionelles Handeln betrifft. Außerdem sollten das Erkennen und der Umgang mit Gefühlen der Übertragung, Gegenübertragung sowie der eigenen lebensgeschichtlichen Belastungen den Fachkräften bewusst sein.

*Selbstfürsorge:* Luise Reddemann (2003) versteht darunter »einen liebevollen, wertschätzenden, achtsamen und mitfühlenden Umgang mit mir selbst und [das] Ernstnehmen der eigenen Bedürfnisse«. Als Psychohygiene auf der Alltagsebene bezeichnet sie viele Blumen und schöne Gegenstände, Dinge, die das Herz erfreuen und das Pflegen von Geselligkeit und Lachen. Psychohygiene bedeutet für Reddemann auch den Körper wichtig und wahrzunehmen, Bewegung, das Entdecken der eigenen Kreativität und die Anregung der Sinneswahrnehmungen durch Kunst, Musik, Gerüche. Für Scherwath und Friedrich (2012) meint Psychohygiene »die Sicherstellung von inneren Ressourcen, die als Basisqualitäten vorhanden sein müssen, um körperlich und psychisch so gesund zu bleiben, dass den Anforderungen und des Berufsalltages begegnet werden kann, ohne Schaden zu nehmen«.

*Die Selbstfürsorge und persönliche Psychohygiene* sind eine wichtige Prävention vor Überlastungsphänomenen und Sekundärem Traumatischen Stress. Besonders die Versorgung der eigenen Gefühle, das Herstellen des Gefühls der eigenen Sicherheit und der Erhalt oder die Wiedererlangung der eigenen Selbstwirksamkeit.

## ABC des Schutzes vor Sekundärer Traumatisierung

Ähnlich den Methoden der »Mindfulness-Based Stress Reduction (MBSR)«, die der amerikanische Neurologe Kabat-Zinn in den 1970er Jahren entwickelte, stellt die Therapeutin und Supervisorin Gerhilt Haak (2009) Leitlinien zur Prophylaxe und Selbstfürsorge der Reduktion von Sekundärem Traumatischem Stress vor. Sie orientiert sich dabei an den Buchstaben A, B und C:

*A* wie Achtsamkeit: auf sich selbst und seine Gefühle achten, seine Grenzen und Ressourcen wahren, um gesund zu leben. Um die eigene Ausgeglichenheit zu bewahren und zu erhalten, sollten Fachkräfte die Hälfte ihrer Aufmerksamkeit auf sich selbst richten. Sie sollten sich gut kennen und verstehen, um klar im Kontakt mit dem Klienten sein zu können und Übertragungen und Gegenübertragungen identifizieren zu können.

*B* wie Balance: Ausgeglichenheit und Balance zwischen Arbeit, Freizeit und Ruhe ist wichtig und nötig – eine Balance zwischen beruflichem Leben und vielfältigen privaten und persönlichen Aktivitäten, die als eine Art Krafttankstelle genutzt werden.

*C* wie Connection (Verbindung): Hier ist die Verbindung mit der Natur, dem Leben als solches, mit anderen Menschen gemeint. Es geht darum, sich selbst zu erfahren und zu entwickeln sowie persönliche Bedürfnisse (und auch Spiritualität) wahrzunehmen und zu verwirklichen (Udolf, 2008; Udolf u. Sänger, 2012; Gies, 2009; Schwarzer, 2010; Rießinger, 2011, 2013).

## Literatur

Daniels, J. (2006a). Sekundäre Traumatisierung – kritische Prüfung eines Konstruktes. Dissertation. Bielefeld: Universität, Fakultät für Psychologie und Sportwissenschaft.

Daniels, J. (2006b). Fragebogen zur Sekundären Traumatisierung (FST). Zugriff am 07.08.2017 unter http://www.sekundaertraumatisierung.de/studie_sekundaertraumatisierung.html

Daniels, J. (2007). Eine neuropsychologische Theorie der Sekundären Traumatisierung. Zeitschrift für Psychotraumatologie, Psychotherapiewissenschaft und Psychologische Medizin, 5 (3), 49–61.

Daniels, J. (2008). Sekundäre Traumatisierung – eine Interviewstudie zu berufsbedingten Belastungen von TherapeutInnen. Zugriff am 07.08.2017 unter http://sekundaertraumatisierung.de/uploads/assets/Artikel_Psychotherapeut.pdf

Figley, C. (2002). Mitgefühlserschöpfung. Der Preis des Helfens. In B. Hudnall Stamm (Hrsg.), Sekundäre Traumastörungen: wie Kliniker, Forscher und Erzieher sich vor traumatischen Auswirkungen ihrer Arbeit schützen können (S. 41–60). Paderborn: Junfermann.

Gies, H. (2009). Sekundäre Traumatisierung und Mitgefühlserschöpfung am Beispiel familienähnlicher stationärer Betreuung in der Jugendhilfe. systhema, 23 (2), 214–228.

Haak, G. (2009). Vortrag auf dem Fachtag »Auf den Spuren von Gewalt«. (Unveröffentliches Manuskript).

Hudnall Stamm, B. (Hrsg.) (2002). Sekundäre Traumastörungen: wie Kliniker, Forscher und Erzieher sich von traumatischen Auswirkungen ihrer Arbeit schützen können. Paderborn: Junfermann.

Jung, R. (2011). Was ist mit den Helfern? Umgang mit Sekundärer Traumatisierung. Trauma Netzwerk Niedersachsen, Fachtagung in Königslutter 2011. Zugriff am 09.05.2014 unter http://www.psychiatrie-akademie.de/seminare_pdf/pdf_0111/TNN_Was_ist_mit_den_Helfern.de

Lang, B. (2009). Stabilisierung und (Selbst-)Fürsorge für pädagogische Fachkräfte als institutioneller Auftrag. In J. Bausum, L. Besser, M. Kühn, W. Weiß (Hrsg.), Traumapädagogik. Grundlagen, Arbeitsfelder und Methoden für die pädagogische Praxis (S. 211–220). Weinheim u. München: Juventa.

Lemke, J. (2010). Sekundäre Traumatisierung. Klärung von Begriffen und Konzepten der Mittraumatisierung (3. Aufl.). Kröning: Asanger.

McCann, L., Pearlman, L. A. (1990). Vicarious Traumatization. A Framework the Psychological Effects of Working with Victims. Journal of Traumatic Stress, 3 (1), 131–149.

Perry, B. (2003). The Cost of Caring, Secondary Traumatic Stress and the Impact of Working with High-Risk Children and Families. Zugriff am 04.12.14 https://childtrauma.org/wp-content/uploads/2014/01/Cost_of_Caring_Secondary_Traumatic_Stress_Perry_s.pdf

Reddemann, L. (2003). Einige Überlegungen zur Psychohygiene und Burnout. Prophylaxe von TraumatherapeutInnen. Erfahrungen und Hypothesen. Zeitschrift für Psychotraumatologie, Psychotherapiewissenschaft und Psychologische Medizin, 1 (1), 79–86. Zugriff am 09.05.2014 unter http://www.luise-reddemann.de/fileadmin/content/downloads/aufsaetze-vortraege/Überlegungen zu Psychohygiene und Burnout-Prophylaxe von TraumatherapeutInnen.pdf

Rießinger, S. (2011). Traumapädagogik und Sekundäre Traumatisierung. Abschlussarbeit am Institut für Qualifizierung und Qualitätssicherung Kinder- und Jugendpsychiatrie. Berlin: Klinikum Bremen-Ost.

Rießinger, S. (2013). Sekundäre Traumatisierung von Fachkräften jugendhilfe-netz, 5, online-Angebot der Luchterhand-Fachzeitschrift Jugendhilfe. Zugriff am 07.08.2017 unter https://www.hans-wendt-stiftung.de/fileadmin/Stiftung/Downloads/Artikel/Sekundaere_Traumatisierung_von_Fachkraeften_-_Kopie.pdf

Rießinger, S. (2015). Sekundäre Traumatisierung und der Umgang mit Überlastungsphänomenen. Vortrag zum Fachtag der Hans-Wendt-Stiftung, 19.02.2015. Zugriff am 10.10.2017 unter https://www.hans-wendt-stiftung.de/fileadmin/Stiftung/Wohngruppen/Vortrag_Sekundaere_Traumatiserung_und_UEberlastungsphaenomene_der_Hans-Wendt-Stiftung_19.02.2015.pdf

Scherwath, C., Friedrich, S. (2012). Soziale und pädagogische Arbeit bei Traumatisierung. München u. Basel: Reinhardt.

Schwarzer, S. (2010). Prävention der Sekundären Traumatisierung. In R. Wagner (Hrsg.), Sekundäre Traumatisierung als Berufsrisiko? Konfrontation mit schweren Schicksalen anderer Menschen (S. 61–70). Magdeburg: Friedrich-Ebert-Stiftung, Landesbüro Sachsen-Anhalt.

Udolf, M. (2008). Sekundäre Traumatisierung bei pädagogischen Fachkräften in der Kinder- und Jugendhilfe. Zugriff am 10.10.2017 unter http://www.traumapaedagogik.de/?p=158

Udolf, M., Sänger, R. (2012), Berufsrisiken in der Traumapädagogik, Abschalten von der Not. Soziale Arbeit – Zeitschrift für soziale und sozialverwandte Gebiete, 6 (4), 142–149.

Weiss, H., Harrer, M., Dietz, T. (2012). Das Achtsamkeits-Übungsbuch: für Beruf und Alltag; mehr Lebensqualität durch Entschleunigung. Stuttgart: Klett Cotta.

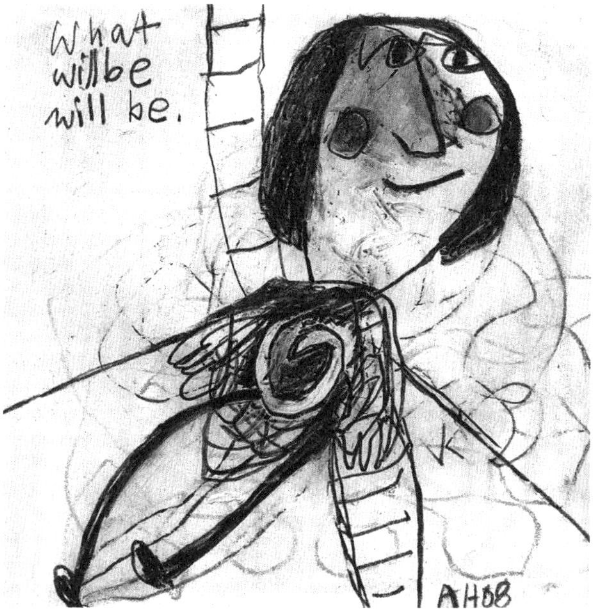
What
willbe
will be.
AH08

Christl Lieben

# Compassion Fatique und die »Liebe frei von Mitgefühl«

Ich bin Psychotherapeutin und liebe meinen Beruf. Aber eines Tages war ich es müde, meinen Klienten zuzuhören. Ich empfand es als Zudringlichkeit, dass sie in meiner Praxis auftauchten. Schon mein Weg in die Praxis war purer Stress. Ich schlich die Straße entlang, als ginge es zum Schafott. Ich phantasierte, dass ich an der Praxis vorbeigehen würde, weiter in den Wald, um mich unter einem Baum hinzulegen, im Schutz seiner Krone zu schlafen oder still in den Himmel zu schauen. So ging das über Monate. Dann begann plötzlich mein Herz seine Rhythmen zu wechseln, es wurde immer schneller und unregelmäßiger. Besonders in der Nacht. Da lag ich dann, gebeutelt von dem Wirbel in meinem Brustkorb und hatte Angst. Ja, ein rasendes Herz macht Angst. Schließlich landete ich im Spital. Dort waren zwar keine Klienten, das war gut so, aber ich hing plötzlich an vielen Kabeln und Ärzte machten sich in dem linken Vorhof meines Herzens zu schaffen. Mit Sonden fuhren sie dort spazieren, um mein Herz zur Ruhe zu bringen. Als ich wieder aufwachte, schwor ich mir, das alles hier ist zu viel. Ich muss mein Leben ändern. Ich tat es nicht. Ich hielt mich für unentbehrlich und saß wieder in meiner Praxis. Sehr bald aber war ich wieder im Spital. Mein Arzt beugte sich über mein Bett und sagte: »Sie haben das klassische Therapeutenherz, Sie arbeiten zu viel und Sie lassen sich von Ihren Klienten zu viel aufladen. Sie müssen sich ganz anders abgrenzen, sonst wird es immer schlimmer mit Ihrem Herzen.«

»Das klassische Therapeutenherz« … – ja, der Arzt hatte recht. Mein Schicksal ist wahrlich kein Einzelschicksal. So wie die meisten meiner Kolleginnen und Kollegen aus therapeutischen, medizinischen und anderen helfenden Berufen habe ich mich von der Begeisterung für meine Arbeit fortreißen lassen. Ich habe mich ganz »zur Verfügung« gestellt und alle Warnungen überhört und – auch so wie die meisten meiner Kolleginnen und Kollegen – geglaubt, Burnout, das haben nur die anderen. Welch ein Irrtum!

‹ Alexandra Huber, »what will be will be«, Zeichnung, 2008, 15 × 15 cm.

Jetzt endlich hatte ich verstanden. Ich schloss auf drei Monate meine Praxis und ließ erstmals meine Erschöpfung wirklich zu. Vorbei war es mit dem Heldentum, mit dem: »Ich halte alles aus.« Über viele Tage hinweg lag ich vornehmlich im Bett, schaute den Bäumen vor meinem Fenster zu, wie sie sich im Wind bewegten und aß die Hühnersuppe, die mir wohlmeinende Freunde brachten. Ich wollte mit niemandem sprechen. Alles strengte mich an. So kannte ich mich nicht. Mein Herz war zwar ruhiger, aber irgendwie schwach. Ich konnte und wollte nicht ausgehen. Gottseidank war es Winter und nichts lockte mich hinaus in die Kälte.

Im Rückblick war es heilend, die Erschöpfung zuzulassen und meinem Körper zu erlauben, in sich zusammenzufallen. Ich habe erfahren, dass man sich bis zum Boden der Erschöpfung fallen lassen muss, damit man gut wieder aufstehen kann. Und so war es auch bei mir. Irgendwann wachte ich in der Früh auf und alles fühlte sich anders an. Ich war wieder im Stande, über meinen Bettrand zu schauen und erste Schritte zurück ins Leben zu machen. Das Leben begann verlockend zu werden, nur der Gedanke an meine Klienten ließ mich noch erschauern. Von allen Seiten zwinkerte mir mein Leben zu, in Richtung meiner Klienten sah ich nur eine graue Wand. Und diese Wand blieb – tagelang, wochenlang. Ich bekam Angst vor dieser Wand, die trotzig und unbeweglich zwischen mir und meinem Beruf stand.

In dieser Notsituation begegnete ich der »Liebe frei von Mitgefühl« – sie brachte die Wand zum Verschwinden und veränderte mein Leben. Ich war offen, wehrlos und gleichzeitig aufnahmefähig für die Träume und inneren Bilder geworden, in denen sich mir die »Liebe frei von Mitgefühl« zeigte und erklärte.

Die »Liebe frei von Mitgefühl« geht von der Voraussetzung aus, dass wir alle aus derselben Quelle, aus den Tiefen der Schöpfung kommen. Von dort her wird uns die Kraft und Kreativität zuteil, jede Situation unseres Lebens und sei sie noch so katastrophal, bewältigen zu können. Wir ahnen, dass unsere Seele irgendwann unseren Schicksalsweg bejaht hat, gleichgültig ob wir scheitern oder erfolgreich sind. Wir haben in uns alles, was wir brauchen, um jede Krise zu bewältigen oder in ihr unterzugehen, was nichts anderes ist als eine andere Art der Bewältigung. Dieses Quellen-Bewusstsein ruht in uns, steht uns aber nur selten in seiner Fülle zur Verfügung.

In Krisensituationen fühlen wir uns erst einmal weit entfernt vom Quellen-Bewusstsein, wir fühlen uns verloren und im Zustand des Mangels. In Wirklichkeit aber sind wir im Zustand der Fülle. Was wir in solchen Zeiten brauchen, ist eine Begleitung, die uns hilft, uns an unsere Fülle anzuschließen und uns selbst in unseren Möglichkeiten, in unserem Potenzial wiederzufinden. Was wir sicher nicht brauchen, ist in einem Zustand des Mangels gesehen und voll Mitgefühl darin festgehalten zu werden.

Etwas Wichtiges muss hier klargestellt werden: Das Mitgefühl ist ein essenzieller Bestandteil der meisten Kulturen und Religionen und hat einen wesentlichen Platz im emotionalen Gesamtgefüge der Menschheit. Jemand, der Mitgefühl nicht gelernt hat, kann die »Liebe frei von Mitgefühl« weder verstehen noch leben. »Liebe frei von Mitgefühl« ist eine in der Begleitung von anderen und von uns selbst weiterführende Qualität, die sich respektvoll neben das Mitgefühl stellt.

Wenn ein Mensch in Not gerät, dann ist im ersten Impuls unser Mitgefühl für ihn das einzig Richtige. Der leidende Mensch muss gesehen und in seinem Schmerz angenommen werden. Doch in dieser Haltung sind wir nicht auf Augenhöhe miteinander. Wir geben ihm unser Mitgefühl, sein Leid macht ihn dabei klein, während wir als die »Gebenden« groß sind. Das kann vorübergehend tröstlich sein, der oder die Leidende darf sich an uns anlehnen, wir öffnen ihr oder ihm einen Raum, in dem er oder sie sich hilflos fühlen darf. Aber in dieser Haltung blockieren wir auf Dauer seine Lebenskreativität und verstricken uns zusätzlich in sein Schicksal. Diese Verstrickung geht viel tiefer als wir annehmen. Ich habe über Jahre in Aufstellungen zur »Liebe frei von Mitgefühl« immer dieselbe Erfahrung gemacht – eine Erfahrung, mit der ich nicht gerechnet hatte. Es zeigte sich: Wenn wir mit jemandem Mitgefühl haben, dann meinen wir in Wirklichkeit nicht ihn, sondern uns selbst. Entweder triggert das Leid des anderen eigenes Leid und eigene Ängste oder wir wollen nicht, dass es dem anderen schlecht geht, weil es uns dann auch schlecht geht. Eine solche Erkenntnis hilft enorm, in der Begleitung anderer oder von uns selbst schon nach kurzer Zeit in die Liebe zu wechseln, die frei von Mitgefühl ist.

Die »Liebe frei von Mitgefühl« ist mehr als ein Gefühl, sie ist eine Haltung, aus der Klarheit, Freiheit und ein großes Vertrauen ins Leben entspringt. Sie zielt auf unsere Ganzwerdung, dorthin will sie uns führen. Sie verliert sich nicht in den Details und Schnörkeln des Lebens. Glaubenssätze, die wir bisher gehegt und gepflegt haben, müssen losgelassen werden, damit wir frei für die Erkenntnisse und Impulse sind, die aus einem tieferen Bewusstsein kommen. Das gibt dieser Haltung manchmal einen radikalen Aspekt. Aber genau diese Radikalität hilft uns, auf dem Weg zu bleiben, den unser Wesensgrund gewählt hat. Die Liebe, die sich jenseits des Mitgefühls bewegt, ist, so wie jede andere Äußerung von Liebe, eine Kristallisationsform der Liebe, aus der die Schöpfung besteht. Wenn wir sie in uns zulassen, dann sind wir mit der Quelle verbunden. Das ist ein Prozess: Wir lieben uns gewissermaßen immer näher an die Quelle heran und das Leben wird zunehmend leichter und erfüllter.

## Wie erlebte ich die Liebe, die an die Stelle des Mitgefühls trat?

Folgendes Fallbeispiel zeigt, wie ich zum ersten Mal wagte, Menschen in großer Not mit der »Liebe frei von Mitgefühl« gegenüberzutreten:

Ich wurde an das Totenbett einer jungen Frau gerufen. Sie war gerade an Krebs gestorben und hatte sich vehement gegen den Tod gewehrt. Die Familie, ihr Mann und ihre Kinder, stand weinend um die tote Frau. Sie waren in verzweifelter Trauer und in Schuldgefühlen gefangen: Warum war es ihnen nicht gelungen, ihre geliebte Frau und Mutter vor dem so gefürchteten Tod zu bewahren? Ich trat ins Zimmer und war sofort von der Last im Raum niedergedrückt. Tränen stiegen in mir hoch und ich murmelte irgendwelche Worte, die Trost bringen sollten. Erfolglos. Und dann dachte ich an die gerade entdeckte »Liebe frei von Mitgefühl«.

Ich entließ das Mitgefühl aus meinem Herzen und fühlte im ersten Moment ein seltsames Vakuum in mir. Dann aber strömte mit überwältigender Kraft die Liebe ein. Diese Liebe war mir in ihrer Qualität neu. Ich wurde sofort ganz ruhig, ein tiefer Frieden erfüllte mich und eine Sicherheit, dass alles, was geschieht, sein darf und alles von dieser Liebe durchströmt und gehalten ist. Ich erlebte diese Liebe überraschend sachlich und distanziert, aber gleichzeitig nahe bei den anderen. Die Sätze, die jetzt aus meinem Mund kamen, erschreckten mich zuerst. Sie waren knapp, klar und unsentimental. Ich sprach zu mir und zu den Anderen gleichzeitig und nannte den Tod einen natürlichen Bestandteil des Lebens, den es jetzt gilt anzunehmen und in unser Leben einzuordnen. Zu meiner Überraschung konnte diese Sichtweise von der Familie gut aufgenommen werden. Etwas wie Erleichterung wurde spürbar. Die Atmosphäre im Raum änderte sich schlagartig, sie wurde klar und frisch. Wir alle richteten uns auf und ein ruhiges, gemeinsames Gespräch half sehr schnell, die Situation zu verstehen und damit die Gefühle zu ordnen. Die ersten praktischen Maßnahmen konnten getroffen werden, die Schuldgefühle traten in den Hintergrund und die Trauer hatte eine Fassung bekommen.

Zusammengefasst bedeutet die Erfahrung, die ich im Fallbeispiel gemacht habe und an die ich mich noch sehr genau erinnere: In der Haltung der »Liebe frei von Mitgefühl« gibt es keine Verstrickung. Der emotionale Überbau bekommt das ihm zustehende Maß und konkrete Tatsachen werden deutlich und bewältigbar. Die Luft wird hell und klar und jeder Beteiligte steht aufgerichtet auf seinem Platz. An die Stelle von Verstrickungen tritt das Fließen der Liebe, die aus unserer gemeinsamen Quelle kommt. Sie ist getragen von einem tiefen Respekt vor dem Schicksalsweg der anderen und ihrem Mut, ihn gewählt zu haben.

Dadurch kann ich den göttlichen Funken erkennen, der mir aus der Tiefe der anderen entgegenleuchtet. Mit diesem göttlichen Funken verbinde ich mich in Liebe. Ich gebe die anderen völlig frei und gehe voll Vertrauen an ihrer Seite, Schulter an Schulter. Was immer geschehen wird, es ist stimmig und hat seinen Platz im Leben dieser Menschen und in der Welt.

Sehr befreiend ist es, wenn man die »Liebe frei von Mitgefühl« bei sich selbst anwendet. Wenn Sie wollen, liebe Leserinnen und Leser, dann verwöhnen Sie sich zuerst mit Mitgefühl und genießen Sie es in vollen Zügen. Oder doch nicht? Die Krisen der Vergangenheit, der Schrecken der Gegenwart, die Angst vor der Zukunft, all das blüht und gedeiht im Mitgefühl für sich selbst. Ich kenne das aus eigener Erfahrung, man kann in all diesen Emotionen verloren gehen. Umso rettender ist der Wechsel in die Liebe, die frei von Mitgefühl ist. Der ganze emotionale Ballast schmilzt weg wie der Schnee in der Sonne. Ich beginne, pragmatische Lösungsmöglichkeiten zu ahnen, kann durchatmen, mich umschauen, vielleicht sogar mitten in der Katastrophe lächeln.

## Was heißt »Katastrophe«?

Das Wort »Katastrophe« kommt aus dem Griechischen und heißt Umkehr. In der therapeutischen Arbeit mit meinen Klienten begleite ich manche Schicksale bis zum Zerschellen. Manchmal wird erst dann eine Umkehr möglich. Ich mache im Gespräch oder in Aufstellungen die Bedeutung der Selbstzerstörung deutlich, aber hindere niemanden daran, den Weg bis zur Neige zu gehen. Ich gehe einfach mit, in der Haltung der »Liebe frei von Mitgefühl«. Wenn ich vertrauend in dieser Haltung bleibe, dann übertrage ich nonverbal das Vertrauen in die Stimmigkeit des Schicksals auf meine Klienten. Ich bedauere sie nicht, ich respektiere sie. Damit erzeuge ich ein Bewusstseinsfeld zwischen uns, das meine Klienten schneller auf den Weg bringt und mich gleichzeitig schützt. Ich bleibe mit meinem Herzen in ihrer Nähe, aber mein Herz bleibt frei. Gleichzeitig mache ich mir immer wieder bewusst, dass wir alle aus derselben Quelle kommen und in diesem Angeschlossensein an der Fülle der Schöpfung teilhaben. Diese Fülle ist es, die uns trägt und nährt, immer, und gerade auch in Krisenzeiten. Wir als Begleiter sind nur dazu da, die Fülle unserer Klienten am Bewusstsein zu halten, so dass es ihnen leichter fällt, sich daran anzuschließen. Ein weiteres Fallbeispiel macht dies deutlich:

Ich hatte einen Klienten, der ein erfolgreicher Bankmanager war, eine schöne, liebevolle Frau und drei Kinder hatte. Er war streng katholisch. Dieser Mann begann seine Ehe und seine Karriere systematisch zu zerstören, bis nichts mehr übrig war: Familie weg, Job weg, Geld weg, Freunde weg. Tabula rasa. Ich ging an seiner Seite, begleitete ihn auf seinem Absturz, ohne einzugreifen. Was ich lediglich tat, war ihm mögliche Lernschritte anzubieten. Manchmal nahm er meine Sichtweise auf, oft nicht. Zum Schluss hatte er kaum noch Geld, mein Honorar zu zahlen. Da wachte er irgendwann auf.

Jetzt, eineinhalb Jahre später, hat er einen viel weniger gut bezahlten Job, der ihn aber begeistert, Ehe und Familie sind wieder hergestellt und seine konservativ katholische Zwangsjacke hat er unterwegs verloren. Es gibt keinen strafenden, verurteilenden, sondern einen liebenden, annehmenden Gott in seinem Weltbild. Dem entsprechend ist auch mein Klient ein toleranter, liebevoller Mensch geworden. Ich habe diesen Mann bis in das Zentrum seiner Katastrophe begleitet, dann habe ich ihm eines Tages sein ganzes Verhalten, das ihn zerstört hat, gespiegelt. Das geht ja mit Aufstellungsarbeit sehr präzise. Ich hatte mich zu dieser Intervention entschlossen, als ich merkte, dass er sich in unfruchtbaren Wiederholungsschleifen verfing. Das hat ihm dann gereicht. Betroffen und, wie ich glaube, ziemlich böse auf mich, verließ er meine Praxis. Ich hörte erst einmal länger nichts von ihm - seinen Aufstieg hat er ganz allein geschafft. Ich bekam dann nach einiger Zeit manchmal von ihm Zwischenberichte, er brauchte meine Freude am Telefon.

Was habe ich getan? Ich habe seinen Zerstörungsweg zutiefst respektiert, habe nie eingegriffen, nur begleitet, manches bewusst gemacht, manche Hinweise zum tieferen Verständnis seines Weges angeboten. Ich habe mich mit der Liebe verbunden und diese Verbundenheit nur durch meine Haltung auf ihn übertragen. Das hat genügt. Nun ist der Mann frei und dort, wo er hingehört, und das aus eigener Kraft. Manchmal spricht er von der »Liebe frei von Mitgefühl« und lächelt dabei.

Der ganze Prozess war für ihn hoch dramatisch, ihn zu begleiten war leicht, denn ich trug nicht sein Gewicht. Das habe ich ihm zur Gänze gelassen.

Seit ich in der Haltung der »Liebe frei von Mitgefühl« lebe und arbeite, hat sich mein Leben sehr verändert. Zwischen dem Leid der anderen und mir ist ein Raum, eine klare Distanz entstanden. Auch zwischen mir und meinem eigenen Leid gibt es jetzt diese klare Distanz. Das hilft, die Situation als Ganzes zu sehen und nicht im Detail verloren zu gehen. Dieser klare Raum ist voll der Liebe, die aus der Quelle kommt. Ich kann mich jetzt ganz anders dem Schicksal meiner Klienten aussetzen. Es berührt, aber durchdringt mich nicht. Mein Körper dankt es mir.

Der amerikanische Zellforscher Bruce Lipton hat herausgefunden, dass menschliche Zellen, Stress oder Aggression ausgesetzt, sich zusammenziehen, dass der Zellstoffwechsel sehr herabgemindert wird und die Kommunikation der Zellen untereinander nahezu aufhört. Früher oder später werden wir auf diese Weise krank. Zellen, die Liebe und Zuwendung erfahren, strecken sich gewissermaßen; damit verjüngen sie sich, ihr Zellstoffwechsel funktioniert und ihre Kommunikation auch. Wir bleiben gesund. »Intelligente Zellen« heißt Liptons Buch (2006) zu diesem Thema. Wenn wir einem Leid ausgesetzt sind, dann reagieren unsere Zellen mit den oben beschriebenen Veränderungen und unser ganzer Körper ist in Mitleidenschaft gezogen. Erst sind wir erschöpft und irgendwann werden wir krank.

Wir haben als Therapeuten gelernt, uns emotional und mental von den Geschichten unserer Klienten zu distanzieren, aber auf der energetischen Ebene bleiben wir ihnen ausgesetzt, denn wir können uns ja nicht aus dem Raum nehmen, wenn wir mit Klienten arbeiten. Aber wir können unsere Haltung ändern: Meine Erfahrung ist, dass wir körperlich wesentlich weniger anfällig sind, wenn wir aus der Haltung der »Liebe frei von Mitgefühl« heraus begleiten. Die klare Distanz und gleichzeitig das Bewusstsein der Liebe, die für uns alle da ist, schützt und nährt. Auch achte ich wesentlich mehr auf mich und meine Arbeitskapazität, seit ich in dieser Haltung lebe. Ich muss mich nicht in jedem Schicksal verlieren, ich bin bei mir und gebe mir, was ich an Zeit, Stille und Freude brauche.

Das alles will gelernt werden. Am Ende meines Textes finden Sie, liebe Leserinnen und Leser eine Übung, die Ihnen hilft, die Haltung des Mitgefühls und die Haltung der »Liebe frei von Mitgefühl« in ihrem Anderssein zu spüren. Wer sind Sie im Mitgefühl und wer in der Liebe, die frei von Mitgefühl ist? Finden Sie für sich heraus, wie Sie die eine Haltung von der anderen unterscheiden. Es gibt eine Grundregel: In der Haltung des Mitgefühls haben Sie vermutlich einen Impuls, dem anderen zu helfen, und gleichzeitig fühlen Sie sich bedrückt und involviert. In der Haltung der »Liebe frei von Mitgefühl« sind Sie einerseits selbst sofort frei und erfüllt von einem achtungsvollen und liebevollen Respekt vor dem Thema des anderen, in das sie sich nicht einmischen. Ihr eigenes Thema kommt Ihnen andererseits leichter bewältigbar entgegen. Sie sind im Stande, es sachlich zu lösen.

Wir sind alle seit Menschengedenken auf Mitgefühl getrimmt, das entspricht ja auch einer Grundhaltung der christlichen Kultur. Daher bleibt uns nichts anderes übrig, als die neue Haltung immer wieder zu üben und uns selber wach zu begleiten. Sie werden wahrscheinlich über eine längere Zeit zwischen den beiden Haltungen pendeln, aber wenn Sie dran bleiben, wird das Pendeln immer weniger und schließlich wird Ihnen die »Liebe frei von Mitgefühl« zur Selbstverständlichkeit. Wenn Sie weniger müde sind, wenn das Leben Sie anlächelt und alles weniger tragisch ist, dann haben Sie es geschafft.

Ich habe auch lange gebraucht, um konsequent in dem Zustand der »Liebe frei von Mitgefühl« zu bleiben. Bei Kindern gelingt es mir immer noch nicht wirklich, das muss ich ehrlich sagen. Kinder scheinen so ausgeliefert, wenn es ihnen schlecht geht. Wie kann ich einem Kind die Verantwortung für sein Leid geben? Erstaunlicherweise geht es. Nach langem Zögern habe ich damit begonnen. Erst bedauere ich das Kind ausführlich und dann wechsle ich den Ton meiner Stimme. Er ist ein wenig lauter, weniger sanft und meine Worte sind klar. Zu meiner maßlosen Überraschung reagieren Kinder schnell, leicht und kreativ. Sie sind viel unsentimentaler als wir Erwachsene und sie haben noch nicht gelernt, ausführlich zu jammern. Es ist großartig, mit ihnen zu arbeiten. Und dennoch: Zu erleben, wie so ein kleiner Mensch sich aufrichtet, um etwas zu verstehen, was eigentlich zu groß für ihn ist, das schneidet mir immer noch ins Herz.

Der Umgang mit meinem eigenen Leben hat sich wohltuend verändert. Es ist erleichternd, sich selbst frei von Mitgefühl zu begleiten. Die Liebe für mich selbst trägt mich und öffnet mein Herz für das, was mir das Leben bringt.

Inzwischen ist es Jahre her, dass mir die »Liebe frei von Mitgefühl« zum ersten Mal begegnet ist. Ihre Haltung ist mir – nach beharrlichem Üben – jetzt selbstverständlich. Aber sie kann nur dann in ihrer Fülle wirksam werden, wenn wir unser Leben auf ihre Gesetze abstimmen. Das heißt – noch einmal zusammengefasst: Wir gehen von der Voraussetzung aus, dass wir alle an unsere gemeinsame Quelle angeschlossen und dadurch immer mit der Fülle verbunden sind, ob wir es wissen oder nicht. Das heißt, dass wir die anderen in ihrem Schicksal respektieren und in Liebe begleiten, wenn sie lernen, ihre Fülle zu ahnen und für ihren Weg Verantwortung zu übernehmen. Wir mischen uns nicht ein, wenn wir in der Liebe für uns selbst und im Respekt vor unseren Möglichkeiten nicht vergessen, auch den Respekt vor unseren Grenzen zu leben. Allein diese Ausgewogenheit zwischen Tun und Lassen bringt die »Liebe frei von Mitgefühl« zur vollen Entfaltung. Das Ergebnis dieser Entfaltung ist für mich eine ungebrochene Liebe zu meinem Beruf und zur Wirklichkeit meines Daseins.

## Die Haltung der »Liebe frei von Mitgefühl« – eine Übung

Wenn Sie, meine lieben Leserinnen und Leser, den Unterschied zwischen Mitgefühl und der »Liebe frei von Mitgefühl« an sich selbst erfahren wollen, dann probieren Sie die nachfolgende Übung. Sie dient dazu, Menschen, die mit anderen Menschen arbeiten, also Begleiter von Aufstellungen, Berater, Therapeuten etc., die Haltung der »Liebe frei von Mitgefühl« zu vermitteln und ihre Wirksamkeit spüren zu lassen. Aber auch im Umgang mit eigenen Problemen und Belastungen kann die Übung hilfreich sein. Die Anleitung lautet:

**Übung: Die Haltung der »Liebe frei von Mitgefühl«**

»Schließe die Augen, spüre, wie du sitzt, spüre deine Füße auf dem Boden, wie du deine Arme und Hände hältst und lasse deinen Atem kommen und gehen. Jetzt lasse vor deinen inneren Augen einen Menschen aus deinem Leben auftauchen, dessen Schicksal dich sehr beschäftigt und vielleicht auch schmerzt. Möglicherweise versuchst du diesem Menschen immer wieder zu helfen. Gib ihm all dein Mitgefühl. Und spüre, wie es dir selbst dabei geht. Vielleicht kannst du auch erkennen, was dein Gegenüber für einen Gesichtsausdruck hat.

Jetzt atme dein Mitgefühl aus - mit einem tiefen Atemzug, aber bleibe innerlich mit diesem Menschen verbunden. Und nun schaue ihn mit weitem Herzen an - du bist einfach da mit deinem Herzen, das offen ist, und du schaust ihn an, voller Respekt vor ihm und seinem Schicksal und mit der Gewissheit, dass er alles in sich trägt, um mit seinem Schicksal umgehen zu können. Sieh ihn in der Fülle seiner Möglichkeiten ... und jetzt beobachte, was sich ändert - in dir, in deinem Körper und in deinem Kontakt zu dem anderen -, und beobachte auch, was sich bei ihm ändert. Spüre, ob dein inneres Bild von diesem Menschen sich wandelt, und lasse in dir Ideen auftauchen, wie du in Zukunft mit ihm kommunizieren willst.

Dasselbe kannst du auch mit dir selbst versuchen. Hole dir ein eigenes Problem heran und überlege, wie du bisher mit diesem Problem umgegangen bist. Dann gib dir selbst alles Mitgefühl, das du in diesem Augenblick zur Verfügung hast, und beobachte, wie du dich dabei fühlst. Anschließend atme dein Mitgefühl für dich selbst aus und öffne in aller Ruhe und Stille dein Herz für dich in dieser Situation. Nimm dich selbst in der Fülle deiner Möglichkeiten wahr und gib dir allen Respekt. Beobachte, was sich in dir im Unterschied zu vorhin ändert, auch wie dein Körper darauf reagiert, und lasse Ideen entstehen, wie du in Zukunft anders mit diesem Thema umgehen wirst.«

## Literatur

Huber, A. (2008). Im Gegenwind - Die kleine Welt in 15 × 15. Berlin: Galerie Horst Dietrich.
Lieben, Ch. (2014). Die Liebe kommt aus dem Nichts. Wenn sie uns berührt, nehmen wir Gestalt an. München: Scorpio.
Lipton, B. (2006). Intelligente Zellen. Wie Erfahrungen unsere Gene steuern. Burgrain: Koha Verlag.

# V Spirituelle Umwege, Irrwege und Auswege

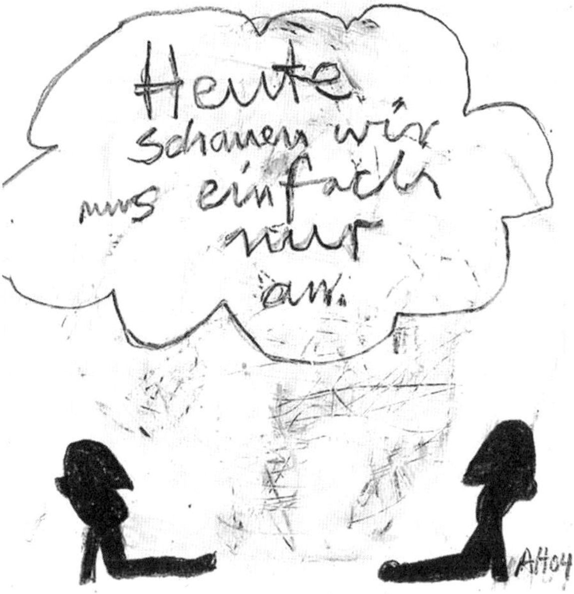
Heute schauen wir uns einfach nur an.
AH04

Mario Salvador

# Präsenz und Syntonie als Heilfaktoren[1]

übersetzt aus dem Spanischen
von Christine Schulz

In einer sicheren Beziehung im Hier und Jetzt zwischen Therapeut und Klient entsteht ein Umfeld, ein heilender Raum, in dem das Gehirn des Klienten keine Überlebensstrategien entwickeln muss, um sich im Außen zu verteidigen. Der Klient kann so in sich hineinschauen. Seine Fähigkeit zur Selbstheilung erwacht.

Viele Jahre der Forschung bestätigen, dass der Hauptbestandteil einer wirksamen Therapie das Empathievermögen des Therapeuten ist – unabhängig vom Paradigma oder dem Therapiemodell (Hutterer u. Liss, 2006; Badenoch, 2008). Den Forschern Lambert und Barley (2002) und Lambert und Simon (2008) zufolge lassen sich 30 % dessen, was zu den Ergebnissen einer Psychotherapie beiträgt, auf sogenannte allgemeine Faktoren zurückführen, wie beispielsweise Eigenschaften des Therapeuten (seine Präsenz und sein Empathievermögen) und die therapeutische Beziehung. Schore (2003, 2007) zufolge wendet der Therapeut nicht so sehr Techniken an als vielmehr eine Form des »Daseins«. In seinen Forschungsergebnissen analysiert Schore, wie der Kontakt und die Kommunikation in Syntonie zwischen den Eltern und dem Kind in seinen ersten Lebensjahren auf emotionalen, rhythmischen und gestischen Aspekten beruhen, die dem Empfinden und dem Prozessieren der rechten Gehirnhemisphäre eigen sind. Er bestätigt damit, dass der Kontakt in Syntonie zwischen der rechten Hemisphäre des Betreuers (hier Therapeut) und der rechten Hemisphäre des Kindes (hier Klient) der Königsweg für die neurologische Veränderung ist.

Als Therapeuten müssen wir uns darauf vorbereiten, die gesamte Erfahrung des anderen zu halten; dies ist im Grunde der wichtigste Aspekt einer therapeutischen Ausbildung. Das persönliche Bewusstsein und die mentale Gesundheit des Therapeuten sind dabei unerlässliche Voraussetzung für die therapeutische Beziehung

---

1 Dieser Artikel ist auf Grundlage eines Vortrags auf dem I CONGRESO INTERNACIONAL DE BRAINSPOTTING (Buzios, Brasilien. 4.–6. März 2016) entstanden.

‹ Alexandra Huber, »heute schauen wir uns einfach nur an«, Zeichnung, 2004, 15 × 15 cm.

(Badenoch, 2008). Die Wirksamkeit eines Therapeuten bemisst sich nicht allein an seinen Kenntnissen, was menschliche Erfahrung und Psyche angeht, sondern insbesondere an seiner Fähigkeit, da zu sein, schwierige Gefühle des Klienten zu begleiten und ihm zu helfen, diese anzunehmen und sich dem zu öffnen, was diese einem an Information und vergangenen Geschichten mitzuteilen haben.

Die therapeutische Präsenz (Geller u. Greenberg, 2012) wird als Fähigkeit definiert, unser komplettes Selbst in der Begegnung mit dem Klienten aufrechtzuerhalten und dabei ganz im gegenwärtigen Moment zu sein, und zwar auf verschiedenen Ebenen: körperlich, emotional, kognitiv und spirituell. Die Präsenz impliziert Folgendes:

1. mit sich selbst im Kontakt zu sein,
2. wobei wir gleichzeitig offen, empfänglich und da bei dem sind, was im Moment geschieht
3. und dabei ein Gefühl für Ausdehnung und Expansion des Bewusstseins und der Wahrnehmung haben.
4. Dieses verwurzelte, versunkene und ausgedehnte Bewusstsein wird durch die Absicht begleitet, mit dem Klienten zu sein, für ihn da zu sein und als Katalysator des Heilungsprozesses zu dienen.

Es ist vergleichbar mit der Zen-Meditation: Nur wenn wir uns innerlich von den Vorstellungen von unserem Ich leeren, kann das Wesen des anderen in seiner Ganzheit wahrgenommen werden. Wenn wir uns von unseren Angelegenheiten, Konzepten, Meinungen und Bedürfnissen lösen, schaffen wir einen klaren inneren Raum, der durch die Erfahrung des Klienten gefüllt und beeindruckt werden kann. Sind wir angefüllt von uns und unseren Konzepten über das, was passiert, und über das, was gemacht werden soll, gibt es keinen Raum für den anderen, es entsteht keine Heilung (Hycner u. Jacobs, 1995, S. 49).

Hierbei begegnet uns das Prinzip der Ungewissheit, das schon von dem Physiker Werner Heisenberg entwickelt wurde, und – vereinfacht gesagt – postuliert, dass sich allein schon durch den Akt des Beobachtens das Beobachtete verändert. Heisenberg bewies, dass wir nichts beobachten können, ohne es zu verändern, dass es also keinen unabhängigen Beobachter gibt, der das Geschehen betrachtet, ohne es zu beeinflussen. Dies impliziert, dass es unmöglich ist, die Dinge so zu beobachten, wie sie wirklich sind: Was wir in der Außenwelt betrachten, ist völlig in unserer eigene Wahrnehmung eingebettet. Deshalb ist das Beste, was wir machen können, unsere Präsenz so klar wie möglich anzubieten, so a-konzeptuell wie möglich. Eine ideale Präsenz für den anderen entsteht, wenn wir keine Meinung mehr über den anderen und die Umstände haben. Wenn wir nicht mehr vorgeben, zu wissen, wie die Dinge sein müssen oder was das Beste für den anderen ist und wir den anderen und seine Erfahrungen annehmen, wie sie sind. Es ist in diesem Raum – frei von Vorurteilen und im radikalen Annehmen von allem, was sich zeigt –, in dem ein Prozess der Transformation im Sein des anderen stattfindet, in seiner ureigenen Natur und seiner Verletzbarkeit, die voller Würde ist. So schaffen wir einen Raum, in dem sich göttliche und spirituelle Natur entfalten können (Hycner, 1993; Bourquin, 2012).

Ron Kurtz entwickelt diese Idee in seinem Buch über die körperzentrierte Psychotherapie bei seinem Prinzip der Gewaltfreiheit in der Therapie (1990):

> »Es gibt verschiedene Formen der Gewalt. Meinungen, Pläne, Ratschläge, Formen der Ausgrenzung, die Arroganz vieler Therapeuten – das alles sind Formen der Gewalt und rufen einen Verteidigungsmechanismus bei der anderen Person hervor. Im Gegensatz dazu verleihen das ›sich einlassen‹, ›dem anderen Macht geben‹ und die Gewaltfreiheit den Anderen einen Raum, um machen zu können was sie wollen und derjenige sein zu können, der sie sein wollen, ohne sich dafür ändern zu müssen. Der Zugang zu dieser tiefen Erfahrung erfordert die Präsenz des Therapeuten mit dieser Form der Akzeptanz und Unterstützung« (S. 103, spanische digitale Fassung). Darüber hinaus bemerkt er: »Gewalt bedeutet, dass man zu sehr in sich selbst und seinem eigenen Aktionsplan verfangen ist, als dass man für den Anderen wirklich heilsam sein kann« (S. 103).

Die heilende und liebevolle Präsenz verlangt nichts von dem anderen, sie braucht nichts – setzt jedoch voraus, dass einer die Erfahrung des anderen akzeptiert. Haben wir den Wunsch, den anderen ändern zu wollen, selbst wenn es »zu seinem Besten« ist, dann üben wir schon Gewalt aus. Jedwede Handlung, die dem anderen etwas Fremdes auferlegt, bedeutet eine Form der Gewalt – angefangen von einer subtilen Ebene bis hin zu offensichtlichen Formen.

Wenn wir den Wunsch verspüren, die Erfahrung des anderen zu ändern, üben wir einen subtilen Widerstand gegen das aus, was im Jetzt ist, was man bedingungslose Präsenz nennen könnte: die Fähigkeit, die Erfahrung unmittelbar zu erleben, ohne darüber zu urteilen, wie etwas zu sein hat oder einen Aktionsplan entwickeln zu wollen. Wenn der Therapeut helfen möchte – sei es, um sich kompetent zu fühlen, sei es, weil er sein eigenes Leiden beenden möchte, das er beim Betrachten des anderen mit seinem Schmerz fühlt, sei es, dass er auf seiner Idee besteht, was für ihn helfen in diesem Kontext bedeutet –, dann blockiert er den Klienten in seiner Möglichkeit, mittels seiner eigenen Erfahrung zu entdecken, was sein Schmerz ihm sagen will und was er braucht, um ein erfüllteres und glücklicheres Leben zu führen.

Es gibt demnach zwei Faktoren, die dem Therapeuten dabei behilflich sind, in einer Präsenz mit Syntonie bei der Erfahrung des Klienten zu verweilen:

1. Der Therapeut muss jede Absicht aufgeben, die Gedanken, Anschauungen, Gefühle oder Verhaltensweisen des Klienten ändern zu wollen.
2. Die Aufmerksamkeit des Therapeuten muss als Voraussetzung für Antworten mit optimaler Syntonie absolut verfügbar sein.

Um die Erfahrung einer Wechselseitigkeit zu schaffen, gemeinsam bei der Sache zu sein, benötigen wir einige interne Grundlagen, die die dauernde gegenseitige Verbindung stützen (Badenoch, 2008):

1. *Der Therapeut sollte sich völlig darauf einlassen, in die innere Welt des Klienten einzutreten, unabhängig davon wie schmerzhaft diese sein mag.* Diese Haltung ist abhängig von dem Bewusstseinsgrad und dem Heilungsprozess, den der Therapeut von seinem eigenen Schmerz hat. Blockiert der Therapeut seine persönlichen Schmerzbereiche, kann er den Klienten in diesen nicht begleiten.
2. *Der Therapeut sollte sich gut dabei fühlen, wenn er dem Klienten Linderung verschafft.* Unterstützung und Trost können auf vielfältige Art und Weise vermittelt werden: durch den Blick, die Körperhaltung, den Atemrhythmus, die Stimmlage oder einfach durch ein tiefes inneres Gefühl, anwesend zu sein und zu vertrauen. Kann der Therapeut dies vermitteln, wird der Klient in der Lage sein, einen inneren sicheren Raum zu schaffen, in dem er seine eigene Wahrheit entdecken kann, eine Quelle der Selbststärkung, des Nährens und der Heilung.

   Ich nenne dies auch, die innere Verbindung mit den verschiedenen Aspekten der Erfahrung herstellen, die ein Ich-Bewusstsein gebildet haben und die uns letztendlich dabei helfen, unsere menschliche Natur wiederzufinden. Die tiefe Heilung und eine gute Therapie zeichnen sich dadurch aus, dass sie dem Klienten helfen, sein Identitätszentrum in einer Dimension zu orten, die sich zu einer zuverlässigen Quelle für Unterstützung, Verstehen und Wohlbefinden entwickeln kann. Das Ich-Bewusstsein ist dann nicht mehr abhängig davon, wie uns andere gegenübertreten, sondern fußt auf einem sicheren Bewusstsein über den eigenen Wert.

   Die tiefe Heilung spiegelt sich in den Worten Stephen Levines (1989) wider: »die Heilung entsteht nicht dadurch, dass wir geliebt werden, sondern dass wir authentisch sind. Es geht nicht darum, klar zu sein – sondern ganz deutlich man selbst zu sein. Die Heilung besteht darin, man selbst zu sein, ohne dass etwas verdrängt wird oder abgrenzend wirkt. Und sei es auch nur für kurze Momente, in das Reich des reinen Seins einzutreten und dabei eine

Tür zu öffnen, über das Leben und den Tod hinaus [...] dann zeigt sich uns unser wahres Gesicht.«

3. *Eine dritte wichtige Grundlage ist die Fähigkeit des Therapeuten, die inneren Bewegungen des Klienten begleiten zu können.* Der Therapeut muss nicht nur »hören«, was der Patient mit seinen Worten sagt, sondern vor allem, was er mit seinem Körper ausdrückt, mit kaum wahrnehmbaren physiologischen Regungen. Diese körperliche Erzählung berichtet von der Geschichte des Leidens, das lange verdrängt wurde, um das Überleben zu sichern. Aber das Leiden kämpft immer darum, an die Oberfläche zu gelangen und sich demjenigen ganz zeigen zu können, der es annimmt und anerkennt.
   Die wahre Präsenz des Therapeuten schafft eine Art innere geweihte Stätte, um die Leidensgeschichte des Klienten zu empfangen. Diese Haltung begünstigt eine tiefe Syntonie, die Erfahrung, zutiefst verstanden zu werden, die Lockerung der Verteidigungsmechanismen des Klienten und das Auftauchen tiefer und schmerzerfüllter Empfindungen. Der Klient empfindet die wandelnde Kraft des Aussprechens und des Annehmens sowohl durch den Therapeuten als auch durch den liebevollen Betrachter des Klienten, den ich – und auch andere – das »wahre Selbst« nennen.
4. *Der Therapeut sollte die Person des Klienten in seiner Gesamtheit annehmen,* nicht nur in seinen kognitiven und emotionalen Aspekten, sondern auch in seinen spirituellen Bedürfnissen. Diese Bedürfnisse können sich auf eine bestimmte Religion beziehen oder sich in der Suche nach dem tieferen Sinn und Zweck des Lebens ausdrücken. Der Psychotherapeut David Grand (2013, S. 95), der das Brainspotting entwickelt hat, beschreibt den Klienten als »Kopf des Kometen« und den Therapeuten als Kometenschweif, der dem Kometen einfach nur folgt. Als Therapeut akzeptieren wir und folgen der Erfahrung des Klienten, so, wie sie von ihm organisiert wurde und ihren Ausdruck gefunden hat.

Wenn wir als Therapeuten unsere Präsenz in der Form der aufgezählten Punkte anbieten, schaffen wir eine Syntonie, die es dem Klienten ermöglicht, seine Erfahrung zu beobachten. Ich nenne diesen Rahmen den heilenden Raum, in dem sich das präsente Sein des Therapeuten befindet und ermöglicht, dass der Klient sich in einem präsenten Zustand der Beobachtung seiner eigenen Erfahrung widmet: aus der Perspektive seines inneren liebevollen Beobachters, mitfühlend dem wahren Selbst gegenüber. Aus dieser wertfreien Beobachterhaltung heraus, die ein liebevolles Akzeptieren impliziert, kann der Klient seine Erfahrung annehmen und hört einer Geschichte zu, die noch nie erzählt oder lange ignoriert oder abgelehnt wurde. Er entwickelt eine mitfühlende und freundschaftliche innere Verbindung zu sich selbst und kann auf diese Weise die Erfahrung als seine eigene annehmen und integrieren. Dieser heilende Raum ermöglicht es dem Gehirn des Klienten, sich in einen Zustand der Selbstheilung zu versetzen.

Was den Klienten vor der Überwältigung durch eine Überstimulierung der traumatischen Reaktionen bewahrt, ist die Fähigkeit, bei der Beobachtung der inneren Erfahrung zu verweilen und dadurch »mentale Kohärenz« (Siegel, 2007) zu entwickeln. Eine bewährte Ressource ist die Präsenz des Therapeuten und die daraus entstehende Möglichkeit einer verbindenden Syntonie. Durch die präsente Haltung des Therapeuten, die sich nonverbal in der Stimme, Körperhaltung, Ruhe und im Annehmen der Erfahrung des Klienten manifestiert, das heißt im gesamten Verhalten des Therapeuten, kann der Klient seine innere Welt betrachten, damit sie sich in dem Maße verändert, wie sie sich zeigt und ausdrückt. Aufgrund der Tatsache, dass der Klient die erlebte Erfahrung durch das Betrachter-Ich oder das wahre Selbst beobachtet, »hat« er eine Erfahrung, aber »ist« nicht die Erfahrung.

Sind wir mit unserem wahren Selbst verbunden, können wir für unsere Klienten ganz präsent sein, ohne Angst haben zu müssen, ob wir eine gute Therapiesitzung machen. Wir brauchen uns auch keine Gedanken darüber zu machen, wer die Kontrolle über die Sitzung hat und ob die Sitzung einem bestimmten Aktionsplan folgt. Die Klienten treten in Kontakt mit der Präsenz des Therapeuten, so als wenn sie in Kontakt mit einer Stimmgabel treten würden, die die eigene Stimmgabel in Schwingungen versetzt. Jeder Klient wünscht sich wohl, in Kontakt mit dieser tiefen, authentischen und loyalen Präsenz des Therapeuten zu kommen, bei der es weder Termine noch einen festen Plan gibt. Die Fähigkeit zur Selbstregulierung des Gehirns tritt im Zustand des Mitgefühls und Selbst-Mitgefühls in Kraft (Siegel, 2007).

Präsenz bedeutet, so viel wie möglich über die Psychotherapie zu lernen, um dann alles zu vergessen, wenn man mit dem Patienten zusammenarbeitet. Je kraftvoller die Präsenz des Therapeuten ist, umso nachhaltiger ist die Verarbeitung und umso einfacher wird es für den Patienten, die Position des liebevollen Betrachters oder des »wahren Selbst« einzunehmen. Wenn wir eine ausgeprägte Fähigkeit zur Präsenz haben, müssen wir weniger psychotherapeutische Techniken anwenden. Der subkortikale Bereich des Gehirns nimmt die Präsenz wahr und reagiert darauf mit Selbstregulierung. Dies ist eine andere Betrachtungsweise der Selbstheilungskraft.

Dadurch, dass die Klienten wahrnehmen, dass wir mit ihnen zusammen die Reise der Selbsterforschung unternehmen, sind sie eher dazu bereit, ihren traumatischen Abspaltungen und schmerzvollen Erfahrungen zu begegnen. In einer

Zeit der technisierten Therapien, Methodologien mit Gebrauchsanweisungen, der allgegenwärtigen Pharmaindustrie und vor allem angebotener Dienstleistungen durch neue Technologien, sollten wir uns wieder auf die heilende Kraft der Präsenz besinnen und versuchen sie zurückzugewinnen.

## Unsere Präsenz erkunden

Es gilt, die Präsenz für eine »korrekte« Ausübung unseres Berufes weiterzuentwickeln, aber auch die Qualität unserer Beziehungen und unseres Lebens zu verbessern. Für diesen Prozess inspiriere ich mich bei den Lehren des interpersonalen Buddhismus, der drei Formen des Hungers definiert:

- nach Genuss,
- nach dem Sein,
- nach dem Nicht-Sein.

*Das Verlangen nach Genuss* hängt mit der Angst vor dem Schmerz zusammen. Sitzen wir unseren Klienten mit ihrem Schmerz und Leiden gegenüber, tritt die Resonanz mit dem Schmerz zum Vorschein. Aufgrund der Angst, diesen Schmerz zu fühlen, kann sich unsere Fähigkeit zur Präsenz mit dem Klienten verringern. Unser Überlebensinstinkt bewegt uns natürlicherweise dazu, den Schmerz zu meiden. Vermeiden wir aber den Schmerz, hemmen wir die Heilung, die entsteht, wenn wir dem Schmerz und seiner Ursache mit Vorsicht und Mitgefühl begegnen.

*Das Verlangen nach dem Sein* hängt mit der Angst vor der Unsichtbarkeit zusammen. Das Bedürfnis des Therapeuten, gesehen und als Helfer anerkannt zu werden, mindert die Fähigkeit, sich selber zurückzunehmen und für den Klienten ganz und uneingeschränkt präsent zu sein. Diese Haltung kann sich darin manifestieren, dass der Therapeut Interventionen oder Techniken anbietet, die sich nicht aus der gegenwärtigen Erfahrung des Klienten heraus entwickeln, sondern die das verborgene Bedürfnis des Therapeuten widerspiegeln, sich als kompetent darzustellen oder zu spüren, dass er etwas Neues oder Bedeutendes zu einer Therapiesitzung beiträgt.

*Das Verlangen nach dem Nicht-Sein* oder danach, zu entfliehen, ist von der Angst vor Intimität oder Verpflichtung überschattet. Die Nähe, die die therapeutische Präsenz einfordert, kann den Therapeuten einschüchtern, insbesondere wenn dieser kein inneres Gefühl der Stabilität oder der Verwurzelung hat. Die Panik, uns aus den Augen zu verlieren, kann es erschweren, uns dem Klienten gegenüber zu öffnen.

Wenn wir dem Drang nach Genuss und Anerkennung widerstehen und uns nicht klein machen vor der Verpflichtung mit dem anderen, können Präsenz, Weisheit und Mitgefühl auf natürliche Weise zum Vorschein kommen.

Eine gute Therapie impliziert, so viel wie möglich gelernt zu haben, um dann im Zusammensein mit dem anderen alles fallenzulassen. Das bedeutet, dass unser Wissen über die Dynamik einer Therapiesitzung sowie darüber, wie die Erfahrung zu organisieren ist, und alle anderen Theorien zur Seite geschoben werden, so dass Platz für die Begegnung mit dem anderen geschaffen wird, um dessen Erfahrung kennenzulernen. Im Grunde ist das keine Neuheit – schon Jung bemerkte, dass es darum ginge, alle Theorien kennenzulernen, alle Techniken zu beherrschen, aber in der Begegnung mit einer menschlichen Seele *einfach eine andere menschliche Seele zu sein.*

Ein zentraler Aspekt der Präsenz ist also das »radikale Annehmen« von allem, so, wie es ist. Unabhängig davon, wie schwierig oder unangenehm unsere Erfahrung ist, muss diese vom Therapeuten respektiert und angehört werden. In diesem »heilenden Raum« kann der Klient die Ruhe bewahren, da sich sein subkortikaler Hirnbereich nicht mehr mit Überlebensstrategien auseinandersetzen muss und er den Therapeuten nicht als potenziell gefährlich oder bedrohlich wahrnimmt. Die soziale parasympathische Aktivierung (Porges, 2001) ist in Kraft getreten und damit die Fähigkeit zur Selbstregulierung; eine neugierige und bedächtige Innenschau beginnt, die die Fähigkeit des Gehirns zur Selbstheilung stimuliert.

Die Präsenz sollte auch die Haltung des »Nicht-Wissens« widerspiegeln, *die Ungewissheit* – was Raum schafft für Interesse, Offenheit und Mitgefühl für den anderen. Auf diese Weise kann der Klient eine Haltung einnehmen, die es ihm ermöglicht, in Kontakt mit den schmerzhaften Anteilen seiner Persönlichkeit zu treten und das anzuschauen, wozu er ohne Begleitung vielleicht nicht imstande wäre.

Dieser Ansatz begünstigt eine innere Beziehung der Selbstakzeptanz – eine liebevolle innere Verbindung bzw. eine Form des »Daseins«, die einen neuen Dialog schafft zwischen einem mitfühlendem Beobachter-Ich und einem experimentierenden Ich, das seine Erfahrung in Gegenwart einer liebevollen und heilenden Präsenz macht (in Bezug auf Buber lässt sich hier von einer Form des Ich-Du sprechen, nur hier von Ich zu Ich).

Jemanden treffen – von Angesicht zu Angesicht, von Herz zu Herz, von Vernunft zu Vernunft, von Wesen zu Wesen – mit Offenheit, Raum, ohne Urteil und in mitfühlender Kontemplation, das berührt und ändert sowohl die Person, die die andere Person trifft, als auch die Person, auf die der Klient trifft. Dies geschieht auf einer Ebene der Beziehung und der Spiritualität, es handelt sich um einen Kontakt mit einem höheren Bewusstsein, um eine Expansion der Vernunft und des Herzens, die sich einer subtilen Dimension annähert und die aus der tiefgreifenden Präsenz einer Person entsteht.

Die Fähigkeit, präsent zu sein, zu kultivieren ist eine Lebenspraxis und zugleich die kraftvollste Fähigkeit eines Therapeuten. Für uns Therapeuten ist dies quasi ein obligatorischer Weg. Denn die Aufgabe des Therapeuten besteht darin, dem Klienten dabei zu helfen, seine Erfahrung anzunehmen. Und die beste Art dies zu tun ist, als Therapeut in einem Zustand der Präsenz zu verweilen. Dies Bewusstseinsdimension und Haltung im »Da-Sein« fördert außerdem, dass der Klient die Differenzierung zwischen einem Beobachter-Ich und einem Experimentier-Ich, das sich ausdrücken kann, aufrechterhalten kann. Daniel Siegel (2012) prägte den Begriff »Mindsight«, um die Anwendung der Präsenz in der Psychotherapie zu beschreiben. Unter »Mindsight« versteht er:

> »die Fähigkeit, die die intra- und interpersönliche Fähigkeit nach sich zieht, unsere innere Welt und die der anderen zu sehen und die Heilung zu fördern. Dies ist mehr als ein innerer Bewusstseinszustand (Insight) und mehr als das Bewusstsein über den anderen (Empathie). Diese Fähigkeit ist komplementär und wird durch die Fähigkeit zur Mindfulness erweitert, die der Person erlaubt, sich auf die innere Welt des Selbst und des anderen zu konzentrieren und ihn zur Gesundheit und zur Integration zu orientieren« (S. 274, spanische Ausgabe).

Ich möchte meine Ausführungen mit einem Zitat von Tao Te King (Laotse, 2011, S. 9) beenden, das wiedergibt, was ich auf den vorhergehenden Seiten vermitteln wollte:

> »Darum der Weise:
> handelt ohne Tun
> lehrt ohne Worte
> Dinge entstehen und vergehen
> er erzeugt, ohne zu besitzen
> er handelt, ohne zu erwarten
> er vollendet, ohne zu verweilen
> Indem er sein Werk vergisst
> bleibt es unvergessen«.

## Literatur


Badenoch, B. (2008). Being a Brain-Wise Therapist. A Practical Guide to Interpersonal Neurobiology. New York: Norton & Company.

Bourquin, P. (2012). Heilung ist ein Raum. Über die Kunst der Psychotherapie. Darmstadt: Synergia.

Geller, S. M., Greenberg, L. S. (2012). Therapeutic Presence. A Mindful Approach to Effective Therapy. Washington: American Psychological Association.

Grand, D. (2013). Brainspotting. The revolutionary new therapy for rapid and effective change. Boulder, CO: Sounds True.

Huber, A. (2004). Aus dem Vollen schöpfen – Die kleine Welt in 15 × 15. Berlin: Galerie Horst Dietrich.

Hutterer, J., Liss, M. (2006). Cognitive development, memory, trauma, treatment: An integration of psychoanalytic and behavioral Concepts in Light of current neuroscience research. Journal of the American Academy of Psychoanalysis and Dynamic Psychiatric Annals, 374, 236–241.

Hycner, R. (1993). Between Person and Person. Towards a Dialogical Psychotherapy. New York: Gestalt Journal Press.

Hycner, R., Jacobs, L. (1995). The Healing Relationship in Gestalt Therapy. A Dialogical/Self Psychology Approach. New York: Gestalt Journal Press.

Kurtz, R. (1990). Body-Centered Psychotherapy. The Hakomi Method. Mendicino: LifeRhythm.

Lambert, M. J., Barley, D. E. (2002). Research Summary on the Therapeutic Relationship and Psychotherapy Outcome. In J. C. Norcross (eds.), Psychotherapy Relationships that Work: Therapist Contributions and Responsiveness to Patients (pp. 17–32). New York: Oxford University Press.

Lambert, M.J., Simon, W. (2008). The Therapeutic Relationship: Central and Essentials in Psychotherapy Outcome. In S. F. Hick, T. Bien (eds.), Mindfulness and Therapeutic Relationship (pp. 19–33). New York: Guilford Press.

Laozi (2011). Tao Te King. Nachdichtung von Bodo Kirchner. Hamburg: Treditions Classics.

Levine, S. (1989). Healing Into Life and Death. Hamburg: Anchor Books.

Porges, S. W. (2001). The Polyvagal Theory: Phylogenetic Substrates of a Social Nervous System. International Journal of Psychophysiology, 42, 123–146.

Salvador, M. (2017). Mas allá del Yo – encontrar nuestra esencia en la curación del trauma. Barcelona: Eleftheria.

Siegel, D. J. (2007). The Mindful Brain. New York: Norton & Company (Edición en castellano: Cerebro y Mindfulness. La reflexión y la atención plena para cultivar el bienestar. Ed. Paidós, Barcelona, 2010)

Schore, A. (2003). Affect Regulation and the Repair of the Self. New York: Norton & Company.

Schore, A. (2007). Conference, Affect Regulation: Development, Trauma, and Treatment of the Brain-Mind-Body, Mt. Sinai Medical Center. Co-presenter with Ed Tronick PhD, Phillip Bromberg PhD, Beatrice Beebe PhD, Joe Lichtenberg MD, and Pat Ogden PhD. Address, »Right brain affect regulation: An essential mechanism of development, dissociation, and psychotherapy«New York, NY, October 2007

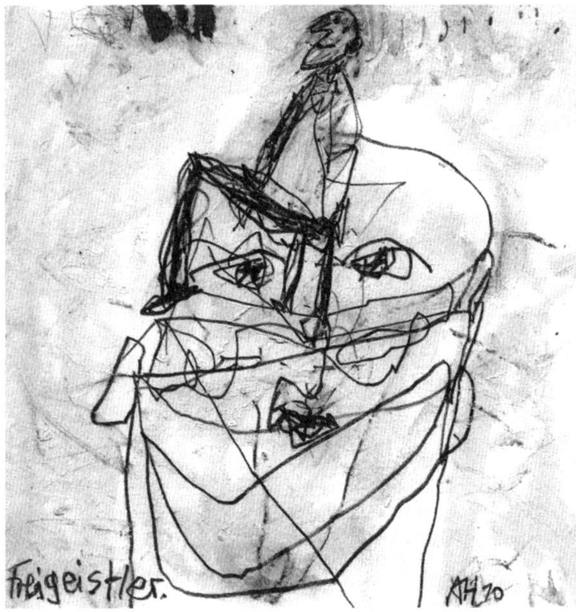
Freigeistler.
AH 70

Manuel Aicher

# Welche Auswirkungen haben Traumata auf das spirituelle Erleben?

Ich möchte im Folgenden den Einfluss, den Traumatisierungen auf den Zugang zur *Spiritualität* und das spirituelle Erleben haben, näher untersuchen. Dabei gehe ich von einem strukturellen, keinem inhaltlichen Begriff der Spiritualität aus. Es geht also nicht um irgendwelche Inhalte, die etwas als spirituell oder nicht spirituell einordnen. Dies würde zu endlosen Diskussionen über die »richtigen« Inhalte führen. Etymologisch kommt der Begriff vom lateinischen Spiritus, was Geist bedeutet. Umgangssprachlich mag man also alles darunter subsumieren, was die geistige Sphäre betrifft. Die Definition ist zwangsläufig einerseits von der Wahrnehmung und andererseits von Bewusstseinszuständen abhängig. Ich würde diejenigen Phänomene, die wir in einem alltäglichen Bewusstseinszustand mit unseren fünf Sinnen wahrnehmen, die wir sehen, hören, riechen, schmecken, tasten, die wir messen, wiegen und zählen können, als dem gewöhnlichen Alltagserleben zuordnen, in welchem wir uns fest im Raum-Zeit-Kontinuum bewegen. Als spirituell würde ich jede Wahrnehmung oder jedes Phänomen bezeichnen, welches darüber hinausgeht.

Wir können uns das Ganze wie verschiedene Welten vorstellen, von denen wir im Alltag in einer leben. Die anderen nehmen wir aus dieser Perspektive nicht wahr. Wichtig dabei ist, dass diese Welten nicht woanders sind, wie Länder, die einander ausschließen, sondern immer parallel existieren. Nehmen wir Radiowellen als Metapher: In jedem Augenblick sind wir von Wellen der verschiedensten Radiosender umgeben, die laufend senden. Und doch hören wir gar nichts. Wir brauchen erstens einen Empfänger (Radiogerät), also einen Wahrnehmungsapparat, und dann die Möglichkeit, uns mit diesem Empfänger auf den Empfang eines bestimmten Senders einzustellen. Wir hören dann einen Sender, alle anderen sind immer noch da, aber von unserer momentanen Wahrnehmung ausgeschlossen.

Für das Folgende spielt es keine Rolle, ob wir von einer Alltagswelt und einer spirituellen Welt ausgehen oder ob wir, wie fast alle Kulturen, letztere

‹ Alexandra Huber, »Freigeistler«, Zeichnung, 2010, 15 × 15 cm.

noch unterteilen. Ich will auch nicht darauf eingehen, ob diese anderen Welten real existieren oder nur ein (Phantasie-)Produkt unserer Wahrnehmung sind. Denn erstens ist dies – um in der Metapher zu bleiben –, wie sich, während ich einen Radiosender höre, darüber zu unterhalten, ob es den anderen gibt oder nicht: Die Frage nach dem »real« wird immer nur aus der Alltagsperspektive gestellt. Für real gehalten wird nur, was mit den Werkzeugen der alltäglichen Ebene greifbar ist. Solche Versuche führen immer in einen logischen Zirkelschluss. Und zweitens haben spirituelle Erfahrungen eine enorme Auswirkung auf unser (Er-)Leben, ob sie nun real sind oder nicht. Die Entscheidung, ob real oder irreal, ist also für das Erleben irrelevant.

Wenn wir *Zusammenhänge zwischen Trauma und Spiritualität* verstehen wollen, brauchen wir ein Verständnis der inneren Prozesse, die in einer Situation ablaufen, wenn jemand einer Stresssituation ausgesetzt ist. Denn das Problem ist nicht die Situation selbst, der ich ausgesetzt bin, sondern die Frage, wie mein System mit der Situation umgeht.

## Die Physiologie und Psychologie der Traumareaktion

Es ist das Verdienst von Stephen Porges (2010) und seiner Polyvagal-Theorie und darauf aufbauend von Peter Levine (2011), die Abfolge verschiedener Reaktionsmuster und ihre physiologischen Grundlagen herausgearbeitet zu haben. Es ist hier nicht der Raum, um in der Tiefe darauf einzugehen. Ich will nur sehr knapp die Abläufe skizzieren, denen zufolge die Verarbeitung einer Stresssituation in drei Stufen verläuft, die sich im Laufe der Evolution nacheinander entwickelt haben. Die Abfolge geschieht jedoch in umgekehrter Reihenfolge zu ihrer phylogenetischen Entstehung.

Die menschheitsgeschichtlich jüngste und jedem aus dem Alltag bekannte Stufe ist die der alltäglichen sozialen Interaktion: Wir reagieren zunächst mit Sprache, mit Mimik und Gestik auf etwas, was uns unangenehm ist.

Die nächste Stufe ist die von Flucht oder Angriff: Das System richtet sich darauf aus, kurzfristig viel Energie für die Skelettmuskulatur zur Verfügung zu stellen und Energie von allen Funktionen abzuziehen, die nicht der Bewegung des Körpers dienen: Der Puls geht hoch, die Atmungsfrequenz erhöht sich, Adrenalin steigt an, eine schnelle Reaktion wird ermöglicht, Verdauungsfunktionen werden reduziert etc. Diese Reaktionen, die uns in Stresssituationen bekannt sind und uns oft lästig erscheinen, sind vollkommen sinnvoll: Wir müssen bei Bedrohung schnell fliehen oder einen Angriff auf unseren Körper abwehren können.

Die dritte – und vor dem Exitus letzte – Stufe ist die Reduktion jeglicher Körperfunktionen auf ein absolutes Minimum: Alle Körperfunktionen werden gedrosselt. Wir nehmen das als Lähmung wahr, als Einfrieren (freeze). Der Begriff »Totstellreflex« folgt der Vorstellung, dass ein Tier sich totstellt, um dem Angreifer zu suggerieren, dass es keine lebendige Beute darstellt. Das Verhalten ist jedoch auf einer anderen Ebene zu verstehen und ergibt hier wiederum vollkommen Sinn: Wenn weder Flucht noch Angriff Aussicht bieten, der bedrohlichen Situation zu entkommen, stellt sich der Organismus darauf ein, dass er möglicherweise lange in der Situation verharren muss. Also ist es sinnvoll, gewissermaßen einen Energiesparmodus einzuschalten: Wer weiß, wie lange das geht?

Aus dieser Abfolge wird ersichtlich, dass die Stufen wie Filter wirken: Es werden nicht automatisch alle Stufen durchlaufen, sondern die nächste Stufe tritt in Funktion, wenn die vorherige zu keiner Lösung führt. Aufgrund des entwicklungsgeschichtlichen Alters ist auch klar, dass nur die jüngste Stufe unserer willkürlichen Steuerung zugänglich ist. Bei den beiden ältesten Stufen laufen im Organismus Prozesse ab, die wir nicht bewusst beeinflussen und nur sehr beschränkt durch bewusstes Handeln übergehen oder modulieren können.

Ich meine, dieses Verständnis der drei Reaktionsstufen verhilft auch zu einer differenzierten Betrachtung der Traumareaktionen. So macht es zum Beispiel physiologisch keinen Unterschied, zwischen Flucht und Angriff zu unterscheiden, wie dies teilweise immer noch geschieht. Wir können aufgrund der Stufenabfolge auch sprachlich besser verstehen, wann wir eigentlich von Trauma sprechen, besser gesagt von Traumafolgen, vor allem von posttraumatischen Belastungsstörungen. Denn solange wir mit Flucht oder Angriff die Situation wirklich bewältigen, bleibt gewissermaßen keinerlei Überhang oder Rest übrig. Bei Tieren lässt sich beobachten, dass die dem Bewegungsapparat zur Verfügung gestellte Energie, die nicht benötigt wurde, also nach erfolgreicher Flucht noch im Körper vorhanden ist, durch kurzes Schütteln oder Zittern abgeführt wird. Danach ist eigentlich die Situation erledigt. Das heißt: Wir können, wenn wir den Schreck überwunden haben, zur Tagesordnung übergehen. Problematisch sind vor allem die Situationen, in denen Stufe drei, das Einfrieren, eingeschaltet wurde. Ich schlage vor, zumindest im psychischen Bereich auch nur dann von Trauma zu sprechen. Ich halte demgegenüber die Definition von Trauma durch Franz Ruppert (2012, S. 77 ff.), wonach eine Traumatisierung dann stattfindet, wenn in einer Gefahrensituation alle Stressverarbeitungsmechanismen und -strategien ihren Dienst versagen, um dieser Situation zu entkommen, und wonach ein Trauma mit einer Situation großer Bedrohung für Leben, Gesundheit oder psychische Integrität beginnt, für weniger praktikabel. Zum einen wird in die Definition sowohl die Situation selbst wie auch die Reaktion des Organismus darauf einbezogen und zum anderen versagen nach Rupperts Definition alle (!) Stressverarbeitungssituationen ihren Dienst, obwohl in jedem Fall zumindest die letzte Stufe ihren Dienst noch erfüllt, sonst hätten wir keinen Patienten, weil er dann tot wäre.

## Das Verhältnis von akuter Traumareaktion zu ihren Langzeitfolgen

Wenn ich dieses System der drei Reaktionen auf Stress einmal in der Tiefe erfasst und verstanden habe, bleibt mir nur ein Staunen für die unglaublich intelligente Lösung übrig, die darin liegt. Welchen Sinn sollte es machen, ein System reflexhaften Verhaltens, welches ein Vielfaches schneller als die willentliche Handlungsführung reagieren kann, durch letztere hemmen oder modifizieren zu lassen? Mit genauerem Blick vor allem auf die dritte Stufe erscheint vieles vollkommen sinnvoll, was letztlich zu Langzeitfolgen wie der posttraumatischen Belastungsstörung führt. Wenn wir davon ausgehen, dass Emotionen auf der seelischen Ebene und Empfindungen auf der rein körperlichen Ebene im Normalfall dazu da sind, uns eine Abweichung des Istzustandes vom Sollzustand zu signalisieren, um uns zu motivieren, den Istzustand zu verändern, dann erscheinen beide in dem Moment nicht länger sinnvoll, in denen dem Betroffenen die Möglichkeit fehlt, den Istzustand zu regulieren. Dann bringen Schmerz, Angst, Schreck, Panik und all das nichts mehr. Da es nur eine zusätzliche Belastung für den Organismus darstellt, ist es sinnvoll, all das abzustellen. So ist das vollkommen emotions- und empfindungslose Reagieren im Schockzustand zu verstehen. Ebenso machen Bewusstsein und Selbstbewusstsein keinerlei Sinn mehr, weil sie in der konkreten Situation zu nichts führen. Ich erkenne hierin den tieferen Sinn, warum auf Stufe drei ein Großteil der Abläufe, vor allem der emotionalen, sensorischen und kognitiven Vorgänge vollkommen im Unbewussten versinkt – genau das, was langfristig dann zu den bekannten Traumafolgen führt. Man kann es metaphorisch als eine Überlastung des Systems ansehen, als ein »Durchbrennen der Sicherungen«. Man kann das aber auch sehr nüchtern als eine – in der Tiefe sinnvolle – Folge des Energiesparmodus sehen: Was keinen Sinn mehr macht: Emotion, Empfindung, Bewusstsein, wird gnadenlos abgestellt, bis hin zur auch physiologischen Bewusstlosigkeit.

## Fragmentierung der Persönlichkeit, Dissoziation und Seelenverlust

Es hilft, genauer anzuschauen, was in diesem Moment, oft einem Bruchteil einer Sekunde, genau passiert: Wenn das Abschalten nicht bis zur Bewusstlosigkeit reicht, verhalten sich die Menschen ja irgendwie weiter, mehr oder weniger angepasst oder unauffällig. Es ist also nicht so, dass die dritte Stufe zur vollständigen Immobilisierung führt, jedenfalls langfristig nicht. So gesehen spaltet sich das System auf: Ein bewusster Teil »funktioniert« irgendwie in einer Art Überlebensmodus weiter. Ein unbewusster Teil bleibt gewissermaßen in der traumatisierten Situation hängen. Das Konzept der Ego States von Watkins und Watkins (2012) unterscheidet zwischen gesunden Ich-Anteilen, die der Mensch ganz normal im Laufe seiner Reifung entwickelt, abgespaltenen Ich-Anteilen, die unbewusst sind, und ungesunden integrierten Anteilen. Letztere sind eigentlich zunächst ganz gesunde Abwehrmechanismen, die jedoch aus einer Situation, in der sie angemessen waren, gewissermaßen perpetuiert werden, wenn die Situation nicht vollständig abgeschlossen bzw. bearbeitet worden ist. Diese Anteile reagieren, wenn eine aktuelle Situation in irgendeiner Weise – in der Regel völlig unbewusst – an die ursprüngliche Bedrohungssituation erinnert (Trigger). Dieses Modell entspricht weitgehend der Dreiteilung von Franz Ruppert (2012, S. 81 ff.), der zwischen einem traumatisierten Anteil (entspricht dem abgespaltenen Ich-Anteil), einem gesunden Anteil und einem Überlebensanteil (entspricht dem ungesunden integrierten Ich-Anteil) unterscheidet. Da beide Modelle der Aufteilung der Anteile fast identisch sind und Watkins und Watkins ihre Theorie lange vor Ruppert veröffentlicht haben, verwundert es, dass Ruppert sich nicht auf sie bezieht. Keines ihrer Werke erscheint in seinem Literaturverzeichnis.

Im Zusammenhang mit den ungesunden und abgespaltenen Anteilen (bzw. eines traumatisierten und eines Überlebensanteils) kommt der Begriff der Dissoziation ins Spiel. Denn die Aufspaltung in den bewussten und den unbewussten Teil bezeichnet man als Dissoziation: Ein Teil der Persönlichkeit ist entweder immer ein wenig oder in bestimmten Momenten mehr oder weniger wie »weg«. Manche sehen Dissoziation neben dem eingefrorenen Zustand als eine zusätzliche Traumafolge an. Nach dem Gesagten sollte jedoch deutlich geworden sein, dass es letztlich nur eine Ausprägung der dritten Stufe ist.

Dissoziation ist ein Begriff der abendländischen Psychologie. Die Frage, wo denn eigentlich jemand mit dem Teil ist, der gerade »weg« ist, ist in dieser Begrifflichkeit schwer zu fassen. Wir können nur wahrnehmen, dass unser Gegenüber irgendwie abwesend, nicht präsent wirkt. Dies entspricht dem schamanischen Begriff des (partiellen) Seelenverlusts, also des Verlusts der Seele oder von Anteilen davon. Es kommt vor, dass verschiedene Seelenanteile zu verschiedenen Zeiten in verschiedenen Traumasituationen »verloren« wurden. Denn dieses Konzept geht davon aus, dass es einen Ort gibt, wo sich die Seele oder ein »verlorener« Seelenanteil befindet. Meinem Verständnis hilft, auch in der Arbeit mit Klienten, die Vorstellung von verschiedenen »Orten« weiter. Auf die schamanischen Verfahren, diese Anteile wieder »zurückzuholen«, gehe ich in diesem Zusammenhang nicht weiter ein.

Alle genannten Vorstellungen bzw. Theorien sind Konzepte, die wir entwickeln, um etwas fassbar zu machen. Ich halte es für wenig sinnvoll, herausfinden zu wollen, welche Beschreibung nun richtig ist. Sie sind alle mehr oder weniger kompatibel. Und es geht darum, ein oder mehrere Konzepte zu finden, welche die meisten der damit verbundenen Phänomene beschreiben oder erklären kann oder welches dem Klienten am ehesten hilft, sich selbst zu verstehen und zu heilen. Wichtig erscheint mir, dass ein Modell die Auswirkung mit erfassen können muss, dass die betroffenen Menschen fast nie die ganze Lebenskraft für eine vitale Gestaltung ihres Lebens zur Verfügung haben. Es gibt mehr oder weniger starke Energieeinbrüche und die Betroffenen leben mit dem ständigen Gefühl, dass ihrem Leben etwas fehlt.

Das Problem, Dissoziation zu fassen zu bekommen, liegt ja gerade darin, dass, wer wirklich dissoziiert ist, nicht nur nicht weiß, wo er ist, sondern nicht einmal weiß, dass er oder ein Teil von ihm irgendwie abwesend ist. In dem Moment, in dem dies bewusst wird, kann man eigentlich nicht mehr von Dissoziation sprechen, sondern müsste von einem bewusst wahrgenommen Wechsel zwischen verschiedenen Ego States sprechen, deren Grenze durchlässig ist. Denn das Modell der Ego States erfasst ja die ganze stufenlose Bandbreite zwischen einem sehr bewusst wahrgenommenen Wechsel zwischen verschiedenen Ich-Zuständen und völlig abgeschotteten Zuständen, bei denen ich im einen nichts vom anderen weiß und umgekehrt.

## Der sichere Ort

Ich habe den Eindruck, dass die Modelle sowohl von Watkins und Watkins als auch von Ruppert unter den abgespaltenen Anteilen die traumatisierten, also beschädigten, verstehen. Ruppert (2012, S. 81) bezeichnet die traumatisierten Anteile als die psychischen Strukturen, in denen die Wahrnehmungseindrücke, die Bilder, Geräusche, Gerüche, Körperempfindungen, die Angst-, Wut-, Scham- oder Ekelgefühle und all die Gedanken repräsentiert sind, die einem

Menschen während einer solchen Situation durch den Körper und seinen Kopf jagen. Sie werden nach Ruppert zur unmittelbaren Traumabewältigung, so gut es geht, vom Rest der psychischen Zustände isoliert, die Verbindungen zu diesen Zuständen werden unterbrochen.

Ich bin mir nicht ganz sicher, ob diese Modelle folgendes Phänomen beinhalten, das für den Zusammenhang zwischen Trauma und Spiritualität eine entscheidende Rolle spielt: Ich habe regelmäßig bei Klienten erlebt, dass es einen Punkt im Erleben gibt, wo sie sich plötzlich auf einer Ebene wiederfinden, die frei von unangenehmen Empfindungen oder Emotionen ist, auf der sie das Geschehen zwar wahrnehmen, aber keinerlei Abwehr mehr dagegen haben. Es ist oft mit der Zustimmung verbunden, dass es genau so und nicht anders eben ist, wie es ist. Manchmal geht es sogar so weit, dass man annimmt, dass all das gewollt und in einem größeren Plan so gedacht war. Diese »Haltung«, wenn dieser Begriff hier überhaupt angemessen ist, entspricht erstaunlich genau dem, was in der Aufstellungsarbeit von Anfang an als das *Anerkennen, was ist,* oder als *Zustimmung* zum eigenen Schicksal bezeichnet und letztlich als Ziel der Aufstellung angesehen wurde, zumindest von Bert Hellinger (siehe Hellinger u. ten Hövel, 1996). Es ist wichtig, dass wir verstehen, dass hier die Wahrnehmung die Ebene wechselt. Wenn auf dieser Ebene dem, was geschehen ist, gewissermaßen schicksalhaft zugestimmt wird oder es als Teil eines höheren Planes erkannt wird, bedeutet dies nicht, dass auf der alltäglichen Ebene jedes Unrecht fatalistisch oder gottgegeben akzeptiert werden muss. Der Ebenenwechsel ist oftmals missverstanden worden und hat auch der ganzen Aufstellungsarbeit viel Misstrauen und Ablehnung eingetragen: Ich kann immer wieder die Ebenen wechseln und vielleicht sogar beide gleichzeitig im Blick haben. Dann komme ich vielleicht an einen Punkt, wo ich ein Trauma irgendwann als Teil meines Lebens annehmen und trotzdem auf der alltäglichen Ebene mich für einen Ausgleich oder eine Wiedergutmachung einsetzen und die dem Trauma zugrunde liegenden Verhaltensweisen (bei vorsätzlichem Handeln) als Unrecht benennen kann. Beides widerspricht sich nicht.

Das Verwechseln oder Vermischen der Ebenen führt auch dazu, dass andere Menschen Traumatisierte mit der Aufforderung konfrontieren, das doch gefälligst richtig finden zu müssen. Ganz fatal wird es, wenn aus der Perspektive der seelischen Anerkennung als Schicksal heraus (finanzielle) Ausgleichsansprüche angefochten werden. In Wirklichkeit ist diese Ebene ausschließlich ein innerer Erfahrungsraum, die Alltagsebene hingegen ein sozialer Erfahrungsraum. Wir können jedoch beobachten, dass der Einbezug der Ebene des inneren Erfahrungsraumes vielen Menschen dazu verhilft, zurück zu einem inneren Frieden gerade auch in Bezug auf traumatisierende Erfahrungen zu finden.

Die Beschreibungen, die ich von Klienten bekommen habe, entsprechen auch weitgehend vielen Beschreibungen von Nahtoderlebnissen (dazu näher van Lommel, 2013), bei denen Menschen sich selbst räumlich entfernt von einer traumatischen Situation (z. B. über einem Unfall oder einem Operationstisch schwebend) wahrnehmen. Vor allem der Vergleich mit Nahtoderlebnissen (die ja per se immer traumatisch im hier verstandenen Sinne sind) macht deutlich, dass hier eine Spaltung zwischen Körper und Bewusstsein stattfindet und das Bewusstsein den Körper (vorübergehend) verlässt. Während in meiner Arbeit mit Klienten dieser Moment dem Alltagsbewusstsein erst durch sorgfältige therapeutische Arbeit zugänglich wird, bleibt er Menschen mit Nahtoderfahrungen immer in der bewussten Erinnerung zugänglich. Man kann also die Nahtoderfahrung eigentlich nicht eindeutig einem der drei Ich-Anteile der erwähnten Konzepte von Watkins und Watkins oder Ruppert zuordnen. Vielleicht wäre diese ein vierter Ich-Anteil. Vielleicht ist es das, was manche als Selbst, andere als reines Bewusstsein bezeichnen. Ich will hier darauf nicht weiter eingehen, weil es mir im Moment mehr um das Phänomen als um den Begriff geht und darum, dass dieses in verschiedenen Konzepten unterschiedlich benannt wird.

## Erleichterter Zugang zur Spiritualität durch Vertrautheit mit der spirituellen Ebene

Wenn wir von Orten oder Räumen sprechen, wohin wir dissoziieren, oder wenn wir die Nahtoderfahrungen mit berücksichtigen, dann kommen wir ganz nah an eine tiefe Verbindung zur Spiritualität. Der Schlüssel ist ganz einfach: Der Ort, wohin die Seele in Sicherheit gebracht wurde oder wohin der Seelenanteil verschwindet, der Ort, von wo aus das Bewusstsein bei der Nahtoderfahrung das Geschehen beobachtet, ist kein Ort in Raum und Zeit. Keiner, der mit dem Begriff der Dissoziation arbeitet, hat je behauptet, dass ein Teil des Körpers »weg« ist. Und alles, was jenseits von Raum und Zeit ist, ist per se spirituell, weil es keine Manifestation im Materiellen hat. Der bewusste Einbezug dieser Ebene oder dieses Ortes der Sicherheit wie bei Nahtoderfahrungen ist nach meiner Auffassung auch der einzige Unterschied zu dem, was in der Psychopathologie als Dissoziation bezeichnet wird. Geschieht der Wechsel unbewusst, ist von der Struktur her kein Unterschied zur Dissoziation zu erkennen. Ich plädiere daher auch dafür, dem Begriff der Dissoziation seine Pathologisierung zu nehmen und in der Begleitung von Menschen, die unter Traumafolgen leiden, mehr darauf hinzuwirken, dass die hier beschriebenen Vorgänge bewusst gemacht werden, um dann zu erkennen, welche Dissoziation dienlich ist und welche nicht bzw. welche Wirkung sie im Leben hat.

Die bisherigen Ausführungen klingen vielleicht zunächst etwas abstrakt. Aber wenn man mehr mit solchen Vorgängen vertraut wird und sich als Therapeut allein oder gemeinsam mit Klienten auf die Suche nach ihren Anteilen macht, kann es wirklich passieren, dass man sich an »Orten« oder in »Landschaften« wiederfindet, wo man genau merkt, dass es sie nirgendwo auf der Erde gibt. Manchmal sind es auch ganz weltlich anmutende Orte. Ich beschreibe im Folgenden drei Fallbeispiele, die aus Sitzungen mit tiefer Trance im Rahmen meiner therapeutischen Begleitung von traumatisierten Klienten stammen. In den ersten beiden Beispielen habe ich mich in die Trance begeben, es sind also meine eigenen Erfahrungen. In anderen Fällen haben sich Klienten in Trance begeben und ähnliche Erlebnisse berichtet, so auch im dritten Beispiel. In manchen Fällen ging es bewusst darum, den dissoziierten Seelenanteil zu suchen, in anderen bin ich ihm zufällig begegnet.

Hier zunächst die ersten zwei Beispiele aus meinen eigenen Tranceerfahrungen:

Einmal bewegte ich mich in einer relativ kahlen und weiten Landschaft auf einen weiten Sattel zwischen zwei Berggipfeln zu. Es ging leicht bergan, nicht steil. Die Umgebung war einerseits dunkel, aber doch war es nicht Nacht und nicht Tag. Als ich auf dem Sattel ankam, bot sich mir ein atemberaubender Anblick auf eine unendliche Weite in dunklen, aber zugleich leuchtenden, lebendigen Tönen von fast fluoreszierenden Farben, vorwiegend in Blau und Grün. Es hatte eine unbeschreibliche Schönheit. Und es war ganz still. Es bewegte sich nichts. Es gab Bäume, Pflanzen, Bäche, Flüsse, aber keine Bewegung. Ich sah neben mir eine menschliche Gestalt sitzen, die auf diese unendliche Weite blickte, den Kopf auf die Arme gestützt. Es war der Seelenanteil einer Frau, die sich nie ganz auf das Leben einließ und es immer von außen betrachtete und immer wieder so tat, als ob – so wie wenn jemand die Zehen ein wenig ins Wasser hält, aber nie ganz eintauchen will.

Einmal fand ich mich in einer etwas heruntergekommenen, engen Wohnung wieder, die fast nur aus verwinkelten Fluren bestand, die alle paar Meter wieder woandershin abbogen, so dass ich völlig die Orientierung verlor, wo ich mich gerade befand. Mir wurde plötzlich bewusst, dass das der Ort war, wo ein Seelenanteil einer Frau war. Kurz nach dieser Erkenntnis sah ich in einer Ecke ganz verschüchtert ein kleines Etwas sitzen, fast nicht von menschlicher Gestalt, völlig verstört und verkümmert. Es war auch klar, dass dieser Ort keiner war, den es auf dieser Welt gibt, etwa ein Ort eines (früheren) Geschehens, wo der Teil zurückgeblieben war.

In beiden Fallbeispielen ist es ein Ort, der in der Tiefentrance erfahren wird. Dissoziationen müssen jedoch nicht immer mit »Orten« zu tun haben. Das zeigt folgendes drittes Beispiel, das die Erfahrung der Trance einer Klientin beinhaltet:

Meine Klientin verlor sich immer wieder in Geschichten, denen sie folgte und die sie weiter spann. Es dauerte wirklich sehr lange, bis ich plötzlich verstand, dass dies eine nicht stationäre, sondern eine gewissermaßen prozessuale Strategie der Dissoziation war. Der »Ort« dieser Frau war nicht ein statischer, sondern sie dissoziierte gewissermaßen in eine Geschichte, aber nicht in eine feste, sondern sie war immer an der Front des Geschehens, immer dort, wo die Geschichte weiterging. So war sie völlig konzentriert auf die permanente Entwicklung, wie es weiterging. Das Drama dieser Frau bestand darin, dass ihr Überleben gefühlt davon abhing, dass die Geschichte immer weiterging, bis zu den abstrusesten Konstruktionen, von denen keine mit der Realität (im Sinne von Raum-Zeit-Kontinuum, und sei es auch vergangener Realität) zu tun hatte.

Ich habe die Beispiele gebracht, um ein wenig zu veranschaulichen, dass wir es (meist) wirklich mit Räumen zu tun haben und wie so etwas aussehen kann.

Ziel der therapeutischen oder schamanischen Arbeit ist es zunächst einmal, dass der Klient bewusst den »verlorenen« Anteil wahrnehmen kann. Das ist oft eine sehr ergreifende Begegnung, wie mit einem alten Freund, den man schon lange tot geglaubt hat. Manchmal reicht die bewusste Begegnung mit dem Anteil schon aus. Manchmal kann ein Aushandeln erforderlich sein, was denn dieser Anteil braucht, damit er dem Klienten von dem Ort, an dem er sich aufhält, in sein alltägliches Dasein folgt, in anderen Worten: Was er braucht, damit er voll und ganz und vor allem bewusst in das (Er-)Leben integriert werden kann. Ich kann auch hier eine Metapher benützen: Was braucht der Musiker, der sich aus einem Orchester entfernt hat, in dem es ihm nicht mehr gefällt, um wieder seinen Platz im Orchester einzunehmen?

Ich habe gesagt, dass per definitionem der Ort, wohin dissoziiert wird, keiner in Raum und Zeit ist und daher dieses Phänomen immer spirituell ist. Das ist zunächst eine Zustands- oder Tatsachenbeschreibung. Die Frage bleibt nun, wie sich das auf das spirituelle *Erleben* oder *Empfinden* der entsprechenden Menschen auswirkt.

Zum Ersten: Wer einen mehr oder weniger großen Teil von sich selbst immer in der nur spirituellen Welt jenseits von Raum und Zeit hat, dem ist diese Welt vertraut. Natürlich nicht bewusst. Aber auch unbewusst prägt uns dies und macht uns unbewusst empfänglich für Themen, Bereiche, Wahrnehmungen, die damit zu tun haben. Es ist eine vertraute Lebenswelt, die denjenigen nicht so vertraut ist, die nicht mit so vielen Anteilen dort leben. Diese Vertrautheit führt dazu, dass diese Menschen auch sehr empfänglich sind für diese spirituelle Welt. Man muss ihnen nicht viel erklären, manchmal reichen Andeutungen, und sie wissen genau, wovon man spricht. Es ist keine Reise in ein Land, wo man noch nie war und sich erst mit Geographie, Klima, Sprache und kulturellen Gepflogenheiten vertraut machen muss. Sie kennen das längst in- und auswendig – natürlich unbewusst, aber die Brücke zum Bewusstsein ist dann leicht zu schlagen.

Zum Zweiten: Wir können davon ausgehen, dass es einen gesunden Kern in jedem Menschen gibt, der auch auf Selbstheilung ausgerichtet ist. Manche nennen ihn den inneren Heiler, aber der Begriff spielt keine Rolle – es ist eine innere Instanz. Und die tendiert dazu, dass die abgespaltenen, dissoziierten Teile wieder integriert werden. Da die Dissoziation unbewusst ist, bleibt diese Tendenz natürlich auch unbewusst. Das Unbewusste »weiß« jedoch ganz genau, wo der Teil sich befindet und zu suchen ist. Und so führt dies bei vielen zu einer ständigen Suche, oft ohne zu wissen, wonach genau, in Richtung auf die spirituelle Sphäre.

Dies sind vielleicht auch die Gründe, warum ich immer wieder eine erstaunliche Kongruenz zwischen schwerer Traumatisierung und einem besonderen Hang zur Spiritualität erkenne – einmal bei Klienten, aber darüber hinaus: Wer einmal die Biografien von spirituellen Lehrern genauer betrachtet, wird staunen, wie viele von diesen Menschen teilweise schwere Traumatisierungen erlebt haben.

Was ich hier beschrieben habe, ist sozusagen eine strukturelle Affinität. Diese kann sich auf unterschiedliche Weise auswirken. Wenn therapeutisch oder schamanisch nichts unternommen wird, um die dissoziierten Anteile oder die verlorenen Seelenanteile wieder zu integrieren, hat die Suche nach der oder die Zuwendung zur spirituellen Ebene oft selbst dissoziativen Charakter – eine Art Flucht in die Spiritualität. Es bleiben dann zwei unvermittelt nebeneinander stehende Welten, die kaum eine Verbindung haben. Die Spiritualität hat dann oft wenig Konsequenzen im Alltag. Mehr noch: Manchmal führt dies zu einer Abwendung oder Abwertung vom Alltäglichen. In der Regel leiden diese Menschen dann weiter – auch an den Folgen des erlebten Traumas –, meist auch an der (Um-)Welt. Ich nehme das dann manchmal so wahr, dass diese Menschen irgendwie leicht über dem Boden schweben. Sie entwickeln vielleicht eine spirituelle Sprache und/oder spirituelle Techniken, die aber irgendwie unvermittelt neben dem Rest des Lebens stehen. Oft verbirgt sich dahinter der Versuch, eine Abkürzung zu nehmen und der schmerzhaften Konfrontation mit dem eigenen Trauma aus dem Weg zu gehen. Ein Beispiel: Ich erinnere mich, dass ich schon früher von der großen Mutter gesprochen habe. Es hatte aber immer irgendwie etwas Intellektuelles, Gedachtes. Meine erste wirkliche Begegnung mit, will heißen: wirkliche Erfahrung der großen Mutter hatte ich erst, nachdem ich die frühen Traumatisierungen, die mit meiner leiblichen Mutter zusammenhingen, (zumindest weitgehend) geheilt hatte. Wenn hingegen die Dissoziation bewusst gemacht wird und die verlorenen Anteile integriert werden, wird das Leiden weniger und es entsteht oft eine Spiritualität, die sich im Alltag auswirkt und sich dem Leben und den Mitmenschen zuwendet. Egal, welchen Weg ein Mensch nimmt, ich halte beides für einen Ausfluss der oben beschriebenen strukturellen Affinität zur Spiritualität.

## Urvertrauen und das Verfluchen der Quelle

Es gibt noch einen – gewissermaßen inversen – Zusammenhang zwischen Trauma und zumindest einem Aspekt der Spiritualität. Diesen möchte ich anhand einer eigenen Traumatisierung und Therapieerfahrung verdeutlichen:

Ich habe Jahrzehnte mit einem sehr schwachen Urvertrauen gelebt, dem Vertrauen, dass die Dinge irgendwie gut kommen werden und dass die Erfahrungen, die das Leben an mich herantrug, dazu gedacht waren, dass ich sie bewältigen konnte. Es ging nicht um ein konkretes Vertrauen, dass etwas genau so kommt, wie ich es mir vorstellte oder wünschte, sondern dass, wie es auch immer kommen sollte, irgendeine Macht oder das Leben selbst für mich sorgte. Ich habe das immer mit unglaublichen Anstrengungen kompensiert und alles mit zusätzlichem Kraftaufwand zu bewältigen versucht. Und mir fehlte fast immer die manchmal wirklich nötige Gelassenheit.

In meiner Therapie kam ich eines Tages an eine sehr frühe, tiefe Traumatisierung, die mich fast das Leben gekostet hätte. Beim Durcharbeiten dieser Erfahrung gab es einen Punkt, an dem meine Verzweiflung so grenzenlos war, dass ich anfing, Gott zu beschimpfen, warum er mir so ein Leben mit so viel Schmerz und so viel Leid beschert habe. Das endete darin, dass ich Gott verfluchte. In diesem Moment wurde mir schlagartig klar, dass ich mich mit diesem Fluch von der Quelle abgeschnitten hatte, aus der genau dieses Vertrauen fließen konnte. Ich hatte mich selbst von einer spirituellen Verbindung gekappt. Seit der Heilung dieser Erfahrung ist das Vertrauen mehr und mehr gewachsen.

Mein Eindruck ist, dass dies keine seltene Erfahrung ist, sondern viele traumatisierte Menschen Ähnliches erleben. Zumindest habe ich Vergleichbares bei vielen Klienten erlebt.

## Ausblick

Traumatische Erlebnisse, wenn sie in eine Schockstarre münden, führen immer dazu, dass Persönlichkeitsanteile abgespalten werden und in einer spirituellen Sphäre ihr Eigenleben führen, was Rückwirkungen auf das Alltagsleben hat. Bei den abgespaltenen Anteilen handelt es sich einerseits um die Anteile, welche die betäubten Reaktionen auf kognitiver, emotionaler oder reiner Empfindungsebene »speichern«, andererseits aber auch um einen ganz gesunden Kern, der irgendwie in Sicherheit gebracht wird, während das Überleben der physischen Existenz in Frage steht. Es kann die Heilung von Spätfolgen von Traumatisierungen fördern, wenn dieser Vorgang ernst genommen und bewusst gemacht wird. Dazu ist es erforderlich, dass die Existenz spiritueller Erfahrungen und damit spiritueller Welten als eigene Realität anerkannt wird. Wird der Ort der Dissoziation bei Klienten als solcher anerkannt und nicht als Flucht ins Irreale stigmatisiert und bemüht sich der Therapeut, dem Klienten dorthin zu folgen, so fühlt sich ein Klient ernst genommen. Und so können aus der Perspektive des Alltagsbewusstseins abgespaltene Anteile lokalisiert, behutsam zurückbegleitet und wieder integriert werden. Wird ein starker Hang zur Spiritualität bei traumatisierten Menschen – zumindest auch – als Folge der Traumatisierung anerkannt, ist ein therapeutischer Zugang zur Heilung umgekehrt auch über die spirituelle Ebene möglich. Grundsätzlich hilft ein Verständnis des Zusammenhangs zwischen Traumabewältigung und Spiritualität Therapeuten wie Klienten, die Vorgänge besser zu verstehen und Bewältigungsstrategien, die in der Akutphase der Traumatisierung sinnvoll sind, vielleicht sogar das Überleben sichern, die sich aber langfristig als schädigend erweisen, rückgängig zu machen.

## Literatur

Hellinger, B., ten Hövel, G. (1996). Anerkennen, was ist. Gespräche über Verstrickung und Lösung. München: Kösel.

Huber, A. (2010). Von der Kraft der inneren Stärke – Die kleine Welt in 15 × 15. Berlin: Galerie Horst Dietrich.

Levine, P. (2011). Sprache ohne Worte. Wie unser Körper Trauma verarbeitet und uns in die innere Balance zurückführt (2. Aufl.). München: Kösel.

Porges, S. (2010). Die Polyvagal-Theorie. Neurophysiologische Grundlagen der Therapie. Paderborn: Junfermann.

Ruppert, F (2012). Trauma, Angst und Liebe. Unterwegs zu gesunder Eigenständigkeit. Wie Aufstellungen dabei helfen. München: Kösel.

Van Lommel, P. (2013). Endloses Bewusstsein. Neue medizinische Fakten zur Nahtoderfahrung. Ostfildern: Patmos.

Watkins, J. G., Watkins, H. H. (2008). Ego-States. Theorie und Therapie. Ein Handbuch (2. Aufl.). Heidelberg: Carl Auer.

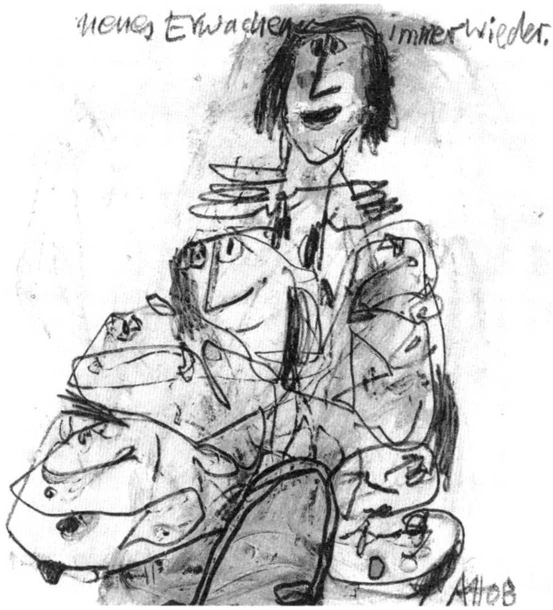
neues Erwachen immer wieder.
AH08

Thomas Geßner

# Trauma, Illusion und Spiritualität

Im Folgenden spüre ich dem nach, was Trauma, Illusion und Spiritualität möglicherweise miteinander zu tun haben. Ich setze mich diesen drei Phänomenen so aus, wie sie mir in der Aufstellungsarbeit erscheinen. Mein Beitrag hat die Form einer psychologischen Kontemplation.

Zu Beginn benenne ich eine Unterscheidung: Trauma ist nicht das Ereignis selbst, etwa der Unfall, der psychische oder körperliche Übergriff, die Gewalttat, der Krieg oder die Naturkatastrophe. Trauma ist ein komplexer innerer Überlebensmechanismus, mit dessen Hilfe wir in der Lage waren, ein solches Ereignis zu überstehen und danach weiterzuleben. Das Ereignis selbst gehört nicht zu unserer Gegenwart, sondern zur Vergangenheit.

Vergangenheit hat die Eigenschaft, vorbei zu sein und nicht wiederzukehren. Trauma ist hingegen eine körperlich-seelische Tätigkeit, mit der wir eine als vernichtend erlebte Vergangenheit innerlich am Leben halten, um uns künftig vor ähnlichen Bedrohungen zu schützen. Trauma projiziert »Vergangenheit« und »Zukunft« als innere Bilder in unsere Gegenwart hinein, um besser vorbereitet zu sein. Es speist sich aus unserem Überlebenstrieb.

Möglicherweise stehen wir im Trauma dem zentralen Phänomen gegenüber, das uns über Millionen von Jahren hinweg an Seele und Leib zu Menschen werden ließ. Wenn es einen Motor gibt, der unsere Psyche antreibt, der sie also dazu anhält, immerfort Bilder zu produzieren, diese mit Körperempfindungen, Emotionen und Gedanken zu verbinden und die momentane Gegenwart nach Entsprechungen abzusuchen, dann ist es Trauma.

Wo Trauma ist, sind auch Ressourcen. »Wo Gefahr ist, wächst das Rettende auch«, hat Friedrich Hölderlin (1993, S. 186) in der Hymne »Patmos« 1803 geschrieben. »Das Rettende«, also die Ressourcen, sind uns bei einem Trauma tatsächlich zugewachsen, denn wir selbst leben ja noch. Um sie erschließen zu können, müssen wir begreifen, dass wir überlebt haben und dass die

‹ Alexandra Huber, »neues Erwachen immer wieder«, Zeichnung, 2008, 15 × 15 cm.

Gefahr von damals vorüber ist. Unsere Narben bezeugen dies. Das Begreifen betrifft den ganzen Körper, also das Somatische, das Emotionale und das Gedankliche. Die Seele hingegen weiß es schon, denn sie kommt aus dem Trauma (Giegerich, 1992).

## Trauma, körperlich und seelisch

Was ist Trauma nun wirklich? (Es ist nicht »wirklich«, dazu weiter unten mehr). Trauma ist eine spezifisch menschliche Aktivität. Es hält mit Hilfe einer inneren Bilderlandschaft eine Bedrohung aufrecht, die man subjektiv als überwältigend und handlungsunfähig machend erlebt hatte. Heutige Situationen, die sich so ähnlich anfühlen, lösen den in der damaligen Bedrohung erfolgreichen Überlebensmechanismus von neuem aus. Sie »triggern« uns.

Unser Körper hält das Bild der Bedrohung lebendig, um seine Überlebenschancen zu verbessern, und zwar mittels all seiner Fähigkeiten. Dazu gehören die Erinnerung unseres Fleisches, unserer Organe, Gliedmaßen und Zellen, wie Peter A. Levine (2012) sie in unserer Grundausstattung als Säugetier gefunden hat. Des Weiteren gehören dazu die emotionale Erinnerung, also das emotionale Bild (Emotionen sind eine Körperfunktion) und die rationale Abstraktion, also das gedankliche Bild (auch das Denken ist eine Körperfunktion). Alle drei Bereiche sind in permanenter Resonanz miteinander verbunden.

Trauma ist etwas Körperliches. Es betrifft den Körper, findet im Körper statt und basiert auf den Fähigkeiten unseres Körpers. Die Ausdrucksmittel von Trauma, also seine Symptome, betreffen, durchdringen und gestalten in ihrer Vielfalt das ganze menschliche Leben, von der Art mit uns selbst umzugehen über unsere Beziehungen bis hin zu den großen kollektiven Phänomenen wie wirtschaftlichen, politischen und kulturellen Entwicklungen. Krieg und Frieden erscheinen in dieser Perspektive als kollektive Symptome von Trauma und Traumaentspannung.

Wenn ein subjektiv als vernichtend eingestuftes Erleben unseren Körper überrollt, etwa weil es zu schnell, zu massiv oder zu schmerzhaft ist, dann schaltet er ein Notfallprogramm ein. Dieses Programm ist im »Reptilienhirn« (Levine, 2012) gespeichert, dem entwicklungsgeschichtlich frühesten und rohesten Teil unseres zentralen Nervensystems (ZNS), es ist schneller als unser Denken und Fühlen, es ist konsequent und nicht bewusst steuerbar. Im Moment der Überwältigung, wenn also subjektiv weder Kampf noch Flucht möglich sind und man sich als ausgeliefert und handlungsunfähig erlebt, nutzt der Körper genau diese Ohnmacht und die mit ihr verbundene Panik für sein ältestes Überlebensprogramm: die Bewusstlosigkeit bzw. Erstarrung. Dabei nimmt er alles, was mit der überwältigenden Situation zusammenhängt und ihm unerträglich erscheint, und lässt es in sich hinein kollabieren. Was und wie viel er dabei mitnimmt, hängt von der erlebten Energie des Ereignisses und von der eigenen subjektiven Abhängigkeitslage, dem eigenen Bewusstsein, ab.

Oft fallen das körperliche Spüren, Fühlen und Denken sozusagen mit in den Kollaps hinein: die unmittelbaren Sinneswahrnehmungen, die mit dem Ereignis verbundenen Emotionen (das Fühlen als »Mitschwingen über eine Entfernung«) sowie das Denken als rational-abstrakte Weiterentwicklung des Fühlens (das »Mitschwingen im rationalen Modell«). Dies betrifft auch jene Vergangenheitskonstruktion, die wir Erinnerung nennen. Manche Ereignisse wirken so vollständig aus unserem Gedächtnis gelöscht, als hätten sie nie stattgefunden. Sie verschwinden jedoch nicht. Dem unbewussten Körpergedächtnis geht nichts verloren. Das Trauma schützt unsere bewusste Wahrnehmung vor ihnen, damit wir weiterleben können.

Trauma findet jedoch nicht nur in und mittels unseres Körpers statt. Es hat eine spiegelverkehrte Entsprechung in unserer Seele. Interessanterweise bringt mich gerade die Aufstellungsarbeit mit menschlichen Körpern dazu, das Seelische und das Körperliche als Spiegel füreinander zu sehen, ohne beide voneinander zu trennen. »Seele« ist die »Innenseite des Lebens« (Nelles, 2016), eine Art seitenverkehrter Spiegel all dessen, mit und in dem wir sind (Giegerich, 2010). Wolfgang Giegerich denkt Seele in einem streng psychologischen Sinne als eine Art logisches Negativ unserer wahrnehmbaren Existenz. Sie »ist« all das von uns, was nicht *da* ist, so dass wir es nicht unmittelbar wahrnehmen, nicht genau wissen und sprachlich nicht direkt fassen können. Sie enthält und spiegelt unser individuelles und kollektives Leben (Giegerich, 1992, 2010). Ohne diese Fähigkeit, ohne das daraus entstehende Bewusstsein von »ich bin« gibt es kein Trauma.

Natürliche Tiere in freier Wildbahn entledigen sich der in ohnmächtiger Erstarrung gebundenen Überlebensenergie, indem sie einige Zeit danach zu zittern beginnen, umherspringen usw. (Levine, 2012). Tiere können fühlen. Sie haben Emotionen wie Angst und Lust, Freude und Wut. Tiere können sich erinnern, viele Arten sogar planvoll handeln. Es ist ungewiss, inwiefern sie ein Selbst-Bewusstsein im Sinne der Wahrnehmung eines »ich bin« haben, also einen bewusst wahrgenommenen inneren Spiegel. Erst ein solches Selbst-Bewusstsein wäre in der Lage, die überstandene Bedrohung in inneren Bildern festzuhalten, diese inneren Bilder der nunmehr sicheren Realität vorzuziehen und auf diese Weise »Trauma« zu erzeugen. Wildtiere tun offenbar genau das Gegenteil: Ist die unmittelbare Bedrohung vorüber, entspannt sich ihr Körper von selbst. Danach leben sie weiter wie bisher.

Für Trauma hingegen braucht man Bewusstsein in der eben beschriebenen Weise. Menschen haben ein solches Bewusstsein. Eigentlich *sind* wir Bewusstsein, das begonnen hat, zu sich selbst zu kommen. Trauma ist beides gleichzeitig: ein Erzeugnis des menschlichen Bewusstseins *und* der Motor seiner Bewegung zu sich selbst. Es repräsentiert darin *den* evolutionären Überlebensvorteil des Menschseins.

In seinen ersten von der Umgebung abhängigen Stufen kann unser Bewusstsein nicht sehen, dass wir die Bedrohung überstanden haben (Nelles u. Geßner, 2014). Es hält sie daher vorsorglich im Körper fest, und damit auch in der Psyche und im Denken. Die Seele hingegen weiß es wohl. Wenn uns ein subjektiv als vernichtend eingestuftes Erleben überrollt, weil es zu schnell, zu groß oder zu schmerzhaft ist, konfrontiert sich die Seele mit dem, woraus sie sich über Millionen Jahre des gemeinschaftlichen Jagens und kultischen Tötens erschaffen oder erbaut hat: mit dem Töten, mit der dabei entstehenden Distanz zu sich selbst, mit dem erschauernden Bewusstsein von tödlicher Gefahr, mit dem dabei entstehenden Sinn für ein »ich bin«. Wolfgang Giegerichs (1992) diesbezügliche Ausführungen mögen zunächst fremd klingen. Sie helfen mir jedoch, Trauma tiefer zu begreifen.

Im Unterschied zum Körper wendet die Seele den Blick *nicht* ab von dem, was im Moment zu viel ist. Sie vergisst kein Detail des überwältigenden Ereignisses. Daher scheint die Seele (im Unterschied zum Körper) nach der überstandenen Bedrohung zu wissen, dass wir noch da sind, nunmehr sicher und geborgen. Die Seele kennt keine Zeit. Für sie ist alles, was da war, immer da. Die Seele will offenbar, dass das Ereignis, welches das Trauma ausgelöst hat, so dazugehören darf, wie es tatsächlich war. Sie will in diesem Sinne vollständig und ganz werden. Die Seele scheint unerbittlich darauf zu drängen, dass man hinsieht, hinfühlt, hinspürt, damit sie ganz werden und diese Erfahrung samt dem Überlebthaben enthalten darf.

Im Sinne eines solchen Ganzwerdens drängt Seele nach meinem Eindruck auf Heilung, und zwar umso heftiger, je länger das belastende Ereignis her ist. Sie nutzt dabei die Fähigkeit unserer Körper zur Symptombildung in somatischen und psychischen Erscheinungsformen. Die Mitglieder nachfolgender Generationen nimmt sie davon nicht aus. Auch in ihren Symptombildungen verfolgt sie den Drang nach Ganzheit. Die Seele führt uns immer wieder in Situationen, die dem damaligen Ereignis ähneln, bis wir begreifen, dass die Bedrohung vorbei ist. Unsere Symptome sind Zeichen beginnender Heilung. Ob sie gelingt, ist immer offen.

## Trauma und Illusion

Hier komme ich zum zweiten vorgegebenen Stichwort meines Nachspürens, der Illusion. Vorab: Traumasymptome sind keinesfalls illusionär im Sinne von Einbildung. Sie können Menschen und ihrer Umgebung ganz real das Leben zur Hölle machen. Zugleich jedoch sind Traumasymptome die Zeugen einer fundamentalen Illusion. Sie drängen daher mit Macht darauf, endlich der Wirklichkeit Platz machen zu dürfen. Wie kann das sein? Um das zu verstehen, setzen wir uns für einen Moment dem Phänomen »Illusion« aus.

Die Illusion gestattet mir, mich mit etwas zu befassen, das mit meiner tatsächlichen Gegenwart nicht das Geringste zu tun hat. Wenn mir die Wirklichkeit gerade nicht gefällt, lasse ich meinen Geist umherschweifen, etwa im überfüllten Bus, in einer langweiligen Vorlesung oder bei einer öden Arbeit. Meine wirkliche Gegenwart besteht vielleicht darin, dass ich sitze. Meine illusorische Gegenwart führt mich etwa an einen schönen Strand, in mein warmes Bett oder zu einer geliebten Person. Illusion heißt, ich produziere innere Bilder und fokussiere mich auf diese, ohne es zu bemerken. Man kann da etwas nachhelfen, etwa mit Fernsehen, Internet oder Drogen. Meistens genügt bloßes Denken. Menschen bewegen sich in Illusionen, ja sie leben in ihnen, indem sie sie auf sich selbst, auf die anderen und auf die Welt projizieren, wiederum ohne diesen Vorgang wahrzunehmen.

Keine Illusion ohne Bilder, also ohne innere Abbildungen von Sinneseindrücken, Körperempfindungen, Emotionen oder Gedanken: Unsere Psyche imaginiert ohne Unterlass, das heißt sie produziert unablässig Illusionen. Dazu ist sie da. Ihre Imagos, ihre Bilder, sind wiederum verbunden mit dem, was wir denken, wie wir fühlen und was unser Körper spürt.

Der Unterschied zwischen Illusion und Realität ist derselbe wie der zwischen Ereignis und nachfolgendem Trauma. Das Ereignis hört in der Realität sofort auf, wenn es vorbei ist. Es wird eben Vergangenheit. Damit entzieht es sich der unmittelbaren Wahrnehmung, und zwar für immer. Das innere Bild des Ereignisses, hergestellt aus den mit ihm verbundenen Körperwahrnehmungen, Gefühlen und Gedanken, vergeht jedoch nicht. Es hat umso mehr Bestandskraft, je mehr Energie ein Ereignis subjektiv für uns hatte, je überwältigender es für uns war.

Dem deutschen Mystiker Meister Eckhart wird der Satz zugesprochen: »Wenn die Seele etwas erfahren möchte, dann wirft sie ein Bild der Erfahrung vor sich nach außen und tritt in ihr eigenes Bild ein«.[1] Damit ist die Herstellung

1 In seinen öffentlich zugänglichen Schriften ist dieses Zitat nicht verifizierbar. Möglicherweise wurde es Meister Eckhart nachträglich zugeschrieben, es trifft jedoch präzise seine Sicht auf die Zusammenhänge von Seele, Erfahrung und innerem Drama.

unserer Traumasymptome exakt beschrieben. Im Blick auf Trauma würde dieser Satz heißen: »Wenn die Seele heil werden will, wirft sie ein Bild der Bedrohung vor sich nach außen und tritt in ihr eigenes Bild ein.«

Hier können wir sehen: Trauma besteht im Grunde aus einer einzigen Illusion. Es ist die Illusion, dass die vernichtende Bedrohung nach wie vor besteht. Die Tatsache, dass die Gefahr vorüber ist, dass ich überlebt habe und nun sicher bin, hat für das Trauma keine Realität. Sie wirkt im Gegenteil aus der Sicht des Traumas wie eine absurd illusionäre und vor allem lebensgefährliche Behauptung. Die Grundillusion »Trauma« erzeugt ihrerseits einige typische, sich zum Teil widersprechende Illusionen:

- die Illusion, dass man noch immer ohnmächtig und also ein handlungsunfähiges Opfer sei und daher nicht selbstverantwortlich,
- die Illusion, dass man weiterhin für sein Überleben kämpfen müsse, sich nicht entspannen dürfe und daher dem Leben etwas schulde,
- die Illusion, dass man das Trauma vergessen oder beherrschen könne, indem man möglichst gut funktioniere, also möglichst umfassende Kontrolle über sein Leben gewinne,
- die Illusion, dass es daher besser, im Sinne von sicherer sei, den Schmerz nicht zu fühlen, noch sicherer, überhaupt nicht zu fühlen, denn man könne ja genauso gut auch denken,
- die Illusion, dass Trauma etwas sei, ohne dessen umfassende Aufarbeitung und Behandlung das Leben nun unausweichlich misslingen müsse.

Treffend zusammenfassen lassen sich all diese Folgeillusionen mit dem Begriff der Neurose, wie Wolfgang Giegerich (2013) ihn neu eingeführt hat. Neurose in diesem Sinne ist eine innere Bilderlandschaft, der man unbewusst mehr vertraut als der gegenwärtigen Wirklichkeit. Wenn man sich mit den inneren Bildern identifiziert, reagiert man nur noch auf sie, nicht jedoch auf das, was ist. Der Preis ist immer der gleiche: eingeschränkte Lebendigkeit. Eine aus meiner Sicht sinnvolle Traumatherapie strebt daher nach einem möglichst umfassenden Realitätsgewinn für Körper, Gefühl und Denken, und zwar gleichermaßen für Klienten wie Therapeuten. Die Realität, die es zu gewinnen gilt, heißt: Ich bin nicht mehr bedroht. Dazu sind ein paar Dinge nötig:

1. Das Erleben eigener Handlungsfähigkeit im Sinne von: Ich bestimme zu jedem Zeitpunkt meine Distanz zum Geschehen. Die wunderbare, in der Aufstellungsarbeit qua Methode bereits angelegte Möglichkeit zur Distanzregulierung hilft da sehr, wenn sie entsprechend genutzt wird. Ebenfalls hilfreich im Sinne der Distanzregulierung sind Möglichkeiten des kreativen Ausdrucks von allem, was mit dem überwältigenden Ereignis von damals

zusammenhängt: Tanz, Malerei und Musik bis hin zum wiederholten Erzählen vor Zeugen, die dafür offen sind.

2. Eine Begleitung, die den körperlich-emotionalen Kontakt zum gegenwärtigen Moment hält, bezeugt und fördert im Sinne von: Ich bin jetzt sicher. Nur im stabilen Kontakt zur relativ sicheren Gegenwart lässt sich das Echo der damaligen Bedrohung überhaupt als etwas Damaliges, heute also Überstandenes wahrnehmen. Im stabilen Kontakt zum eigenen, im Moment unbedrohten Körper kann eine Situation, die der damaligen vielleicht ähnelt, erscheinen und gefühlt werden, ohne dass sie sofort als Trigger wirkt, uns wieder unmittelbar in das Erleben der damaligen Bedrohung hineinstößt und damit retraumatisiert. Sofern dieser Kontakt instabil wird, muss die Begleitung sofort reagieren, etwa durch eine Erhöhung der Distanz (räumliche Entfernung, Titrierung, Verlangsamung, Ausblenden von Details usw.), durch körperbezogene Interventionen oder durch Unterbrechung der Arbeit.
3. Konkrete und elemtentare Hilfen für den Alltag im Sinne von: »Was tue ich, wenn …« Für betroffene Menschen geht es darum, im Sinne der Selbstmächtigkeit nach ihrem eigenen Rhythmus einen stabileren Kontakt zu ihrer tatsächlichen Gegenwart zu etablieren. Das betrifft etwa das Gefühl für ihren Körper und für ihre Grenzen, ihre emotionale Bandbreite, das Abklingen ihrer Triggerempfindsamkeit usw.
4. Ein Blick für die Ressourcen und Fähigkeiten im Sinne von: Das Trauma hat alles in sich, was es zu seiner Transformierung braucht. Ressourcen, die vom Trauma selbst genutzt und gleichzeitig entwickelt wurden, können jetzt, im Zuge seiner Entspannung immer deutlicher zur Verfügung stehen. Dazu gehören Begabungen, körperliche Prägungen, der innere Ruf, die innere Logik der eigenen Berufsbiografie und anderes mehr.

Außerdem können wir uns auf ein paar Dinge einstellen, die ein Trauma versuchen wird, wenn wir ihm in der Aufstellungsarbeit begegnen:

1. Im Kern des Traumas lebt eingefrorene Überlebensenergie. Sie hat keinerlei Halbwertzeit, solange sie nicht wirklich gesehen wurde. Sie enthält noch immer jene dem Grunde nach tötungsbereite Aggression, die sich damals aufgrund des überwältigenden Ausgeliefertseins nicht in Kampf oder Flucht entladen konnte, sondern nach innen kollabierte. Kampf und Flucht enthalten die gleiche Energie, jedoch unterschiedlich ausgerichtet: Im Kampf richtet sich ihr Impuls gegen die Bedrohung, bei der Flucht fort von ihr. Im Kollaps richtet sich der Impuls der Überlebensenergie nach innen.
2. Die »eingefrorene« Aggression strebt nach Entladung. Die Gewalt ihres Impulses unterdrückt das Fühlen der Gegenwart heute noch immer genau

so effektiv, wie sie damals das Fühlen der vernichtenden Erfahrung beim Erstarren unterdrückt hatte. Für die Entladung findet sie heute das Gegenüber, das gerade da ist. Oft bekommt man daher als Begleiter von traumatisierten Menschen eine mörderische Wut zu spüren. Sie erinnert mich an den Geist aus der Flasche in verschiedenen Märchen, der seinen Befreier zunächst umbringen will. Diese Wut ist wichtig, sie ist ein Wegweiser zur Lebendigkeit eines Menschen.

3. Trauma hat die Tendenz, sich selbst zu erhalten, da es ja unser Überleben sichern will. Dazu nutzt es die weiter oben angesprochene Möglichkeit der Retraumatisierung. Retraumatisierung ist eine Aktivität des Traumas selbst. Es schafft sich dabei einen Circulus vitiosus, einen Teufelskreis aus Illusionen, aus dem es allein nicht herausfindet. Die Gestalt des Teufelskreises, also der symptomatische Formenkreis eines Traumas hängt davon ab, in welcher Bewusstseinsstufe das lebensbedrohliche Ereignis erlebt wurde (Nelles, 2010), das heißt, welche Bewusstseinsstufe das Trauma erzeugt und am Leben hält. Dabei spielt der Zeitpunkt in der menschlichen Biografie eine Rolle, aber nicht nur.
4. Ein Trauma sucht die Resonanz mit vergleichbaren Teufelskreisen, also mit Menschen, denen ähnliche oder spiegelverkehrt ähnliche innere Bilderlandschaften beim Überleben geholfen haben. Diese Resonanz der Traumata konstituiert unsere wesentlichen Beziehungen, natürlich auch die Arbeitsbeziehung zwischen Klienten und Aufstellern. Sie sorgt dafür, dass man immer die Klienten bekommt, die zu einem passen und einen gleichzeitig herausfordern. Als Aufsteller und Aufstellerin sollte ich daher spüren, wann meine eigenen Traumata sich regen. Meine Wegweiser sind dabei die sogenannten »Widerstände«, sowohl bei mir selbst als auch bei Klienten. Sie bewahren uns vor der Verwechslung von damals und heute.

Aufstellungsarbeit kann dabei helfen, den Teufelskreis des Traumas zu unterbrechen, wenn sie sich seinen Symptomen offenen Herzens aussetzt, die in ihnen gespeicherten Überlebensmechanismen aus der zeitlich sicheren Entfernung zum damaligen Ereignis anschaut *und* die dabei entstandenen Ressourcen und Fähigkeiten würdigt. Dies erweitert den Kontakt zur eigenen Lebendigkeit, indem es dem folgt, was die Seele offenbar will: alles enthalten und so sein lassen, wie es war. Der Kontakt zur eigenen Lebendigkeit ist für mich der zentrale Fokus beim Aufstellen. Dabei kommt das Phänomen der Spiritualität in den Blick. Spiritualität im weitesten Sinne entsteht, wenn man der eigenen Lebendigkeit begegnet.

## Trauma und Spiritualität

Wir haben bisher gesehen, wie Trauma körperlich funktioniert, welche konstituierende Rolle die Illusion dabei spielt und wie die Seele selbst uns mittels unseres Bewusstseins (»ich bin«) traumatisiert. Das Trauma kommt aus der menschlichen Seele, und von der Seele her kann es auch heilen. Schauen wir daher auf das Phänomen »Spiritualität« als allgemeine Chiffre für den Zugang zum Seelischen, zur Innenseite unserer Lebendigkeit.

Spiritualität ist zunächst etwas ganz Privates im Sinne von: »Dieses Lebendige ist meines, es betrifft nur mich selbst und geht nur mich etwas an.« Insofern wird Spiritualität als etwas zutiefst Persönliches erlebt. Der innere Kontakt zur eigenen Lebendigkeit öffnet sich durch das Persönliche hindurch, über die eigene Geschichte.

Nun sind andere Wesen ebenfalls lebendig. Das Lebendigsein ist in allen gleich, eben lebendig. Das verbindet uns miteinander, ob wir das wollen oder nicht und ob es uns bewusst wird oder nicht. So kommen wir über die eigene Lebendigkeit in Verbindung mit allen, die ebenfalls am Leben sind. Insofern ist Spiritualität kollektiv und öffentlich. Diese andere Seite von Spiritualität geht über das Private hinaus. Sie wird als etwas Überpersönliches erlebt, als Verbindung mit dem großen Ganzen.

Viele nennen die Erfahrung gerade dieser überpersönlichen Verbindung die »spirituelle Dimension«. Ich kenne kein allgemeingültiges Wort dafür, nur sprachliche Zeiger wie: Großes Geheimnis, Geist, Jahwe, Gott, Allah, Tao. Die Reihe ließe sich fortsetzen. Im Alltag bezeichnen diese Wörter mehr die aus der jeweiligen Kultur erwachsenen religiösen Gruppenzugehörigkeiten, weniger die Sache selbst. Lebendigkeit ist keine »Sache«, über die sich direkt sprechen ließe. Sie ist vielmehr schon im Sprechen selbst als dessen innere Bewegung enthalten.

Die Frage ist nun: Kann Spiritualität im weitesten Sinne dabei helfen, Trauma zu transformieren? Oder andersherum: Kann Trauma in einen tieferen Kontakt mit der eigenen Lebendigkeit führen, also in eine vertiefte oder erneuerte Spiritualität?

»Spiritualität« als großräumige Bezeichnung für die Beschäftigung mit dem eigenen Innern oder mit dem wie auch immer vorgestellten geistigen Aspekt des Daseins ist ein Modewort unserer Zeit geworden, eine kulturelle Szene offener Gesellschaften, in manchen Aspekten sogar eine (Unterhaltungs-)Industrie. Wenn wir Trauma als die Bemühung begreifen, aus Gründen besserer Überlebenschancen den Kontakt zur unmittelbaren Gegenwart zu vermeiden (angesichts innerer Bilder des so überwältigend-vernichtenden Kontakts zur damaligen Gegenwart), dann wäre Spiritualität in diesem Sinne nichts anderes als ein Traumasymptom.

Spiritualität als bloße Innerlichkeit funktioniert nach denselben Regeln wie die Illusion: Ich bin mit meinem Geist und meiner Wahrnehmung nicht dort, wo ich mich gerade befinde, sondern eben woanders. Die geistige Entfernung aus der unmittelbaren Gegenwart ist, wie wir gesehen haben, selber Teil des Traumas, eben eine Symptombildung im Sinne unseres Überlebenstriebes. Insofern dient jede spirituelle Praxis, die Menschen aus der unmittelbaren Wahrnehmung ihrer Gegenwart herausführt, dem Trauma selbst, indem sie es konserviert, fortführt und immer wieder neu belebt.

Spiritualität im Sinne einer Flucht aus der Gegenwart wird tatsächlich, um ein altes Diktum von Karl Marx zu benutzen, zum »Opium des Volkes«, also zu einer Art Betäubungs- oder Schmerzmittel. Ich habe nichts gegen Schmerzmittel. Sie helfen uns, Unerträgliches zu überstehen. Sie tun dabei dasselbe wie Trauma: betäuben um des Überlebens willen. Wer schwere Schmerzen kennt, weiß das zu schätzen, gleichgültig, ob es sich dabei um somatische oder um psychische Schmerzen handelt. Nur: Kein Schmerzmittel erreicht den inneren Auftraggeber des Traumas bzw. seines Symptoms Schmerz. Schmerzmittel können nicht heilen. Heilen kann nur die Wirklichkeit selbst, also der gegenwärtige Moment. Daraus folgt für mich: in der Spiritualität geht es nicht darum, *was* man tut, sei es in der Meditation, im religiösen Ritus, im Gebet oder wobei auch immer. Es geht darum, *wohin* man sich dabei innerlich ausrichtet, wofür man sich öffnet.

Jeder unmittelbare Kontakt zum gegenwärtigen Moment ist spirituell, denn er ist immer mit dem Kontakt zur eigenen Lebendigkeit verbunden. Vielleicht treffen sich hier die biblische Formulierung: »Seid im Gebet ohne Unterlass«, mit dem östlichen »jede-Minute-Zen«. Ich sehe, dass die mir bekannten Religionen und spirituellen Schulen sich in der Tiefe an ein und demselben Ort begegnen: in der Ermutigung, sich dem gegenwärtigen Moment zu öffnen, sich dem eigenen So-Sein und damit dem Leben selbst zu überlassen – eben nicht zu fliehen, sondern bei sich zu bleiben und der inneren Lebendigkeit zu vertrauen, ja sich ihr hinzugeben. In diesem Sinne, also in einem alltäglichen Gegenwärtigsein (»Wasser holen, Holz machen«) kann Spiritualität bei der Heilung von Trauma eine große Kraft entfalten. In diesem Sinne kann sie die mit dem Trauma verbundenen, das Trauma erzeugenden und erhaltenden Illusionen sichtbar machen, als solche würdigen und dann gut sein lassen, um sich der momentanen Gegenwart zuzuwenden. Und in diesem Sinne hat Aufstellungsarbeit natürlicherweise einen spirituellen Kern, einen Nukleus aus gegenwärtiger Spiritualität, eine Mitte aus Kontakt zur Lebendigkeit.

Aufstellungsarbeit kann, wenn sie sich dieser unverfügbaren Mitte anvertraut, angewandte Spiritualität sein, gegenwärtig und alltäglich wie »Wasser holen und Holz machen«. So kann sie unterstützen, was die Seele offenbar will: die im Trauma verborgenen Überlebensleistungen samt der dabei entwickelten Ressourcen sichtbar werden lassen und dem Leben neu zur Verfügung stellen. Es geht darum, das Trauma selbst immer tiefer als Illusion zu erkennen und die unbedrohte Gegenwart als Wirklichkeit wahrzunehmen.

## Literatur

Giegerich, W. (1992). Tötungen. Gewalt aus der Seele. In P. M. Pflüger (Hrsg.), Gewalt – warum? Der Mensch: Zerstörer und Gestalter (S. 184–234). Olten u. Freiburg i. Br.: Walter.

Giegerich, W. (2010). The Soul Always Thinks. The Collected English Papers of Wolfgang Giegerich. Bd. IV. New Orleans: Spring Journal.

Giegerich, W. (2013). Neurosis. The Logic of a Metaphysical Illness. New Orleans: Spring Journal.

Hölderlin, F. (1993). Exzentrische Bahnen. München: dtv.

Huber, A. (2008). Im Gegenwind – Die kleine Welt in 15 × 15. Berlin: Galerie Horst Dietrich.

Levine, P. A. (2012). Sprache ohne Worte. Wie unser Körper Trauma verarbeitet und uns in die innere Balance zurückführt (4. Aufl.). München: Kösel.

Meister Eckhart nach: http://de.spiritualwiki.org/Wiki/MeisterEckhart. Zugriff am 10.10.2017.

Nelles, W. (2010). Das Leben hat keinen Rückwärtsgang. Die Evolution des Bewusstseins, spirituelles Wachstum und das Familienstellen (2. Aufl.). Köln: Innenwelt.

Nelles, W. (2016). Alles ist Bewusstsein ist alles. Zur Psychologie der Gegenwart. Essays, Gespräche, Aphorismen. Köln: Innenwelt.

Nelles, W., Geßner, Th. (2014). Die Sehnsucht des Lebens nach sich selbst. Der Lebens-Integrations-Prozess in der Praxis. Köln: Innenwelt.

## Die Autorinnen und Autoren

*Manuel Aicher*
Manuel Aicher hat sich nach dem Jura-, Soziologie- und Politikstudium zunächst als Genealoge selbständig gemacht, sich dann zum Berater und Therapeuten ausbilden lassen und wurde in Westafrika schamanisch initiiert. Er arbeitet in der Schweiz und in Deutschland als Coach, Therapeut und Gestalter sowie Begleiter von Ritualen. Er verwendet dabei seit über 15 Jahren Aufstellungen (siehe unter www.manuel-aicher.com).

*Robert Alnet*
Robert Alnet, Pädagoge bis 2007, zudem seit 1997 als Rebirthing-Therapeut tätig, entwickelte zusammen mit Dorotea Martínez seit 2009 die »Aufstellung des Geburtsskripts« (AGS), eine Integration der systemischen Aufstellung mit dem Rebirthing. Er lebt und arbeitet in Spanien (siehe unter www.constelaciones-barcelona.es, www.rebirthingbarcelona.es).

*Heidi Baitinger*
Heidi Baitinger, Diplom-Psychologin, Psychologische Psychotherapeutin, hat seit 1979 eine psychologische Praxis in Nürnberg. Ihre Arbeitsschwerpunkte sind: Aufstellungsarbeit bei Bert Hellinger seit 1984, Integration mit Hypnotherapie nach M. Erickson, Energetischer Psychotherapie und Traumatherapie (strukturelle Dissoziation, siehe unter www.baitinger-therapie.de).

*Christopher Bodirsky*
Christopher Bodirsky ist Heilpraktiker für Psychotherapie und anerkannter Lehrtherapeut für Systemaufstellungen (DGfS). Ausbildung: Zertifizierter Abschluss in Strukturaufstellungen am SySt-Institut, Ausbildung in lösungsorientierter Psychotraumatologie bei Hélène Dellucci und Yvonne Dolan. Er

arbeitet in Hannover als systemischer Berater und Therapeut und gibt Aus- und Weiterbildungen in Hannover und Wien (siehe unter www.bodirsky-systeme.de, www.institut-swt.de).

*Peter Bourquin*
Peter Bourquin, gebürtiger Deutscher, lebt und arbeitet seit 1998 in der Nähe von Barcelona in Spanien. Leiter des Instituts ECOS. Er arbeitet hauptsächlich mit dem Familienstellen und ist international tätig. Er ist Autor mehrerer Bücher (siehe unter www.peterbourquin.net).

*Carmen Cortés*
Carmen Cortés ist als Leiterin des Instituts ECOS in Spanien tätig. Sie ist Dozentin für Fortbildung und Supervision an verschiedenen psychotherapeutischen Instituten in Spanien und Lateinamerika. Gemeinsam mit Peter Bourquin bildet sie seit 2005 Therapeuten im Familienstellen aus. Sie ist Ko-Autorin von »Der allein gebliebene Zwilling« (siehe unter www.ecosweb.net).

*Freda Eidmann*
Freda Eidmann ist als methodenübergreifend (hypnosystemisch/tiefenpsychologisch/gruppenanalytisch) arbeitende Psychotherapeutin, Supervisorin und Lehrtherapeutin in eigener Praxis/eigenem Institut sowie überregional und international tätig und Autorin von »Trauma im Kontext. Aufstellungsarbeit in der Traumatherapie« (siehe unter www.isa-hannover.de).

*Thomas Geßner*
Thomas Geßner, Diplom-Theologe und Lehrtherapeut für Systemaufstellungen (DGfS), praktiziert und lehrt phänomenologische Aufstellungsarbeit, vor allem in Ostdeutschland. Zuvor war er zwanzig Jahre lang evangelischer Pfarrer. In seinen Ausbildungen und Kursen verbindet er den spirituellen Hintergrund der Seelsorge mit den Möglichkeiten des Aufstellens (siehe unter www.gessner-aufstellungen.de).

*Karin Huyssen*
Karin Huyssen, ist als klinische Psychologin in eigener Praxis in Stellenbosch, Südafrika, tätig. Therapeutischer Hintergrund: systemisch und tiefenpsychologisch fundierte Psychotherapie, Somatic Experiencing, Ego-State-Therapie. Aufstellungsarbeit in Einzel- und Gruppentherapie und offenen Seminaren. Sie bildet Aufsteller in Südafrika aus. Internationale Vorträge und Workshops (siehe unter www.khuyssen.co.za).

*Dagmar Ingwersen*
Dagmar Ingwersen ist als Psychotherapeutische Leitung und Geschäftsführung der Privatklinik Bad Zwischenahn tätig. Zudem leitet sie das Norddeutsche Instituts für Systemische Lösungen. Sie ist Lehrtherapeutin der Deutschen Gesellschaft für Systemaufstellungen, Systemische Therapie, Körperpsychotherapie, Traumatherapie (siehe unter www.privatklinik-zwischenahn.de, www.nisl.de).

*Barbara Innecken*
Barbara Innecken, Heilpraktikerin für Psychotherapie, Sprachtherapeutin, Pädagogin, Traumatherapeutin (Somatic Experiencing), Lehrtherapeutin für Systemaufstellungen (DGfS), ist Leiterin des NIG Instituts, das das Neuro-Imaginative Gestalten (NIG), eine kreative Aufstellungsmethode für das Einzelsetting, vertritt (siehe unter www.nig-institut.de, www.barbara-innecken.de).

*Ero Langlotz*
Ero (Ernst Robert) Langlotz ist Arzt und systemischer Psychiater. Unzufrieden mit der Schulpsychiatrie begegnete er Karlfried Dürckheim, Arnold Mindell, Bert Hellinger und der schamanischen Tradition. In der täglichen Auseinandersetzung mit den Anliegen seiner Klienten entstand daraus ein neues Format: die systemische Selbstintegration (siehe unter www.e-r-langlotz.de, www. systemische-Selbstintegration.de).

*Hedy Leitner-Diehl*
Hedy Leitner-Diehl, Heilpraktikerin, Lehrtherapeutin für Systemaufstellungen (DGfS), zertifizierte SE®-Traumatherapeutin, Körperpsychotherapeutin, ist Gründerin und Leiterin des »Ammersee-Instituts für Systemaufstellungen«. Internationale Lehrtätigkeit in Familien- und Organisationsaufstellungen. Referentin bei internationalen Kongressen (siehe unter www.ammersee-institut.de).

*Christl Lieben*
Christl Lieben, Psychotherapeutin, Supervisorin und Coach, lebt in Wien und arbeitet in Österreich, Deutschland und den USA. Autorin von: »Verzeihung, sind Sie mein Körper?«, »Die Liebe kommt aus dem Nichts«, »Im Antlitz des Bösen« (siehe unter www.christl-lieben.com).

*Cristiane Lier*
Cristiane Lier, Diplom-Psychologin, Systemische Familientherapeutin (DGSF), Supervisorin (SG), Lehrtherapeutin (DGfS), ist in eigener Praxis tätig. Sie ist

Autorin von Kinderbüchern mit den Themen: Alleinsein, Tod der Mutter und Trennung der Eltern (siehe unter www.Christiane-Lier.de).

*Holger Lier*
Holger Lier, Diplom-Sozialpädagoge, Lehrtherapeut (DGfS), Systemischer Familientherapeut, Coach, Lehrender in Beratung (alles DGSF), Supervisor (SG), ist in eigener Praxis tätig. Seine Schwerpunkte sind: Supervision, Fortbildungen, Seminare zu Familien- und Organisationsaufstellungen, Aufsuchende Familienberatung (siehe unter www.Holger-Lier.de).

*Dorotea Martínez Fucci*
Dorotea Martínez Fucci arbeitet seit 1982 als Psychologin. Davon war sie 13 Jahre lang in der Arbeit mit Suchtkranken tätig. Ausgebildet unter anderem in Rebirthing, EMDR, Familienstellen, PNL erforscht sie zudem andere Wege der erweiterten Wahrnehmung und Selbsterkenntnis. Zusammen mit Robert Alnet entwickelt sie seit 2009 die »Aufstellung des Geburtsskripts« (AGS), eine Integration der systemischen Aufstellung mit dem Rebirthing (siehe unter www.constelacionesbarcelona.es, www.rebirthingbarcelona.es).

*Kirsten Nazarkiewicz*
Prof. Dr. Kirsten Nazarkiewicz hat die Professur für Interkulturelle Kommunikation (HS Fulda) inne. Ausbildung zur Integrativen Praxis von Systemaufstellungen bei Dr. Albrecht Mahr. Schwerpunkte der therapeutischen Arbeit: Psychotraumatologie und Qualität in der Aufstellungsleitung (siehe unter www.mimesys.net).

*Michael Reddy*
Michael Reddy, Ph. D., lebt in den USA und ist Heiler, Autor und Trainer. Er kombiniert Familienstellen, Energy Psychology, Coaching und schamanische Techniken, um seinen Klienten bei der Heilung von sowohl persönlichem als auch transgenerationalem Trauma zu helfen. Autor von »Health, happyness and family constellations« (siehe unter www.reddyworks.com).

*Simone Rießinger*
Simone Rießinger, Diplom-Behindertenpädagogin, Traumapädagogin und -fachberaterin, ist seit 1998 in der Sozialtherapeutischen Wohn- und Betreuungseinrichtung für psychisch auffällige Jugendliche und junge Erwachsene in der Hans-Wendt-Stiftung in Bremen tätig. Seit 2015 gibt sie Seminare, Workshops und Fortbildungen zur Traumapädagogik und Sekundären Traumatisierung.

*Franz Ruppert*
Prof. Dr. Franz Ruppert ist Professor für Psychologie und psychologischer Psychotherapeut. Er hat die Identitätsorientierte Psychotraumatherapie (IoPT) auf der Basis der Anliegenmethode entwickelt (siehe unter www.franz-ruppert.de).

*Mario Salvador*
Mario Salvador, Psychologe, ist Direktor von Alecés, Institut für Integrative Psychotherapie und Brainspotting in Spanien. Er ist Trainer und Supervisor für Brainspotting, Dozent und Supervisor für Integrative Psychotherapy, Dozent und provisorischer Supervisor für die Transaktionsanalyse. Autor von »Mas allá del Yo – Encontrar nuestra esencia en la curación del trauma« (siehe unter www.aleces.com).

## Über die Künstlerin Alexandra Huber

Alexandra Huber, 1955 in Landau in der Pfalz geboren, ist seit 1992 als freischaffende Künstlerin in München tätig. Zahlreiche Ausstellungen und Messebeteiligungen in Europa, unter anderem in München, Köln, Frankfurt, Berlin sowie im Museum der Stadt Ratingen, in Ebersberg, Zürich, Genf und in den USA (New York, Woodbridge/CT, Cleveland/Ohio, Boston/MA) sind Zeugen ihrer künstlerischen Tätigkeit.

»Kein Kunstwerk kann entstehen, das nicht schon in sich selbst eine Entfremdung gegenüber der ›realen‹ oder ›normalen‹ Außenwelt darstellt«, befand Asger Jorn. Malerei als Abenteuer und Risiko, als Möglichkeit, der disparaten Wirklichkeit in einer spontanen Geste imaginierte Figuren entgegenzuhalten. In diesem Geiste arbeitet Alexandra Huber. Kraftvoll, farbenfroh und humorvoll sind ihre großformatigen Acrylarbeiten, Collagen und Zeichnungen. Ihre einfache, reduzierte Figurenwelt erinnert an die Kunst Jean Dubuffets – die Art Brut, die sich vor allem das spontane und unmittelbare Schaffen von Kindern zum Vorbild nimmt.

Alexandra Huber ist eine genaue Beobachterin von alltäglichen Szenen, Gemütslagen und Träumen. Die meist mehrdeutigen Bildtitel lassen den Betrachter die Botschaft des Bildes schon erahnen. Ihre Darstellungen beinhalten immer auch einen bildhaften, poetischen und mitunter satirischen Wortwitz.

Die Abbildungen ihrer Werke, die dieses Buch bereichern, sind im Original farbig und gehören zu einer Serie kleinformatiger Zeichnungen im Format 15 × 15 cm. In diesem Format 15 × 15 cm als Originalgröße und in Farbe sind bisher sechs kleine feine Tagebücher in Bildern im Verlag der Galerie Horst Dietrich, Berlin, erschienen. Mehr Info unter www.GalerieDietrich.de.

Kontakt: Galerie Horst Dietrich, Berlin, www.GalerieDietrich.de